NOUVEL ORGANE

DE LA

MÉDECINE SPÉCIFIQUE.

PARIS, IMPRIMERIE DE D'URTUBIE,
Boulevart Poissonnière , 4 ter.

NOUVEL ORGANE

DE LA

MÉDECINE SPÉCIFIQUE,

OU

EXPOSITION

DE LA

MÉTHODE HOMÉOPATHIQUE

DANS SON ÉTAT ACTUEL;

Par le Docteur G.-L. RAU.

> Lorsqu'il s'agit d'introduire quelque nouvelle opinion, la prévention contraire ne tire pas seulement sa force du préjugé invétéré en faveur de l'ancienne opinion, mais encore de l'idée fausse et anticipée qu'on se fait de la nouvelle.
> BACON. (*Nouvel Organe.*)

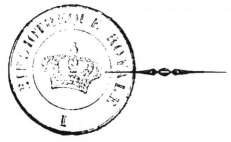

PARIS,

J.-B. BAILLIÈRE, LIBRAIRE-ÉDITEUR,

RUE DE L'ÉCOLE-DE-MÉDECINE, 13 BIS.

—

1839.

PRÉFACE.

Ce n'est ni l'esprit de système, ni l'esprit de parti qui m'ont engagé à écrire cet ouvrage. Je n'y ai été déterminé que par une conviction intime de la haute valeur de la méthode spécifique, conviction que je nourris depuis près de dix-sept ans. Lorsque j'appris à la connaître après une pratique de vingt-deux ans, le principe que proclamait cette doctrine alors très-imparfaite, me fit pressentir qu'elle sortirait de l'empirisme pour se placer à un rang plus élevé, à côté d'autres systèmes de médecine. Ma reconnaissance pour Samuel Hahnemann, le fondateur de cette doctrine, ne m'empêcha pas d'en sentir les imperfections, et après m'être convaincu de plus en plus de l'importance du principe de la médecine spécifique, ce fut un devoir à mes yeux de me consa-

crer tout entier à cette branche de la science. Fidèle à ma
conviction, je ne me laissai arrêter ni par le mépris que
quelques-uns de ses partisans aveugles affichaient pour
toute espèce de tendance scientifique, ni par le langage peu
poli de certains défenseurs du vieux dogmatisme.

De tout temps je me suis efforcé de me garantir de toute
partialité en cherchant à me tenir au niveau des progrès de
la science. Des hommes habiles et fort estimés m'ont pré-
cédé dans la route que je me suis tracée pour mon ouvrage;
d'autres ont marché à mes côtés. Mais mon espoir de voir
quelque collaborateur plus instruit et plus expérimenté
que moi, profiter des matériaux recueillis jusqu'ici pour en
construire un essai de thérapeutique épurée, ne s'est pas
encore réalisé. Le besoin d'un pareil travail se fait vivement sentir, et je crois qu'il est bien temps de s'y mettre, autant pour fournir aux praticiens à leur début un
guide dans leurs études ultérieures, que pour faire comprendre aux adversaires passionnés de la méthode spécifique les avantages de principes trouvés sur des principes in-
ventés, et rendre ainsi compte des progrès qu'a faits jusqu'à présent cette méthode. Tel est le but de cet ouvrage. Si,
à l'exemple de HAHNEMANN, j'ai choisi le titre d'ORGANON ,
j'espère que personne ne supposera que j'ai eu la présomption de vouloir assigner des bornes fixes à une doctrine qui
est toujours susceptible de perfectionnemens. Je désire vivement et j'espère même, que le développement de l'esprit
humain, appuyé sur de nouvelles expériences, changera
la face de beaucoup de choses; mais d'un autre côté, j'ai la
conviction qu'un homme loyal est autorisé à donner, comme
sa profession de foi, ce que des recherches faites avec soin

et persévérance pendant des années, lui ont appris être vrai
et juste. La vérité est la propriété de l'humanité entière, ce
n'est pas la possession d'un seul homme; aussi ce que l'individu tient pour vrai, le proclamer c'est le plus saint de
ses devoirs.

ORGANON

DE LA

MÉDECINE SPÉCIFIQUE.

INTRODUCTION.

La médecine ne peut avoir pour dernier but que d'éloigner les phénomènes morbides, ou, en d'autres termes, de rétablir la santé, de la manière la plus sûre, la plus prompte et la plus agréable. Un système médical n'a donc de valeur qu'autant qu'il répond à ce but.

Un des caractères distinctifs de notre siècle, c'est de considérer surtout l'utilité des choses, sans se laisser arrêter par la crainte de heurter quelque institution ancienne, quelque dogme ou quelque coutume fortement enracinée. Nous ne nous proposons pas de montrer ici qu'on a souvent dépassé les bornes en n'accordant de prix à un objet qu'en raison des avantages matériels qu'il procure. Cependant nous ferions preuve d'un amour-propre très-mal placé si nous nous plaignions de cette disposition dominante, de soumettre à la critique les connaissances et les talens des médecins, d'examiner la valeur de leurs principes, et de leur demander : «Quelle certitude avez-vous? Quels gages pouvez-vous nous offrir que nous ne serons pas sacrifiés aux préjugés ou à l'esprit systématique, si nous nous confions à vous?» Des questions de cette espèce sont devenues beaucoup plus fré-

VIII.   1

quentes depuis quelque temps. L'intolérance, qui va si loin,
que Hufeland disait avec raison, il y a plusieurs années :
« *Pas un malade ne meurt, que le médecin qui l'a traité ne soit accusé
de sa mort par d'autres médecins qui ne pensent pas comme lui* »,
ce zèle aveugle des partis a détruit la confiance en la
médecine. Autrefois, l'art médical jouissait d'une plus haute
considération, et si l'on entendait un reproche, il ne s'a-
dressait qu'à la fausse application de ses préceptes dans
certains cas isolés, ou à la témérité, qui n'avait pas craint
de s'éloigner des routes ordinaires, regardées comme les seules bonnes. Mais, de nos jours, l'infaillibilité des principes
mêmes de la médecine est devenue l'objet d'une satire amère,
parce que les contradictions qu'ils renferment ont été divul-
guées. On estime cependant encore l'intelligence et la capacité de quelques médecins, qui se distinguent par le don
d'observation et qui ne se laissent pas dominer par les passions aveugles de l'esprit systématique.

Ce n'est pas à dire que les systèmes n'aient aucune valeur. On doit les regarder comme des créations d'une idéalisation poétique, dignes quelquefois d'exciter notre étonnement
comme œuvres d'art. Étoiles brillantes, ils doivent répandre
leur clarté sur des observations éparses pour les réunir en un
tout harmonieux et servir à nous diriger sûrement à travers
le labyrinthe du doute et des hypothèses. Ils doivent nous
guider dans notre pratique, et l'application de leurs principes
doit en montrer la justesse.

Un des faits historiques les plus remarquables, c'est que
depuis des milliers d'années, le nom d'un homme, le grand
médecin de Cos, est resté un objet de vénération tant dans les
temps de stagnation de la science que dans ceux de réforme.
Les écoles dogmatiques même, dans leur plus brillante période, n'ont jamais parlé qu'avec respect de la médecine
hippocratique, et n'ont jamais osé ternir la gloire de son
fondateur. Il n'est pas moins remarquable que dogmatiques, empiriques et éclectiques en appellent à lui, quoique son plus grand mérite ait été de nous enseigner l'art

d'une observation fidèle. Aussi brille-t-il surtout comme médecin symptômatique. Sa philosophie a été un empirisme rationel qui repose sur l'expérience, des résultats de laquelle elle déduit ses règles. Etranger au dogmatisme, il n'a pas essayé de coordonner ses expériences d'après des principes préexistans. Dans la pratique il était éclectique, guidé qu'il était par son talent éminent d'observer et d'individualiser.

Un grand nombre de médecins célèbres tant anciens que modernes l'ont pris pour modèle, et on est en droit de prétendre que les plus heureux et les plus renommés d'entre eux se sont préservés de tout esprit systématique et ont été éclectiques.

Mais dans le cours des siècles, l'application d'un traitement purement empirique est devenue de plus en plus difficile et incertaine, parce que les formes des maladies sont si variées que l'homme le plus âgé même n'a pu apprendre à en connaître par expérience qu'une faible partie. La mémoire la plus fidèle ne peut non plus conserver tous les résultats des observations étrangères, et il est encore moins possible de distinguer le vrai du faux dans cette masse de relations de guérisons et de soi-disantes observations qui se portent au marché chaque jour. Aussi les plus célèbres empiriques sont-ils souvent fort embarrassés; privés d'observations de cas analogues faites soit par eux, soit par d'autres, ils doivent, en l'absence de toute étoile qui les guide, recourir à une expérimentation dont les résultats sont souvent très douteux, ou se diriger d'après des principes généraux qu'ils se créent. La nécessité de principes pareils se fait donc sentir partout, et rien de plus naturel par conséquent que les efforts tentés de tout temps, pour fonder la médecine sur des bases solides.

Pour être juste, il faut reconnaître toute l'importance des tentatives qui ont été faites depuis deux mille ans et plus, pour atteindre au but proposé, et ce n'est pas sans une vive reconnaissance que nous devons penser à ces médecins qui ont sacrifié dans tous les temps leur fortune, leur santé et leur vie même pour faire faire un pas de plus à la science. Raconter en détail tous leurs sacrifices, passer en revue tous les services qu'ils ont rendus aux sciences préparatoires, faire connaître avec les développemens suffisans les différens systèmes de la médecine; ce n'en est point ici la place. Nous ne devons nous occuper que de rechercher de quelle manière on peut atteindre le plus sûrement au but.

Pour juger de la valeur de la méthode nouvelle que nous nous proposons surtout d'examiner, il faut la comparer avec l'esprit de l'ancienne école, ce qui n'est possible qu'autant que, sans entrer dans de trop grands détails, nous ferons ressortir les moyens employés jusqu'à présent pour opérer la guérison des maladies.

Au premier coup-d'œil jeté dans l'histoire, nous reconnaissons que la médecine a toujours marché à pas égaux avec la civilisation. Nous ne voulons pas examiner si l'instinct ou le hasard ont été les premiers à nous apprendre les vertus médicinales de certaines substances dans certaines maladies. Il est évident que dans les premiers temps la connaissance des médicamens était extrêmement imparfaite et que tout l'art consistait d'abord à administrer tels remèdes qui s'étaient montrés efficaces dans certains états morbides, caractérisés par des symptômes analogues. C'était sans doute un grossier empirisme qui ne s'appuyait que sur une comparaison superficielle des phénomènes extérieurs, et qui ne pouvait suffire qu'à une époque où le genre humain était encore dans l'enfance. Dès qu'il se fut développé davantage, l'homme commença à réfléchir sur les causes premières des phénomènes de la nature, sur les modifications qu'ils subissent; et, quant à la médecine, il se mit à la recherche d'un traitement rationel dont le principe fondamental fût d'éloigner les causes des maladies afin d'enlever à la fois les maladies elles-mêmes, produits de ces causes.

Ce précepte, *tolle causam*, a régné jusqu'à ce jour, et tout ce que certains partis ont objecté contre lui concerne moins ce précepte en lui-même que la difficulté de son application, puisque la cause est, dans la plupart des cas, hors de la sphère de nos sens, et qu'elle ne peut se découvrir que par le raisonnement. Se garantir alors des erreurs n'est pas chose facile : les fondateurs de tous les systèmes l'ont tenté avec plus ou moins de succès, mais jamais aucun n'a complétement réussi.

Comme on était arrivé de bonne heure à considérer les symptômes des maladies comme les *manifestations d'une force vitale anormale*, il avait fallu nécessairement réfléchir aussi sur l'activité vitale elle-même, et on se sentit entraîné par là à ne plus se contenter des perceptions sensibles, on voulut en rechercher les causes. La médecine tomba dès-lors sous l'influence philosophique, ce dont on se convaincra sans peine en remontant jusqu'à la philosophie de Platon.

La philosophie de ce temps-là était fille de la poésie et elle était encore restée poésie en grande partie. Aussi était-on plus habile à *inventer* qu'à *trouver* les principes, d'autant plus que les sciences naturelles, encore dans l'enfance, ne pouvaient fournir à la spéculation des points d'appui certains. Or, partout où ces derniers manquent et où l'on veut pourtant trouver de prime abord les derniers principes des choses, on arrive au roman. Ces écarts ont fait dire souvent que la médecine n'a rien à gagner à l'alliance de la philosophie. Mais cette opinion n'est vraie que quand on veut donner à un principe inventé la valeur d'un principe fondamental, et en faire même l'application dans la pratique. Car toutes les audacieuses tentatives faites pour arriver à la connaissance du souverain principe de la vie et pour soulever le voile qui couvre les mystères de l'âme, sont restées sans aucun succès. Présenter, comme l'ont fait *Pythagore* et *Platon*, l'activité vitale comme un mouvement circulaire ou elliptique ou comme une oscillation entre les deux extrémités d'une ligne, quelque spirituel que puisse être ce système, n'a fait faire aucun progrès à la médecine, et il n'a pas été possible, jusqu'à présent, de profiter dans la pratique des résultats fournis par ces recherches transcendentales.

Il ne peut être question d'examiner ici la valeur des différentes écoles de philosophie dont la plupart n'ont peut-être été, dans les temps postérieurs, que les échos des écoles de Platon et d'Aristote, ou des essais pour concilier ces deux penseurs, dont le premier s'est élevé au rang de chef du spiritualisme, tandis que le second s'est efforcé de défendre les droits du matérialisme. Cependant, s'il s'agit de rechercher l'influence véritable de la philosophie sur les sciences naturelles et la médecine, on doit reconnaître que les écoles qui, faisant abstraction de l'expérience, s'en sont tenues aux connaissances acquises *à priori*, fournies par la raison elle-même, n'en peuvent exercer qu'une bien faible. Au moyen de ces connaissances, il est possible de prouver la nécessité de certains phénomènes; mais il faut des observations réelles, positives, à l'œil intérieur de l'esprit pour vivifier la spéculation. La philosophie *idéaliste* méprise trop la marche lente et pénible de l'observation des phénomènes, pour en étudier la cause primitive avec le secours de l'analogie, pour abstraire des lois générales de faits particuliers, pour s'élever graduellement d'un degré inférieur à un degré plus élevé.

Une autre méthode philosophique, sans laquelle il ne peut y avoir de médecine rationelle, méthode à la fois plus fructueuse et plus applicable dans la pratique, c'est la *méthode analytique*. Son but n'est pas de se perdre dans des spéculations sur l'entité des choses, mais simplement d'étudier les changemens des phénomènes, de mettre à profit autant que possible la somme des perceptions individuelles, afin d'arriver par des conclusions logiques à connaître les causes de ces changemens.

Les pas de géant que l'on a faits dans l'histoire naturelle invitent l'esprit à coordonner les résultats obtenus, à les ramener à un principe, travail pour lequel l'analyse et la spéculation se donnent la main. Celui qui brûle du désir d'arriver à un plus haut degré de connaissances, doit se réjouir de voir tant de personnes s'en occuper aujourd'hui. Il est certain que nous n'arriverons jamais à résoudre d'une manière complétement satisfaisante tous les problèmes qu'il présente ; mais mieux nous nous rendrons raison des lois qui régissent les manifestations si variées de la force vitale, plus il nous sera facile d'en combattre avec succès les manifestations anormales.

Ce qui s'oppose aux progrès de nos connaissances, c'est, d'un côté, la multitude de questions qui sont restées jusqu'à présent sans réponse, sur la liaison des phénomènes de la nature, et de l'autre, une certaine tendance à ne diriger nos études que dans un seul sens. Car on ne peut nier que même dans la méthode analytique l'esprit se laisse entraîner à choisir dans la grande masse des phénomènes naturels quelques-uns d'entre eux, pour en faire de préférence l'objet de ses observations et de ses méditations. Il établit, de cette manière, des lois qu'il déclare générales, quoiqu'elles ne le soient pas en effet. S'il ne veut pas renoncer à son idée favorite, s'il lui faut en prouver la vérité prétendue, il s'égare dans un dédale de syllogismes avec des prémisses si fausses, qu'il suffit d'en battre une en brèche pour renverser tout l'édifice.

Nous voyons par là combien il est dangereux de généraliser trop et trop tôt, tandis qu'en individualisant avec soin, en examinant avec impartialité, en comparant tous les phénomènes isolés, nous arriverons de la manière la plus sûre à la connaissance des lois fondamentales des phénomènes, et nous nous convaincrons en même temps que des principes généraux, sans rien perdre de leur généralité, sont souvent éclipsés par des accidens individuels.

Si nous considérons ces différentes méthodes, nous trouverons sans peine l'origine des divers systèmes de médecine. Tous ont un but commun, celui d'éloigner les causes reconnues des accidens morbides, ou, en d'autres termes, d'appliquer un *traitement rationnel*; mais ils diffèrent par les routes qu'a prises l'esprit de recherche pour atteindre à ce but. De même qu'en philosophie, l'idéalisme et l'empirisme se partagent l'empire de la médecine : le premier, s'appuyant sur l'idée des forces qu'il regarde comme le mobile de toutes les modifications des choses, s'occupe préférablement des qualités invisibles, occultes, et se perd dans des tentatives infructueuses pour expliquer par des lois générales cosmiques les nombreuses formes de la vie individuelle.

Reconnaissant la difficulté, pour ne pas dire l'impossibilité de construire un système thérapeutique qui réponde à cette idée extravagante, et qui soit en même temps applicable dans la pratique, *l'empirisme rationnel* s'efforce simplement d'élever la médecine au rang de science expérimentale.

On avait bâti des cabanes et des maisons, on avait construit des ponts, bien avant de songer à écrire un traité systématique sur l'architecture. On a, de même, commencé par rassembler les matériaux d'une thérapeutique spéciale, et ce n'est que beaucoup plus tard qu'on a eu l'idée de comparer ces matériaux, d'en déduire les conditions des phénomènes semblables ou analogues, et d'établir logiquement les principes d'une thérapeutique générale. Mais, en suivant cette route, on renonce à arriver à un système basé sur la connaissance du souverain principe de la vie. Nos connaissances ne sont guère que des fragmens. Les branches mêmes de la science médicale qui ont été cultivées avec le plus de soin, l'ostéologie, l'anatomie des parties molles, sont encore imparfaites, et se perfectionnent de jour en jour par de nouvelles découvertes. Moins parfaite encore est la physiologie. Jusqu'à présent nous ne sommes pas arrivés à une connaissance exacte de la structure des organes; nous en connaissons bien moins encore l'importance et les fonctions. La plupart des phénomènes les plus importans même, tels que l'hématose et la nutrition, sont encore pour nous des mystères, et nous n'avons que des données incomplètes sur les rapports sympathiques d'un grand nombre d'organes.

La physiologie sert de base à la pathologie, parce qu'il nous faut connaître les lois des fonctions vitales à l'état normal avant de pouvoir nous former une idée nette des conditions de leur anormalité. Mais si nous considérons le peu d'étendue de nos connaissances physiologiques, nous ne nous étonnerons pas de l'obscurité de la pathologie, et nous sentirons tout d'abord l'incertitude des préceptes de notre thérapeutique. Cette incertitude est niée, il est vrai, par un grand nombre de médecins, par ceux surtout qui, dans leur génie étroit, se contentent d'accorder une foi illimitée à leurs compendiums et à leurs cahiers de collège, et qui, sous le manteau de ces autorités, mettent tous leurs soins à se former une nombreuse clientelle; ou bien encore par ceux qui estiment trop haut leur propre capacité et leurs propres idées, pour oser avouer quelles larges taches ternissent l'éclat de la médecine. Mais d'un autre côté il est un grand nombre de praticiens distingués et d'écrivains célèbres qui se sont plaints de la multitude de lacunes qui existent dans notre science, et qui ont prouvé que *ce sont précisément ceux qui savent le plus, qui sentent le mieux ce qui nous manque.* De pareils aveux doivent nous convaincre que tout ce qu'on a fait jusqu'à présent dans le champ de la science, porte le cachet de l'imperfection. Cependant il ne faut pas mépriser les efforts qui ont été tentés pour enrichir nos connaissances, bien qu'ils n'aient été qu'en partie couronnés de succès; et nous devons reconnaître que la science gagne à tous ces essais de défrichement. Publier ce qui y manque encore sous certains rapports ne peut contribuer qu'à redoubler le zèle de ceux qui s'y dévouent.

Des perceptions objectives, qui sont à proprement parler le fond de nos connaissances, nous ont montré d'abord l'existence de certaines modifications dans la sphère matérielle de l'organisme malade. On a observé des amaigrissemens généraux ou topiques, ainsi que des hypertrophies, des enflures, des furoncles, des nodosités, des ulcères, des boutons, des vésicules, des gerçures, des exanthèmes de toute espèce, des changemens dans la couleur de la peau de certaines parties du corps, des élévations ou des abaissemens de la tempéra-

ture, des sueurs plus copieuses ou moins abondantes qu'à
l'ordinaire, ou bien encore de qualité différente ; des trans-
pirations gazéiformes, des changemens non moins remarquables dans l'haleine, dans les larmes, dans le mucus nasal ou
buccal, dans la salive, dans le cérumen des oreilles, dans les
évacuations alvines, dans les urines, dans la semence, dans
la mucosité de l'urètre et du vagin ; des anomalies dans le
sang, surtout dans le sang menstruel, dans le lait, dans les
lochies, etc. L'autopsie a montré dans quelques cadavres des
anomalies de structure plus ou moins générales, un développement et une position irrégulière de certains organes, des
pseudomembranes et des filamens avec des excroissances
contre nature , des relâchemens et des ramollissemens, des
changemens complets dans la substance, des indurations, des
concremens, des ossifications, des oblitérations, des dilata-
tions même de certains vaisseaux, des formations irréguliè-
res de nouveaux vaisseaux, des enflures et des excroissances
internes, des polypes, des fongus, des tubercules, des épanchemens de liquides dans quelques cavités, etc. Elle a fait
voir même des changemens dans la qualité du sang, de la
bile, du suc pancréatique, du mucus intestinal et d'autres
humeurs. Au moyen de la chimie on a découvert aussi différentes proportions de composition, et tous ces faits ont été
mis à profit pour expliquer les accidens morbides. On a cru
devoir en chercher la cause dans des modifications'matérielles,
et cette opinion a été long-temps l'opinion dominante. Elle a
au moins ceci pour elle, que les différences essentielles de la
matière, qui est le substratum des forces, doivent nécessairement avoir pour résultats des différences dans les manifestations de l'activité.

  Les médecins qui penchent vers le matérialisme se sont divisés en deux écoles : *l'école jatrophysique* et *l'école chimiatri-
que.* La première n'avait eu égard qu'à la structure des parties et avait considéré les os comme la charpente, les muscles
comme des leviers , le cœur comme une pompe ou une machine de compression, les petits vaisseaux comme des tuyaux

aspirans ou des appareils de filtrage, etc. Pour elle, les maladies provenaient du dérangement de ces machines; elle ne s'inquiétait aucunement de la force motrice. L'influence qu'elle exerça sur la médecine, fut plus sensible en physiologie et en pathologie qu'en thérapeutique; et c'est encore le cas, maintenant que l'on a profité des grands progrès faits dans la physique, nommément dans l'étude de l'électricité, du galvanisme et du magnétisme, pour expliquer d'une manière plus ou moins satisfaisante beaucoup de phénomènes vitaux. On a comparé de la manière la plus ingénieuse la colonne vertébrale à une pile de Volta, les nerfs aux conducteurs et les sécrétions aux produits des effets d'une chaîne galvanique fermée. Mais le problème de la force vitale a été résolu d'une manière trop peu satisfaisante par cette comparaison, pour que la pratique médicale puisse espérer d'en tirer de grands avantages.

Les *jatrochimistes* n'avaient porté leur attention que sur la composition des substances qui constituent l'organisme. Ils se sont divisés en *solidistes* et en *humoristes*. Les premiers cherchaient les causes présumables des maladies dans les parties *solides*, les autres dans les parties *liquides* du corps. Ceux-là se rapprochaient davantage des jatrophysiciens. Ceux-ci fondaient principalement leur doctrine sur ce que la formation originaire de tous les corps organisés s'est opérée par une cristallisation, par une condensation des parties liquides, et sur ce que les humeurs sont incontestablement la matière dont a été formée toute partie solide. Ils avaient seulement oublié que les formes, selon le type du genre, des espèces, des familles, sont soumises à l'action mystérieuse de la force vitale, de cette force qui fait qu'un grain de café ne produit pas un chêne, un œuf d'oie un aigle, une chèvre un rhinocéros. Ils ont oublié que nous devons regarder ces humeurs organiques comme des produits de l'activité des organes sécrétoires, et que par conséquent la dépravation des humeurs doit provenir d'une cause plus élevée. On s'était laissé tellement prendre à ces idées, on s'était tellement ha-

bitué à considérer les maladies comme le résultat de l'altéra
tion des humeurs, que l'on construisait sur ces hypothèses
une pathologie et une thérapeutique humorales, dont l'u-
nique but était d'expulser les humeurs dépravées et de corriger, au moyen de remèdes chimiques, celles qu'on ne pouvait éloigner. Un regard jeté sur l'histoire de cette doctrine
nous montre un amas d'hypothèses auquel ont contribué
Anaxagore et *Gallien*, *Erasistrate* et *Aetius*. *Sylvius de la Boe*
fut le premier qui tenta un traité systématique humoral;
on peut donc le regarder comme le fondateur. Tantôt bat-
tue, tantôt victorieuse, cette doctrine a trouvé même dans
ces derniers temps des adversaires et des défenseurs.

Nous ne crierons pas qu'on est allé trop loin en refusant
toute attention à la qualité des humeurs et en ne tenant aucun compte de leurs effets vraiment pathogénétiques (comme
l'a fait *Fernelius*, par exemple, qui a émis la singulière assertion que les humeurs ne doivent pas être considérées
comme appartenant à l'organisme); mais quand on veut leur
donner la première place dans la pathogénésie, nous y reconnaissons un triste penchant au matérialisme presque
vaincu qui a malheureusement retrouvé de nos jours un
grand nombre de partisans.

Il était réservé au génie d'un *Georges-Ernest Stahl* de fonder une nouvelle école, l'*école dynamique*, qui s'occupe
surtout de la force agissant dans l'organisme, à laquelle
elle attribue tous les changemens organiques et fonctionnels de l'organisme. Ce n'est pas le lieu de rechercher si
Stahl est le seul auteur de ce système, ou s'il en a trouvé
l'idée dans *Van-Helmont, Perrault, Descartes*, etc. Nous ne
devons pas examiner non plus ici si Stahl, en regardant
l'ame comme la cause première de toute activité organique,
a émis réellement une idée toute nouvelle, ou s'il a seulement désigné par un autre mot l'ενορμων d'Hippocrate, l'ar-
chæus de Van-Helmont, et ce que l'on entend par force vitale ou principe vital.

Mais on doit lui reprocher ainsi qu'à beaucoup de ses

partisans, de n'avoir, comme les autres écoles, envisagé la question que sous un seul côté. Pendant long-temps on avait cherché à expliquer tous les phénomènes physiologiques et pathologiques par des motifs tirés de la structure organique et de la composition des humeurs. L'école de Stahl faisait tout le contraire et sans plus de raison ; elle se borna à considérer la force active, motrice, modifiante, comme idée abstraite ; comme si elle agissait, se mouvait dans l'organisme sans aucune dépendance de la matière.

En s'appliquant à la doctrine des forces vitales, on ne pouvait manquer de tomber dans une foule de subtilités et d'hypothèses extraordinaires. Nous n'avons pas l'intention de nous en occuper ; mais nous devons dire un mot du système purement dynamique de *Brown*, dont *Louis Roger* (1) avait jeté les fondemens plus d'un siècle auparavant, en avançant que l'irritabilité n'est qu'une disposition à des manifestations de l'activité, sans en être la cause unique et suffisante. Brown ne donna pas une autre explication de la vie en en posant l'incitabilité comme le facteur intérieur, et le monde extérieur comme le facteur extérieur.

Ce système présentait une simplicité très propre à plaire aux médecins encore inexpérimentés et aux laïques ; aussi eut-il pendant long-temps un grand nombre de partisans : il aurait même dominé plus long-temps si la nosologie avait répondu davantage à l'expérience, et si des résultats malheureux dans l'application des préceptes thérapeutiques qui en découlaient, n'avaient convaincu qu'il reposait sur un principe faux. D'après ce principe, toutes les maladies étaient la suite de la prédomination ou de l'affaiblissement de l'activité vitale, et pouvaient par conséquent se diviser en deux parties principales.

De ce système est né celui de *Broussais* qui, partant de

(1) Specim. physico-logic. de perpetua fibrarum muscularium palpitatione, novum phænomenum in corpore humano, experimentis detectum et continuatum. Gotting. 1660.

principes semblables, ne reconnaît que des maladies d'irritation locale. De cette proposition découlaient ses préceptes thérapeutiques, ces énormes évacuations sanguines, un vampirisme qui surpasse toute imagination, et que la postérité regardera comme un exemple remarquable des égaremens de notre siècle.

Une autre modification de la théorie de l'irritation est la doctrine du contra-stimulus de *Rasori* qui, comme le système de Brown, n'admet que deux formes principales de maladies opposées l'une à l'autre comme activité surexcitée et activité ralentie, représentans de la contraction et du relâchement. Le traitement, qui repose sur ce principe, consiste à administrer de très-fortes doses de médicamens contraires à la maladie ; ces médicamens ont été partagés en deux classes principales de la manière la plus arbitraire et la moins justifiée par l'expérience. Malgré l'harmonie apparente de ce système, on ne pouvait s'attendre à lui voir faire de grands progrès, parce qu'il était trop facile d'en apercevoir la pauvreté, et que le génie de notre époque repousse, plus que jamais peut-être, les hypothèses hasardées, et exige des fondemens solides pour accepter une doctrine.

Le système de *Brown* et les théories de l'irritation auxquelles il avait donné naissance, avaient provoqué à une nouvelle activité la spéculation, et fourni l'occasion la plus favorable pour la construction d'un système *philosophico-naturel* dans lequel on essayât de trouver partout dans les individus les lois générales de l'univers, et d'en tirer à l'aide du raisonnement des préceptes thérapeutiques. Ce système est dynamique, puisqu'il part de l'idée des forces et qu'il y ramène les phénomènes perceptibles de la vie ; il est moins incomplet que la plupart des autres systèmes semblables, puisqu'il ne laisse pas de côté la sphère matérielle de l'organisme, et qu'il recommande au contraire spécialement l'étude contemplative des organes ; mais la médecine pratique n'a pas encore profité de ces recherches.

Personne ne contestera que l'altération des organes (objet

des recherches de l'*anatomie pathologique*), que nous sommes
forcés de regarder comme les porteurs des forces, doit
avoir pour résultat nécessaire des modifications dans les manifestations des forces. Mais il est certain que, malgré les
éclaircissemens que les progrès de la physique ont donnés sur
les rapports dynamiques, une rétrogradation évidente vers
le matérialisme le plus grossier menace la pathologie, parce
qu'on va évidemment trop loin en prenant des irrégularités
de formation et de composition pour l'essence, pour le principe et la cause des maladies; comme si ces anomalies pouvaient se manifester indépendamment de la force vitale
qui régit la marche de la formation, tandis qu'ils ne sont
que les produits d'une activité anormale. Plusieurs pathologues n'en tiennent à peu près aucun compte, et rejettent
presque tout ce qu'on ne peut ni voir ni entendre. Le stéthoscope, le plessinètre et le microscope sont pour eux les
plus fermes appuis du diagnostic, et l'on trouve maintenant
des médecins qui savent mieux parler des mouvemens et de
l'enveloppe des globules du sang que de la marche d'un état
morbide. La grande utilité des progrès de l'anatomie pathologique ne peut être révoquée en doute, seulement il faut se
garder d'y accorder trop d'importance.

Dans le cours d'un grand nombre de maladies, il se développe des modifications matérielles qui suffisent tout au plus
pour nous faire connaître la marche de la maladie, mais nullement le principe et la cause du mal : aussi est-ce un sujet
continuel de dispute que de savoir si certaines anomalies
organiques sont le résultat d'inflammations, ou le produit
d'une activité formatrice primitivement maladive. Tels sont,
par exemple, les ramollissemens, les relâchemens, les dilata-
tions, les rétrécissemens, les oblitérations, les hypertrophies, les tubercules, les indurations, etc. Tels sont encore
les ulcères des intestins, qui, selon les uns, sont l'origine du
typhus abdominal, et selon les autres n'en sont que la suite.
On trouve fréquemment dans les cadavres des altérations
qui ne se sont opérées qu'après la mort. Je ne mentionnerai

que la coagulation du sang du cœur et de l'aorte qui ont déjà donné lieu à bien des erreurs, les épanchemens aqueux dans le cerveau après un coup d'apoplexie mortel, et les changemens de couleur qu'on remarque dans les parties internes, dont la rougeur n'est pas toujours la suite d'une inflammation, comme *Rapp* (1) et *Yelloly* (2) l'ont prouvé par leurs observations. Mais, d'un autre côté, l'absence de rougeur, selon Rapp, est tout aussi peu un indice certain, surtout dans les intestins, de l'absence d'une maladie inflammatoire, parce que la décolorisation peut avoir été produite par le développement de certains gaz, tels que l'hydrogène sulfuré.

Nous n'avons encore que des connaissances très bornées sur la modification de la composition organique dans les états morbides. Nous ne savons non plus que fort peu de chose sur les altérations du sang et des humeurs, et nous devons admirer la hardiesse avec laquelle quelques médecins ont voulu donner les résultats imparfaits, même souvent contradictoires, des recherches faites jusqu'à ce jour, mêlées à un grand nombre d'hypothèses, comme des preuves que les anomalies dans la composition des humeurs sont le principe et la cause des maladies.

Il est très naturel que dans la recherche des causes d'altération des humeurs on ait porté d'abord son attention sur le sang, puisqu'il est la source de la matière qui sert au développement de l'organisme, car personne ne peut nier qu'il s'opère différentes modifications, souvent très importantes, dans le mélange du sang et des humeurs. On reconnaît depuis long-temps, par exemple, l'excédant des parties séreuses et la diminution de la fibrine dans le sang des scorbutiques et des chlorétiques, ainsi que la surabondance de lymphe

(1) Regis Guilielmi festum natalitium die 27 septem. indicit rector et senatus Tubingensis; præmittuntur annotat. pract. de vera interpretatione observationum anatomiæ pathologicæ. Tubing., 1834.

(1) London Med. Gaz. 1835, decemb.

coagulable dans celui des femmes enceintes. *Wittstock* (1) a trouvé dans le sang des cholériques une diminution d'un à sept pour cent de la fibrine qui, en outre, n'était jamais aussi blanche au lavage que celle du sang sain. Il a trouvé aussi dans le ventricule droit du cœur un sang semblable à du goudron, mêlé de caillots polypeux. Selon *Jennings* (2), le sang des goutteux est surchargé d'acide phosphorique et de matières azotiques; selon *Stevens*, celui des malades atteints de la fièvre jaune est privé de parties salées ; selon *Andral*, la quantité du sang augmente dans les fièvres inflammatoires, et selon *Scudamore*, il est trois fois plus riche en fibrine et plus pauvre en sels. *Zaccarelli* (3) a observé chez un pulmonique auquel on avait fait une saignée, lorsque la maladie avait déjà atteint un haut degré de développement et que le malade était aussi pâle que la mort et complétement épuisé, un sang qui avait absolument la couleur et l'odeur du lait. *Sion* (4) a fait une observation pareille chez un homme auquel on avait fait une saignée à cause d'une violente hémorrhagie nasale et buccale, avec mouvement tumultueux du cœur, manque de respiration et angoisses. *Carswell* prétend n'avoir jamais trouvé de tubercules sans qu'il existât un état morbide du sang. Beaucoup d'autres observations de cette espèce fournissent une preuve si convaincante d'altérations du sang, qu'on ne peut en douter raisonnablement. La justesse de ces observations ne sera pas non plus révoquée en doute par les dynamistes ni par les solidistes, et la différence d'opinions entre ces derniers et les humoristes, concerne simplement la question de savoir si les changemens de composition, de cohésion du sang peuvent être les suites

(1) *Annalen der Physik und Chimie, herausgegeben von J.-C. Poggendorf,* vol. xxiv.

(2) *Transactions of the provincial medical and surgical association,* vol. ı, 1836.

(3) *Omodei Annal.,* 1835. *April et maggio.*

(4) *Lanzette,* 1835, N° 49—50.

immédiates d'effets extérieurs, ou s'ils sont produits par l'entremise de la force vitale reproductive.

L'organisme tire la matière réparatrice de l'extérieur par l'estomac, les organes respiratoires et la peau. Le changement en sang des matières ingérées dans l'estomac se fait surtout par la chylification qui est donc un acte secondaire, puisqu'il présuppose l'activité vitale des organes digestifs. Mais le changement de la masse du sang par le mélange des parties hétérogènes est possible encore par une autre voie plus courte, par l'absorption à peu près évidente des veines capillaires dans le canal intestinal, dans les poumons et à la surface de la peau. Il est très vraisemblable que c'est par ces deux dernières voies que les maladies contagieuses pénètrent dans l'organisme. Mais si cette absorption se faisait simplement d'après les lois de l'hydraulique, et était indépendante de la force vitale, elle devrait s'opérer dans toutes les circonstances. Si nous songeons cependant qu'il faut une certaine disposition pour recevoir le contagium de l'une ou de l'autre manière, qu'un grand nombre d'individus, grace à leur vitalité énergique, peuvent s'exposer impunément aux influences les plus funestes, et ne sont attaqués de la fièvre typhoïde ou de la fièvre jaune ni au milieu des Marais-Pontins, ni à la Havanne, ni à la Nouvelle-Orléans; que d'autres peuvent sans crainte toucher des pestiférés, que d'autres, au milieu du libertinage le plus effréné, ne sont jamais atteints de la syphilis, nous ne pouvons pas admettre que l'absorption soit analogue à l'ascension des liquides dans les tubes capillaires, d'après les lois de la physique, ni que l'introduction du contagium dans le sang, ainsi que la corruption qu'il y opère, ait lieu d'après les lois d'affinité de la chimie. Nous sommes forcés plutôt de regarder ces faits comme de véritables fonctions vitales, et de présupposer un désaccord de la vitalité comme condition du changement dans la composition du sang. L'haleine d'un individu atteint d'une maladie contagieuse suffit quelquefois pour la communiquer et pour provoquer instantanément les phénomènes d'un état morbide. Un changement primaire, aussi rapide que l'éclair, dans toute la masse du sang, par le minimum impondérable de la matière contagieuse mise en contact avec l'organisme, est moins admissible dans le fait, qu'une altération de la force vitale par l'entremise des nerfs, altération qui manifeste dans beaucoup de cas son influence perceptible, surtout dans la sphère reproductive. C'est ainsi que souvent une frayeur immatérielle provoque instantanément chez la nourrice, par l'entremise du système nerveux, un changement si grand dans le lait des seins que l'enfant en tombe dans des convulsions. Le changement du sang se manifeste encore plus clairement comme fonction vitale secondaire, quand nous en observons les différences dans les diverses périodes de la fièvre. D'après *Jennings* (1) le sang coule lentement dans la première; il est d'une couleur foncée, se coagule promptement et forme un gros caillot de couleur foncée. Dans la seconde, il coule plus facilement, est d'un rouge écarlate, ne se coagule pas aussi vite et forme un caillot plus solide qui a quelquefois une couenne légère. Dans la troisième, où le collapsus se manifeste, il coule très vite, est aqueux, de couleur foncée, et ne se coagule qu'imparfaitement. On sait depuis long-temps que le sang tiré à différentes époques de la maladie forme une couenne plus ou moins épaisse, ou n'en forme pas du tout.

On a accordé beaucoup d'importance à des observations répétées qui ont démontré que les différentes matières introduites dans le corps se retrouvent dans les liquides sécrétés. *Ion Peréïra* (2) nous a donné un riche recueil de pareilles observations. Cependant un grand nombre d'expériences ont prouvé que ces matières ne peuvent se découvrir dans le sang. *Schnurrer* (3) dit que le sang développe d'une manière latente tout ce qui y pénètre par les vaisseaux lymphatiques

(1) *Loco citato.*
(2) Frorieps Notizen, vol. XLVIII, n° 14.
(3) Krankheitslehre. Tubingen, 1831, pag. 149.

et la résorption, et compare avec beaucoup d'esprit les organes de sécrétion à des prismes qui décomposent la lumière
simple en ses différentes couleurs.

Quelques observations semblent prouver que des substances s'introduisent quelquefois dans le sang sans avoir subi
un changement total. Le *Courier de New-York* (1), par exemple, raconte que le sang tiré à un homme qui avait bu en
cinq jours deux galons de rhum, s'enflamma à l'approche
d'une allumette et brûla pendant une demi-minute avec une
flamme bleuâtre. Cependant cela ne prouve pas encore que
l'alcool ait été réellement mêlé au sang sans avoir éprouvé d'altération. Il est plus vraisemblable qu'il s'était opéré une modification qui avait occasionné la formation d'un gaz hydrogène inflammable. Toutes les tentatives pour injecter dans
le sang des matières médicamenteuses ou hétérogènes ont démontré que les réactions les plus violentes et souvent les plus
dangereuses en sont la suite. Comme on n'a pas observé de
réactions pareilles dans les cas où, selon *Herr* (2), on doit
avoir retrouvé dans ce sang les matières les plus diverses ingérées dans l'estomac, telles que de l'iode, de l'acide hydro-
thionique, de l'acide prussique, de l'huile de térébenthine,
de l'huile de dippel, de la rhubarbe, etc., on est en droit
de douter de la justesse de ces observations, et l'on se trouve
forcé d'admettre la supposition que ces matières devenues
latentes dans le sang n'étaient pas tant les *éduits* que les *produits* de l'analyse chimique.

Mais si l'on ne peut nier une certaine dépendance entre
la composition du sang, les humeurs et les qualités des substances introduites dans l'estomac, par exemple, la pauvreté
de fibrine chez les personnes qui se nourrissent mal, etc.;
si l'on est forcé de reconnaître la saturation de l'organisme
par certaines matières, telles que le mercure, le kali, la ga-

(1) Frorieps Notizen, vol. XLVIII, no 4.

(2) Ueber den Einfluss der sœfte auf die Entstehung von Krankheiten.
Freiburg, 1834.

rance, qui teignent les os et même les dents (1), etc., ce n'est pas encore une preuve d'une maladie primitive du sang. Le changement qui s'opère dans sa qualité dépend plutôt:

1o D'une absorption insuffisante des matières nécessaires;

2o D'une sécrétion anormale des matières qui entrent dans sa composition et ne doivent par conséquent en être séparées;

3o D'un dérangement dans les fonctions des organes sécrétoires et excrétoires.

Ces causes des altérations morbides du sang, causes admises par *Herr*, prouvent que ces altération proviennent du trouble de la vitalité, et nous savons depuis long-temps que le mal ne peut se guérir que par la régularisation de la vitalité, et non pas, comme on l'a cru, par des moyens qui rétablissent la normalité d'après les lois d'affinité chimique; de même qu'on neutralise le kali par les acides. Du reste, les humoristes et les solidistes diffèrent dans leurs opinions pathogénétiques, plus que dans la pratique où ils suivent les mêmes méthodes, tout en expliquant autrement les phénomènes de la guérison et les effets des médicamens employés.

On a essayé de ramener tous les phénomènes de la vie chez l'homme à la *formation*, au *mouvement* et à la *sensation*, et pour ces différentes manifestations on a admis différentes forces fondamentales, telles que la *reproduction*, principe de la formation; l'*irritabilité*, principe du mouvement; et la *sensibilité*, principe de la sensation. Ces trois principes ont été regardés comme les facteurs de la vie. Leur harmonie constitue la santé; leur désaccord, par suite de la prédomination ou de l'affaiblissement de l'un d'eux, c'est la maladie. On distingue aussi, comme représentans matériels et porteurs de ces facteurs, trois ordres particuliers d'organes et par conséquent aussi des maladies des organes de formation, d'irritation et de sensation.

Mais un très petit nombre des praticiens se sont occupés de ces spéculations; les partisans même de ce système ne sont

(1) Joh. Frank praxeos med. univers. præcepta, sect. II. Lipsiæ, 1835.

pas toujours d'accord entre eux ; et l'on parle pourtant avec
autant d'assurance de maladies de la reproduction, de l'irritabilité et de la sensibilité que s'il n'était pas possible de mettre en doute la justesse de ces distinctions et de ces divisions :
et cependant il est souvent bien difficile d'en tirer la moindre utilité essentielle dans la pratique.

On rencontre dans les organes du système reproductif des
maladies qui n'annoncent aucunement qu'il y a souffrance de
l'activité reproductive, mais simplement désharmonie de l'irritabilité ou de la sensibilité, et réciproquement. Il n'est pas
rare que les suites d'une influence sur la sphère sensible se
manifestent par le trouble des organes qui appartiennent au
système reproductif : tels sont, par exemple, des vomissemens ou une diarrhée après une frayeur, la jaunisse après
un chagrin, etc. Ces observations et un grand nombre d'autres nous montrent une union si intime entre les trois facteurs
de la vie, une si grande dépendance les uns des autres, qu'on
se sentirait tenté d'admettre de nouveau l'opinion presque
oubliée de *Gauthier* (1), que la *force vitale inhérente à l'organisme est une unité dont les différentes manifestations ne dépendent que de la différence de la forme et de la structure des organes*,
de même que les effets de l'électricité diffèrent entre eux, selon que les corps dans lesquels ils se manifestent sont différens, quant à la matière, la forme et la densité. Mais, admettant que la physiologie ait gagné à de pareilles études,
nous ne pouvons pourtant nier que la pathologie spéciale et
thérapeutique n'en ont pas autant profité. Qui contesterait
les difficultés infinies qu'on éprouve dans d'innombrables cas
de maladie, à reconnaître et à préciser lequel des trois systèmes d'organisation, ou lequel de leurs organes particuliers
a été attaqué originairement, et qui pourrait nier l'impossibilité de préciser les indications spéciales de la thérapeutique sans être dirigé par l'empirisme ?

(1) Physiologie und Pathologie der Reizbarkeit. Aus dem Latein übersetzt. Leipz., 1796.

Beaucoup d'adversaires passionnés de la méthode curative spécifique (qui a été cultivée avec tant de soins dans ces derniers temps) paraissent l'oublier entièrement, lorsqu'ils parlent avec une véritable exagération des grands avantages du traitement employé jusqu'à ce jour, et auquel ils appliquent, non sans présomption, le surnom exclusif de *rationnel*, comme si le traitement spécifique ne le méritait pas à aussi juste titre. En voyant une pareille partialité, on pourrait se sentir porté à demander : *Qu'est-ce donc proprement qu'un traitement rationnel ?* — La réponse est très facile, si l'on veut se borner à traduire le mot de rationnel. Ce sera un traitement conforme à la raison ; c'est-à-dire un traitement dont les principes seront d'accord avec les connaissances fournies par notre raison. Mais ne ferons-nous pas bien de préférer au traitement *inventé* le traitement dont les principes ont été *découverts* par l'observation de la nature ? Ces adversaires oublient dans leur ardeur que nos manuels de pathologie et de thérapeutique fourmillent de contradictions, ce qui ne peut pas être autrement, puisque toute la connaissance que nous possédons des causes prochaines et de l'essence des maladies, prend sa source dans nos perceptions subjectives qui peuvent varier à chaque instant. Les mots de fièvre, rhumatisme, inflammation sont chaque jour dans la bouche des médecins, et cependant on n'est pas encore tombé d'accord sur le choix d'une définition parmi les nombreuses définitions de la fièvre, ni sur la différence essentielle des espèces de fièvre. On parle, en effet, de fièvres larvées, c'est-à-dire de fièvres qui ne sont pas des fièvres, et auxquelles par conséquent aucune définition ne convient. On en peut dire autant du rhumatisme. On se dispute encore pour savoir où en chercher le siège, et pour expliquer les rapides changemens de place des douleurs rhumatismales, la variabilité, surtout, des formes de cette maladie.

On n'a pas pu davantage s'accorder jusqu'à présent sur l'idée d'inflammation qu'on restreint ou qu'on étend à l'infini. Tout ce que nous savons du choléra, le véritable fléau de

ces dernières années, c'est la manière dont il se montre objectivement ; en dépit de la pénétration la plus grande, on
n'a pu parvenir à en découvrir le siége. On a disséqué des
centaines de cadavres ; on a soumis à l'analyse les substances évacuées ; on a décomposé le sang des cholériques ; on a expérimenté au hasard en administrant à tort et
à travers les médicamens les plus hétérogènes, et cependant
on n'a pas sauvé autant de malades , ou au moins (si nous
ne voulons pas ajouter foi à des communications authenti-
ques) on n'en a pas sauvé plus que les homéopathes avec leur
méthode simple. On pourrait objecter que c'était une maladie trop nouvelle pour qu'il nous fût possible de jeter un regard profond dans sa nature ; mais nos connaissances ne sont
malheureusement pas beaucoup plus avancées relativement
à un grand nombre de formes de maladies très fréquentes.
Depuis le commencement de ce siècle, on a tant écrit, par
exemple, sur le *délire tremblant*, qu'on serait en droit d'attendre une explication satisfaisante de sa nature ; mais en
parcourant les différens ouvrages publiés sur cette matière ,
on trouve les hypothèses les plus contradictoires à côté de
préceptes thérapeutiques qui ne s'accordent pas davantage
avec la théorie. On n'est pas encore certain si, dans cette
maladie, l'affection cérébrale est idiopathique ou consensuelle. *Armstrong* (1) la regarde comme une congestion véneuse dans le cerveau et le foie, à la suite de l'activité du cœur
et des artères augmentée par l'irritation ; *Klapp* (2) la dérive
d'un trouble dans les organes digestifs ; *Sandwith* (3) d'une
congestion abdominale véneuse ; *Staugthon* (4) d'une gastrite ;

(1) Practical Illustrations of Typhus and the febrile diseases. London ,
1816.

(2) In the London medical and physiological Journal. 1819.

(3) Transactions of the Associated apothekaries , vol. 1. 1823.

(4) In the Philadelphia Journal of the medical and philosophical Sciences. 1822.

Playfair (1) d'un état morbide du foie et de la sécrétion intestinale ; *Gœden* (2) en cherche le siége dans le plexus solaire et cœliaque, et regarde l'affection immatérielle du cerveau comme simplement consensuelle ; *Günther* (3) admet une affection cérébrale soit idiopathique, causée par des dépôts métastatiques, soit consensuelle, provoquée par l'irritation gastrique; *Tœpken* (4) croit à une irritation du système cérébral consensuelle, et partant du plexus cœliaque. Selon *Perry* (5), la maladie consiste en une affection cérébrale fébrile, inflammatoire en majeure partie; selon *Sutton* (6), en une irritation du cerveau particulière, voisine de la frénésie ; selon *Andreœ* (7), c'est une véritable inflammation ; selon *Bischoff* (8), c'est une inflammation cérébrale asthénique; *Harles* (9) la regarde comme une inflammation cérébrale superficielle, plutôt érysipélateuse, comme une paraphlogose asthénique de la méninge et du cerveau ; *Blake* (10), comme une faiblesse indirecte de la force nerveuse, suite d'une activité morbide du cerveau et des nerfs ; *Hufeland* (11) croit que cette maladie n'est qu'un délire nerveux passif; *Wasserfuhr* (12) admet un changement matériel de l'alcool en sang, d'où provient l'ivresse,

(1) Transact. of the medical and philosophical Society of Calcutta ; vol. 1. 1825.

(2) Vom delirium tremens. Berlin, 1825.

(3) Med. chirurg. Zeitung. 1820. 3 vol., pag. 349 et suiv.

(4) In Hufeland's Journal d. pr. Heilk. 1822. Decemb.

(5) In the medical and physical Journal, vol. xxxi.

(6) Abhandlung über das delirium tremens; aus dem Engl. übersetzt von Dr. Heineken. Bremen. 1820.

(7) In Hufeland's Journal d. pr. Heilkunde. 1821. April.

(8) Grundsœtze der praktischen Heilkunst. 3 vol. 1825.

(9) Neues praktisches System der Nosologie, 1 cah. Coblenz, 1824.

(10) In the Edinburgh medic. and surgical Journal, vol. lxxvii. Octob. 1823.

(11) Hufeland's Journal d. pr. Heilk. 1821. April.

(12) In Rusts Magazin, 27 vol., pag. 298.

et d'où résulte une affection continue du cerveau quand l'alcool ne peut plus être assimilé ; selon *Spaeth* (1), la maladie est le résultat de la rupture de l'équilibre entre le cerveau et le système nerveux du ventre. *William Stokes* (2) en reconnaît deux espèces principales, l'une provenant du défaut d'irritabilité contre laquelle il prescrit une diète sévère, l'autre résultant d'une surexcitation qu'il combat par les sangsues et la glace.

On pourrait multiplier ces citations pour montrer la différence des opinions ; mais on n'a qu'à prendre la meilleure monographie de quelque maladie que ce soit, et l'on verra que si nous possédons un grand nombre d'excellentes descriptions nosographiques, toutes nos connaissances, relativement aux causes des maladies, ne se composent guère que d'hypothèses dont le rapprochement nous fait apercevoir un tissu de contradictions. Les adversaires de la méthode curative spécifique ne tiennent ordinairement aucun compte des aveux si francs de *Boerhave*, de *Pierre Frank*, de *Hufeland*, de *Hildenbrand*, et de tant d'autres savans estimables, sur l'imperfection de la médecine, et ils n'hésitent pas à appliquer le nom de rationnel à tout traitement basé sur une hypothèse, lors même qu'il ne répondrait pas au but, ou resterait sans résultat, pourvu qu'ils y trouvent une certaine conséquence logique. Mais une pareille logique importe moins au malade que son rétablissement ; il ne veut pas être traité conformément aux préceptes de l'école, d'après un système idéal : il veut être guéri (3).

(1) In den med. Annalen, 2 vol., 2 cah, Heidelberg. 1836.

(2) Uber die Heilung der inneren Krankheiten von dem Standpunkte der neusten Erfahrungen am Krankenbette. Deutsch bearbeitet von Dr. Behrend. Leipzig, 1835.

(3) Il y a quelque temps que j'avais prêté à un homme instruit, qui n'avait pas étudié la médecine, un manuel de thérapeutique spéciale qui se trouve entre les mains de tous les praticiens et que je ne désignerai pas autrement. Il voulait le lire au sujet d'une maladie dont était atteinte une personne qui lui tenait de près. Lorsqu'il me le rendit, il me dit: «La lecture de ce livre m'a

Le médecin qui poursuit opiniâtrément un but idéal, ne s'éloigne que trop souvent du but naturel. On demandait un jour à Mesmer quels bains sont les plus salutaires; il répondit : Il était autrefois assez indifférent de prendre un bain en chambre ou en plein air ; mais depuis que j'ai magnétisé le soleil, il est beaucoup plus avantageux de se baigner dans une eau qu'il a éclairée. Un autre savant, qui vit encore, si je ne me trompe, et qui s'est fait un nom dans la médecine par ses publications, a magnétisé, il y a plusieurs années, le bâtiment de l'Université de Heidelberg, afin de donner un plus grand essor aux études qui s'y font. De pareilles aberrations nous font rire, tandis que l'exemple journalier de l'opiniâtreté avec laquelle on tient à des préjugés, est plutôt propre à exciter notre compassion.

Le célèbre auteur du *Traité de l'Expérience*, le chevalier *Zimmermann*, avait la manie de voir partout des obstructions viscérales, et prescrivait à tous ses malades le pissenlit (leontodon taxalacum), d'où lui était venu le surnom ironique de *chevalier de la dent de lion*. Je connais un médecin fort instruit qui s'imagine toujours avoir à traiter quelque maladie latente de la rate. D'autres voient partout le fantôme d'une goutte larvée; d'autres se perdent dans la sombre ré-

tout découragé, car j'avais une idée bien plus haute de votre science ; mais je n'y ai rien trouvé qu'un rapprochement d'un grand nombre de méthodes d'après lesquelles on peut traiter telle ou telle maladie sans découvrir nulle part de motifs décisifs en faveur de l'une ou de l'autre. Il me semble donc que c'est le seul caprice du médecin qui le détermine, et que la vie du malade dépend souvent du hasard d'un choix heureux ; si la cure ne réussit pas, les médecins ont toujours une autorité qui justifie leur traitement.» — Je lui répondis qu'on ne pouvait pas s'attendre à trouver dans un manuel de thérapeutique des règles aussi précises que dans le Manuel du Brasseur ou du Teinturier, par exemple; qu'il fallait laisser à l'intelligence du médecin le soin de décider quelle méthode convenait dans chaque cas. Mais mon ami avait parfaitement raison en disant qu'on laisse un champ trop vaste à l'arbitraire, et que le sort d'un malade dépend souvent de l'école où s'est formé son médecin, du système qu'il a adopté ou de la méthode qu'il suit.

gion des hémorroïdes ; d'autres encore, Hahnemann à leur tête, ne dirigent presque [exclusivement leur attention que sur une psore latente, tandis que d'autres attribuent toute espèce de maladie à des affections rhumatismales, et supposent, quoi que leur puisse dire le malade, un trouble antérieur dans les fonctions de la peau. Aussi le font-ils envelopper dans de la flanelle et lui administrent-ils des sudorifiques qui le rendent on ne peut plus sensible à de futurs refroidissemens. De nos jours, les tubercules du cerveau, les ulcérations intestinales, les inflammations de la moëlle épinière sont de mode, et servent d'explications à un grand nombre d'états morbides. Aucun système [n'est parvenu jusqu'à présent à mettre des bornes à ce funeste arbitraire, et à cette manie de rechercher certains troubles fondamentaux. Mais bien souvent on a souhaité de connaître une loi thérapeutique qui nous donnât quelque certitude, et prévînt le danger d'errer dans les ténèbres, ou de se perdre dans le labyrinthe des hypothèses.

Pendant une longue suite d'années, pour appliquer un traitement rationnel et se conformer au principe : *tolle causam*, on n'a songé qu'à se représenter par la raison les causes ordinairement très-cachées, prochaines, des maladies, et à bâtir ensuite l'édifice des indications thérapeutiques. On a été en cela plus ou moins heureux, selon qu'on partait de prémisses plus ou moins fondées.

Nous devons connaître dans l'idéalisation le dangereux écueil que Samuel Hahnemann, le fondateur de la nouvelle école, voulait éviter, lorsqu'il a établi en principe, *qu'on ne peut découvrir avec certitude dans les maladies que la manière dont elles se manifestent.* Mais à ce principe il a rattaché encore l'assertion *que cela seul suffit* pour donner au médecin (qui connaît les effets des médicamens, également perceptibles par les sens) les moyens de bien choisir le remède. Le fondateur de cette doctrine s'est élancé dans la carrière avec une audace presque sans exemple, et a commencé à peindre sous les couleurs; les plus odieuses les défauts de l'ancienne

méthode, lui refusant toute valeur et toute utilité pour faire
ressortir le besoin impérieux de principes plus stables. Les
partisans de l'ancienne médecine, appelée exclusivement rationnelle, non sans présomption, ont de leur côté tout mis en
œuvre pour lui conserver la considération dont elle jouissait,
et pour traîner ignominieusement la nouvelle doctrine dans
la poussière. L'audace révolutionnaire avec laquelle elle a
levé la tête pour renverser tout ce qui était admis et faire
place nette, devait nécessairement produire une sensation
extraordinaire. On ne peut pas blâmer précisément ce penchant de la nature humaine à tenir à tout ce qu'on a cultivé
avec amour depuis des années ; mais souvent on va trop loin
en ne voulant pas quitter le sentier battu, et une trop grande
opiniâtreté annonce ou la faiblesse ou l'impuissance de se
soustraire au joug de l'habitude, ou un égoïsme condamnable
qui se refuse à entrer dans la voie tracée par un autre. On
ne doit pas moins blâmer la passion avec laquelle plusieurs
disciples de Hahnemann, très-jeunes et inexpérimentés encore pour la plupart, ont vilipendé tout ce qui a été fait dans
la science, sans être en état de l'apprécier, et la présomption
avec laquelle, après une ou deux cures heureuses qu'ils n'ont
dues qu'au hasard peut-être, ils se sont crus capables de sa-
tisfaire à toutes les exigences de la médecine. Mais il ne faut
pas confondre la doctrine elle-même avec les fautes de ses
partisans, et s'il ne faut pas la juger d'après les louanges
trop précoces de quelques têtes exaltées, il ne faut pas s'en
rapporter non plus exclusivement à la critique injuste et maligne de ses ardens adversaires.

*Nous convenons que la nouvelle doctrine, telle qu'elle a été pré-
sentée dans sa totalité par Hahnemann, et admise, comme un code
sacré, par un grand nombre de ses disciples, ne peut soutenir
l'examen d'une critique juste et impartiale. Mais le principe homéopathique, la pierre angulaire proprement dite d'un nouveau
système de médecine, est d'une telle importance, et a été admis
par un si grand nombre de médecins exempts de préjugés, après
des expériences faites avec soin, qu'on n'a plus à craindre l'écrou-*

lement de la doctrine a laquelle il sert de base ; malgré les assertions fausses, hasardées ou encore incertaines, qu'elle renferme, *à moins que dans l'avenir on ne parvienne à trouver à la médecine un fondement encore plus solide*. On ne doit pas perdre de
vue que parmi ceux qui sont convaincus de la valeur du principe homéopathique, il y en a qui ne se sont pas laissés entraîner par cette conviction à adopter toutes les opinions de
Hahnemann et à obéir à ses injonctions sans se permettre
de les discuter. Qu'il me soit permis de rappeler les remarques que j'ai déjà faites en 1824 dans la première édition de
mon ouvrage : *Sur la valeur du Traitement homéopathique*, remarques qui firent sentir la nécessité de cultiver scientifi-
quement la nouvelle doctrine. D'autres ont reconnu, comme moi, cette nécessité, sans craindre les reproches des
partisans d'une obéissance servile, et ont fait tous leurs efforts pour découvrir les erreurs, rejeter des hypothèses inad-
missibles, soumettre à une critique sévère des assertions dou-
teuses, et surtout développer la nouvelle doctrine.

On a cru parfois possible, on a même essayé de faire entrer
l'homéopathie dans l'ancienne médecine. Mais toutes les tentatives de cette espèce doivent échouer, parce que les principes de l'ancienne thérapeutique sont contraires à ceux de la
nouvelle, quoique les indications générales, nommément le
rétablissement de l'état dynamique normal, doivent toujours
être les mêmes dans toutes les méthodes curatives.

Toute la science thérapeutique peut se ramener à trois
principes différens et à autant de méthodes. Ce sont :

1° *Méthode antipathique ou énanthiopathique, qui est basée
sur l'ancien précepte de Galien : Contraria contrariis opponenda.*
D'après lui, pour traiter rationnellement, on administre toujours des moyens qui produisent précisément et de prime-
abord un état entièrement opposé à celui que l'on se représente comme l'essence ou plutôt comme la cause de la maladie à guérir. L'idée d'un traitement antipathique est si naturelle, que l'instinct devait nécessairement y mener. Celui
qui s'est brûlé la main, la met dans l'eau froide par un mou-

vement intérieur; celui qui a froid recherche la chaleur; celui qui se sent la langue sèche et aride cherche à l'humecter
en buvant froid. Dans la constipation on prend un purgatif;
dans la diarrhée, un remède qui resserre directement le ventre. On administre les rafraîchissans, le nitre, la crème de
tartre, la limonade dans les cas de grande chaleur et de mouvemens tumultueux dans le système sanguin; dans le froid
qu'on attribue à une circulation paresseuse, on a recours
aux échauffans, aux moyens qui accélèrent la circulation du
sang; dans les états qui dénotent un relâchement, on donne
des toniques, des astringens, etc.

- L'école jatrochimique admet la même maxime, d'après
son idée, et cherche les remèdes qui, le plus souvent, il est
vrai, conformément à des opinions purement hypothétiques,
doivent précisément rétablir dans de justes proportions les
rapports de mélange. Ainsi, contre une hyperoxidation pré-
sumable, on administre les kalis; les acides doivent corriger
le défaut de substance acide, etc.

On ne doit nullement rejeter l'idée d'un *traitement antipathique général*, et si quelques défenseurs passionnés de la méthode spécifique l'ont fait, les observateurs paisibles, impartiaux et expérimentés resteront étrangers à ce zèle aveugle, et
ne contesteront pas les heureux résultats qu'on en a obtenus.
Mais pour l'estimer à sa juste valeur, il est nécessaire de jeter
un coup-d'œil sur la pratique, et surtout sur la fixation des
indications thérapeutiques, d'après les préceptes antipathiques. Ces indications, en tant qu'on cherche à éviter un traitement purement symptômatique, doivent répondre à l'idée
du désaccord entre les facteurs de la vie, et les symptômes,
ainsi que d'autres moyens, ne doivent servir qu'à se former
une idée de ce désaccord pressenti. Cette idée est la base du
plan de traitement; les symptômes isolés ne demandent nullement une attention particulière. Car, de même que les
rayons projetés par une masse ardente, ils doivent disparaître dès que le foyer est éteint. C'est ce qui arrive partout où
le diagnostic est fermement fixé, et où, en agissant contre le

mal principal, on ne se laisse pas détourner de sa route par
l'apparence de contradiction entre les symptômes qu'on observe quelquefois, et on persiste à suivre le plan qu'on s'est
tracé. Par exemple, quand on a reconnu une véritable pléthore, on ne se laissera pas entraîner par les plaintes du malade sur la lassitude , la courbature et la pesanteur de ses
membres, à lui administrer des fortifians , et dans le traitement d'une cardite, le véritable praticien ne se laisse pas déterminer par le tremblement du pouls, la décomposition des
traits du visage , les accès de défaillance, à combattre cette
apparente faiblesse vitale, en renonçant au traitement antiphlogistique. Si nous connaissions le mal principal dans toutes les formes de maladie , il ne nous serait pas très-difficile
de l'enlever dans les cas où la guérison est possible. Mais
malheureusement nous ne pouvons dissimuler les défauts de
nos connaissances physiologiques et pathologiques. On entend souvent dire, par exemple, cet homme est atteint d'une
maladie inflammatoire, on le sauverait si l'on pouvait lui
pratiquer encore une saignée; mais sa faiblesse ne le permet
pas. Dans de pareils cas désespérés, on tient des consulta-
tions, et finalement on ne sait comment résoudre ce dilemme :
doit-on laisser mourir le malade sans saignée, ou doit-on lui
en faire une et le faire mourir ensuite de faiblesse. Tant que
nos préceptes pathologiques nous montreront l'essence des
maladies inflammatoires exclusivement dans le sang, et non
ailleurs, où il serait possible d'employer d'autres moyens, on
entendra se plaindre de l'incertitude des indications thérapeutiques.

Il n'est pas rare de voir des personnes souffrir de faiblesse
des organes digestifs, et en même temps de turgescence du
sang vers la tête , avec symptômes de congestion. Ces derniers accidens engagent à recourir aux sels neutres rafraîchissans; mais on a à craindre qu'ils ne dérangent encore
davantage l'estomac. On pourrait fortifier ce dernier par les
amers, s'ils n'échauffaient le sang. C'est encore là un difficulté dont on cherche fréquemment à sortir en mêlant les

deux espèces de remèdes, l'un devant simplement renforcer l'estomac, et l'autre diminuer seulement la surexcitation du système vasculaire, tout en détruisant les funestes effets des moyens toniques, comme si ce mélange ne constituait pas un corps nouveau dont les effets ne ressemblent en rien à ceux de ses parties isolées. Ne devrait-on pas plutôt s'efforcer de déduire d'une seule et même cause les anomalies contradictoires en apparence des rapports dynamiques des différens systèmes de l'organisme, et n'avoir égard dans le traitement qu'à cette cause? — Mais la difficulté de trouver la solution de cette question dans les cas isolés, et de suivre une seule indication, engage à faire un mélange d'un grand nombre d'indications, d'après les différentes irrégularités qui se manifestent dans l'activité des systèmes et des organes, et qui paraissent les plus importantes à nos yeux. Par là le traitement devient évidemment symptomatique. On a beau se défendre contre ce reproche, il n'en est pas moins juste, comme on peut s'en convaincre chaque jour, pour peu que l'on veuille se donner la peine d'en rechercher les preuves innombrables dans la littérature de nos soi-disantes histoires de guérisons.

On reconnaît facilement la possibilité de la réussite d'un traitement antipathique général; mais cette espèce de traitement sera impraticable tant qu'on ne connaîtra pas le trouble essentiel, la cause prochaine de toutes les formes de maladies. Où les indications thérapeutiques ne sont pas dirigées contre le principe du mal, mais contre des symptômes isolés, des dérangemens fonctionnels prédominans, le traitement est toujours incomplet et souvent funeste, parce qu'on court le risque de comprimer des réactions par lesquelles la nature abandonnée à elle-même aurait pu se sauver. En outre, la méthode antipathique ne peut pas s'appliquer toujours, parce que fréquemment nous ne connaissons pas le contraire d'un grand nombre d'anomalies, mais seulement leur négation, que nous ne pouvons pas invoquer d'après la maxime : *contraria contrariis curanda*, mais uniquement d'une

manière empirique. Dans cette catégorie se placent une foule
de douleurs, surtout de désaccords de la sensibilité et la plupart des dyscrasies dont nous ignorons presque complétement
la nature essentielle.

L'histoire de la médecine conserve les noms d'un grand
nombre de praticiens célèbres de l'ancienne école, dont on
n'ose ternir la gloire. Mais cette gloire repose moins sur la
stricte observation du système que sur le talent d'observer
et le don de juger dans quels cas un traitement antipathique
peut être salutaire, dans quels autres il ne peut que nuire, en
empêchant les réactions bienfaisantes de l'organisme, provoquées par les efforts curatifs de la nature. L'habileté du médecin s'annonce souvent de la manière la plus brillante,
quand il reconnaît la nécessité de rester simple observateur
de ces réactions, tandis que d'un autre côté le manque de connaissances pathologiques, l'incapacité de comprendre l'importance des symptômes, se trahissent par l'emploi inopportun et excessivement nuisible de remèdes antipathiques héroïques. L'insuffisance, reconnue depuis long-temps, du traitement antipathique a engagé à employer, soit conjointement,
soit seul, une autre méthode.

2o La *Méthode révulsive*, qui doit vraisemblablement son
origine à l'observation maintes fois répétée de la disparition
de certaines formes de maladie au moment même où d'autres
se manifestent. Ce phénomène s'explique par la sympathie
qui existe entre les différens systèmes de l'organisme ou entre leurs différens organes, sympathie qui est une condition
essentielle du traitement antagonistique. C'est une discussion
tout-à-fait inutile et qui ne mène à aucun résultat, que celle
de savoir si la nature possède une force curative propre,
spontanée, qui transporte la maladie de parties nobles et importantes sur des parties moins importantes, ou si ces trans-
plantations se font d'après les lois de l'activité vitale, sans
poursuivre un but particulier de guérison. Ce qu'il y a de
certain, c'est que de pareils déplacemens des maladies de parties peu nobles sur des parties plus nobles ont lieu tout aussi

fréquemment, et que l'on voit se succéder alternativement des formes légères et dangereuses. Une irritation inflammatoire de la méninge peut se résoudre par un coryza fluent, une diarrhée ou un exanthème rhumatismal, ou, comme l'on dit dans de semblables opérations favorables, —subir une crise; mais elle peut aussi naître de la disparition de ces accidens, de même que les vertiges, la migraine, l'apoplexie même, peuvent se guérir par des hémorrhoïdes, ou être la suite de leur suppression. La doctrine de la vertu curative de la nature pourrait donc, à juste titre, être regardée comme une chimère, si elle n'avait d'autres points d'appui que ces observations, et l'on pourrait tout aussi bien en tirer la conséquence d'une tendance de la vie individuelle pour se détruire elle-même. Mais la perception des transmigrations d'une maladie d'un organe sur un autre a donné l'idée de la méthode révulsive et fait établir la maxime qu'il faut éloigner, d'après les lois de la sympathie et de l'antagonisme, les maladies dangereuses des organes nobles, en provoquant artificiellement les passions des parties moins importantes. Celui qui a quelque expérience et qui n'est pas aveuglé par les préjugés, conviendra que l'application prudente de cette méthode ne mérite pas les mépris que témoignent pour elle quelques médecins peu réfléchis, et la passion avec laquelle on a prescrit tout ce qui ne contribue pas exclusivement à la gloire du traitement spécifique, ne peut qu'exciter des regrets. On peut dire souvent avec justice : gagner du temps, c'est tout gagner. Il n'est pas rare, surtout dans les maladies aiguës, qui marchent rapidement, que le danger provenant de l'état morbide d'un organe noble soit si grand, qu'on a tout gagné lorsqu'on réussit à transporter le mal topique sur un organe moins noble. C'est ainsi qu'on a sauvé des milliers d'individus par les frictions, les ventouses, les sinapismes, les vésicatoires, les ulcères artificiels, les frictions irritantes sur la peau, les bains de pied, les clystères, etc. Mais on ne s'en est pas tenu à de pareilles révulsions périphériques pour la plupart; on a encore, dans le même but, mis les organes intérieurs, au moyen d'irritans, dans un

état de surexcitation et même de véritable maladie, afin de
délivrer du mal des organes importans. On a surtout dirigé ses
efforts sur le canal intestinal, sur les reins, sur la peau, et prescrit, par conséquent, des purgatifs, des diurétiques, des sudorifiques. On a même cherché à transporter les maladies d'un
système sur des parties éloignées, par exemple, les congestions
du cerveau ou de la poitrine sur le système hémorrhoïdal, etc.
On n'a pas hésité, quand la vie était en jeu, à choisir entre
deux maux le moindre, à éloigner, par exemple, une encéphalite par l'emploi du calomel purgatif, au risque même de
mettre pour quelque temps le canal intestinal dans un état
de souffrance. On a donc, pour unir la méthode antipathique
à la révulsive, choisi souvent des médicamens qui répondaient
aux indications sous un double rapport. On a donc, par exemple, dans les inflammations du cerveau, administré de préférence le calomel, qui d'abord agit antipathiquement sur
l'irritation vasculaire, qui augmente ensuite les sécrétions séreuses du canal intestinal, et manifeste, par conséquent,
en même temps, des effets antagonistiques. Ce serait une
grande injustice que de rejeter absolument la méthode révulsive. Mais on ne peut nier non plus qu'on est allé souvent
trop loin dans son application.

Ne connaissant pas les médicamens qui agissent directement contre tout état morbide, on s'est borné souvent à une
simple révulsion, surtout quand il y avait en jeu des dyscrasies. Il n'est pas rare qu'on ruine pour toute la vie le canal
intestinal par l'usage continuel de purgatifs drastiques. On
laisse des sétons et des vésicatoires pendant des années, et
l'on se joue avec tant de légèreté, non seulement de ces
moyens, mais de la cautérisation et des moxas, que l'on a
changé des hôpitaux en véritables lieux de torture. On ne
peut méconnaître les funestes effets de l'abus des révulsifs,
surtout de ceux qu'on prend à l'intérieur. Ceux qu'on emploie à l'extérieur sont souvent tout aussi nuisibles. Des frictions d'onguent de tartre stibié causent fréquemment de pro-
fonds ulcères rongeans et laissent d'horribles cicatrices. Des

exutoires affaiblissent le membre qui les porte, l'atrophient souvent, sans parler de la mauvaise odeur que produit une suppuration continuelle. Des vésicatoires occasionnent souvent des dysuries, et les cautérisations appartiennent aux opérations les plus redoutées, par les seules douleurs qu'elles provoquent. Ne serait-il pas à désirer que l'on renonçât en tout ou en majeure partie à ces tortures, et qu'on atteignît le but de la guérison par des moyens moins cruels? — Nous pouvons l'espérer à juste titre, depuis que nous possédons

3o *la Méthode spécifique.* Il y a long-temps qu'on prescrit des remèdes spécifiques ; mais on ne connaissait pas proprement une méthode curative spécifique. Dans l'ignorance de l'action des médicamens, on les administrait d'une manière tout-à-fait empirique, forcé par la seule nécessité, et renonçant, dans son découragement, à l'idée d'un traitement rationnel. On n'y recourait ordinairement que quand on croyait ne pouvoir réussir autrement. Voilà pourquoi dans les manuels de thérapeutique, on donnait d'abord les indications thérapeutiques par tous les autres moyens qui y répondent, et ensuite seulement, comme moins dignes d'attention, les remèdes appelés spécifiques, dont on ne savait rien, si ce n'est qu'ils avaient souvent rendu des services dans des cas où avaient échoué tous les systèmes. On doit s'étonner que le désir de tout vouloir éclaircir, désir qui conduit souvent jusqu'à des excès, n'ait pas donné lieu depuis long-temps à des recherches attentives sur les lois des effets des médicamens spécifiques, puisque rien dans la nature ne se fait contre les lois. *Téophraste* (1) parle beaucoup de moyens spécifiques, mais il leur applique l'épithète d'*arcana*, et leurs effets, selon ses opinions fantasques, dépendent en grande partie de l'influence des étoiles. Dans un autre endroit, il rejette absolument le principe *contraria contrariis*, et dit que les semblables sont guéris par les semblables (2).

(1) De Caduc., pag. 602.
(2) In Opp. omn. Geneva. 1638. Pag. 196.

Eraste (1) attribue les vertus secrètes des **remèdes spécifiques**
à leur forme substantielle et à leur température, ce qui n'explique rien du tout. *Cardan* (2) émet également des doutes
sur l'ancien précepte de Gallien, parce que la diarrhée se
guérit souvent par des purgatifs. Mais l'idée d'un traitement
homéopathique n'est clairement exprimée par aucun des
anciens écrivains, à l'exception de l'adepte *Basilius Valen-
tinus* (3) qui dit en propres termes : *Le semblable doit être
chassé par le semblable, et non par un contraire.* Plusieurs écrivains des siècles postérieurs, nommément *Boulduc* (4), *De-
tharding* (5), *Thoury* (6), de *Haen* (7), etc., sont presque arrivés à trouver dans le semblable le fondement des effets des
médicamens spécifiques. Celui qui s'en est approché le plus,
c'est peut-être *Stœrk* (8), qui émet avec une certaine timidité l'opinion que le stramonium, par cela même qu'il guérit le dérangement de l'esprit, fait perdre la raison à des personnes bien portantes, rompt la suite des idées, modifie les
perceptions et les fonctions des sens, pourrait guérir les ma-
niaques et les insensés. Cependant on n'a pas profité de l'appel
de cet écrivain et d'autres observations, et l'on ne s'est pas
engagé dans la route qu'ils indiquaient. Le reproche de négligence dans une affaire de cette importance nous atteint nous
tous, qui depuis long-temps nous étions efforcés de cultiver
la science. Mais il arrive souvent qu'en suivant une certaine
direction dans ses études, on ne prend pas garde à ce qui se

(1) De occult. Pharmac. Potestate. Basil., 1574. Pag. 26.

(2) Contradicent. med., lib. II, c. 8.

(3) De Microcosmo. In Basil. Valentini chymischen Schriften. Lamb.,
1700. Pag. 123, 124.

(4) Mémoires de l'Académie royale. 1700.

(5) Ephem. Nat. Cur. Cent. x, obs. 76.

(6) Mémoire lu à l'Académie de Caen.

(7) Ratio medendi, p. iv, pag. 217, 228.

(8) Abhandlung worinnen erwiesen wird, dass der Stechapfel, das Toll-
kraut, und das Eisenhutlein in vielen Krankheiten sehr heilsame Mittel
seyen. Augsbourg, 1763. Pag. 7.

passe à côté de soi. Quant à la valeur de la découverte en elle-même, il est fort indifférent que *Hahnemann* y ait été conduit par la lecture de quelqu'un de ces écrivains ou par ses propres observations, par ses propres réflexions. Il a toujours le mérite d'avoir arraché à l'oubli une chose de la plus haute impor-tance, et d'avoir enseigné que l'effet spécifique des médica-mens ne dépend que de leurs propriétés de provoquer des maladies semblables à celles qu'ils doivent guérir, qu'il n'y a pas seulement quelques remèdes spécifiques dont la décou-verte a été due au seul hasard, mais que le fait fourni par l'ex-périence peut servir de principe à une méthode curative gé-nérale applicable, *méthode dite spécifique ou homéopathique.* Nous n'examinerons pas si le fondateur de cette doctrine lui a donné ce dernier nom pour jeter sur elle l'éclat de la nouveauté. La dénomination de *méthode spécifique* suffirait parfaitement et lui aurait acquis peut-être un plus grand nombre de partisans. Mais il a eu évidemment tort d'appliquer à l'ensemble de l'ancienne doctrine le nom collectif d'*allopathie* (1) qui ne convient qu'au traitement antipathique ou enanthiopathique. Souvent la méthode révulsive se rapproche beaucoup de l'homéopathique, parce qu'elle a pour but, dans bien des cas, de provoquer des accidens morbides en tout semblables, seulement dans d'autres parties de l'organisme.

Le principe *similia similibus curanda* est le mur infranchis-sable qui sépare la médecine spécifique de l'ancienne méde-cine antipathique. Aussi toute amalgamation de la première avec l'un ou l'autre système de l'antipathisme est une im-possibilité; le principe de conciliation poussé trop loin ne donnerait naissance qu'à un misérable hermaphrodite. Mais une autre question est de savoir si l'homéopathie rend su-perflue et inutile l'étude de l'ancienne médecine.

Quelque singulière que paraisse cette question, elle a été faite maintes fois dans ces derniers temps, et résolue de ma-

(1) La modification qu'on a faite par la suite dans la dénomination d'*al-loopathie* ne repose que sur une vaine subtilité.

nières toutes différentes. Hahnemann a jeté dans la science,
qu'il croyait anéantir, le principe empirique qu'il, avait
trouvé. Après une censure amère de tout ce qui a été fait
jusqu'ici, il renverse dans la poussière toute connaissance
immatérielle de la raison, fait ressortir les vices et les lacunes de la physiologie et de la pathologie, déclare le
tout un tissu d'hypothèses et de mensonges, et accorde aux
perceptions objectives une prééminence absolue sur la spéculation et sur toute tentative de se faire, par la réflexion, une
image des rapports dynamiques intérieurs, cachés à l'œil du
corps. Tout ce qu'il demande, c'est une observation exacte
des phénomènes morbides extérieurs, qui, selon lui, suffisent
parfaitement pour rendre possible au médecin, dans tous les
cas, le choix du véritable remède spécifique. Il n'est pas
nécessaire de dire qu'une méthode qui n'admet pas d'autres
indications thérapeutiques que ceux que fournissent les phénomènes extérieurs, ne peut être que symptomatique. Nous
pouvons bien pardonner au vieux et savant Hahnemann de
s'être trompé lui-même dans l'ardeur de son zèle, et même
de s'être contredit en donnant l'hypothèse de qualités occultes pour base à sa théorie de la psore (1), qu'il a publiée
après son organon de l'art de guérir. Mais on doit regretter
que des disciples d'Esculape moins expérimentés et moins
doctes se soient laissé entraîner à ne jurer que par la parole
du maître, et pousser par un zèle aveugle à renverser tout ce
qui a été édifié depuis plus de deux mille ans. Tout ce qui en
est résulté, c'est qu'on s'est plaint que l'école de Hahnemann
arrêtait les progrès de la médecine en y introduisant une allure empirique pleine de nonchalance. Il est malheureusement vrai que cette allure a trouvé çà et là quelques partisans. Des têtes excentriques ont été portées par leurs espérances sanguinaires à se tromper eux et d'autres par des
promesses si larges, qu'on se serait senti tenté de croire qu'on
avait trouvé la panacée de Paracelse, et que personne ne pouvait plus mourir à l'avenir que de vieillesse, ou d'un déran-

(2) Die chronischen Krankheiten. Theil. Dresden und Leipzig. 1828.

gement mécanique violent de l'organisme. Ces illusions se
sont encore augmentées par la publication de quelques ré-
pertoires des effets des médicamens, vantés avec emphase,
et par la vente de pharmacies portatives, manœuvres qui
toutes tendaient à représenter au public l'exercice de la médecine comme si facile, qu'on pouvait croire à peine nécessaire l'assistance du médecin. Aussi des laïques s'empressè-
rent-ils non seulement de traiter les malades, mais d'écrire
même pour aider à la diffusion de la lumière. Mais ce furent précisément ces folies qui fournirent aux adversaires de
l'homéopathie la matière la plus riche d'amères satires, et
beaucoup craignirent de s'occuper de l'étude de la nouvelle
doctrine dont les partisans, au moins en partie, s'étaient rendus ridicules par leur zéle aveugle et par des promesses exa-
gérées. Cependant les observateurs sans passion sont restés
fidèles à l'ancienne règle : *abusus non tollit usum*, et se sont
long-temps efforcés de débarrasser le germe sain de la nouvelle doctrine des plantes parasites de toute espèce qui mena-
çaient de l'étouffer. De cette manière se sont accumulés les
matériaux d'un nouveau système dont je vais tenter l'édifi-
cation; mais quelques remarques me semblent encore nécessaires pour mettre en état de juger avec équité cet essai.

Il ne peut être question de développer d'une manière
idéale un système complet de médecine basé sur la théorie
de la vie. Toutes les tentatives de cette espèce ont échoué jusqu'à présent, et dans l'état actuel de la science, je n'arrive-
rais pas à des résultats plus satisfaisans; mais nous devons
au moins persister à prouver que le souverain principe de
notre système est d'accord avec les lois générales de la vie.

Tout assemblage de préceptes dont les parties sont jointes
ensemble par un seul et même principe, de manière à former un tout, est un système, et un pareil système, sous certaines conditions, s'il répond à l'état actuel de l'intelligence,
satisfera, au moins momentanément, à toutes les exigences
raisonnables, pourvu qu'il se justifie dans la pratique. Ces
conditions sont :

1° *La vérité du principe qui unit en un tout les différentes parties de la doctrine*, qu'elle soit historique, c'est-à-dire trouvée par des expériences répétées, ou obtenue *à priori* par la spéculation. Si nous pensons à l'ευρικα d'Archimède et à la chute d'une pomme qui fit faire à Newton la découverte de la loi de la pesanteur, si nous passons surtout en revue nos connaissances sur les forces de la nature, nous resterons convaincus que ce n'est pas par la spéculation abstraite, mais par l'observation des changemens des choses que nous sommes amenés à réfléchir sur les rapports originaires de ces accidens, et à en rechercher les lois. Tout ce qui est vérité, historique ou empirique, doit être aussi conforme aux lois. Si, après des observations répétées, quelques-uns de ces accidens ne pouvaient être expliqués, nous devrions d'un côté nous sentir engagés à avouer modestement que nous ne pouvons pas tout expliquer, et de l'autre, trouver dans ce fait même un encouragement à développer notre intelligence, en continuant à y réfléchir, afin d'arriver autant que possible, à la solution du problème des rapports originaires.

2° *La vérité des différentes parties du système n'est pas moins nécessaire.* L'impossibilité de construire un système médical dont les préceptes découlent d'un souverain principe, et qui offre une suite non interrompue de conclusions, a déjà été reconnue. Mais il faut qu'un seul et même principe réunisse les membres épars sur les différens champs de la science, afin de présenter un tout harmonique. On comprend que dans un pareil travail, l'édifice entier ne sera pas renversé si par hasard quelques parties sont attaquables à cause de l'insuffisance de leur démonstration, ou s'il existe encore quelques lacunes qui ôtent à l'ensemble le caractère de la perfection. Mais un système sera d'autant plus estimable qu'il y aura moins de doutes sur la justesse des différens préceptes réunis en un tout. Hahnemann croyait donner une grande solidité à son ouvrage, en rejetant tout mélange de philosophie, et en n'admettant que des vérités objectives reconnues. Voilà pourquoi les matériaux dont il s'est servi n'ont été tirés que de deux des champs de la science, c'est-à-dire de la *nosographie* et de la *pharmaco-dynamique*. Car, de même que la première ne naît que sur le sol des perceptions sensibles, et ne doit tenir compte que des accidens extérieurs des maladies, sans s'inquiéter de leur dépendance intérieure, causale, de même la matière médicale de Hahnemann n'est pas autre chose qu'un recueil historique des symptômes observés après l'administration des médicamens. La thérapeutique n'a pour base que cette règle unique : administrer dans chaque cas de maladie le moyen dont les effets se manifestent par des accidens qui ont la plus grande analogie avec les symptômes présentés par la maladie. Un traitement pareil, sans égard aux rapports originaires, était surtout une pierre d'achoppement pour les écoles dogmatiques qui regardèrent comme un trop grand sacrifice de renoncer à l'idée d'une cure causale pour descendre à un traitement purement empirique. Au reste il faudrait bien y renoncer, si le traitement symptomatique arrivait jamais à ne plus rien laisser à désirer. On a élevé contre cela un grand nombre d'objections, les unes importantes, les autres sans fondement. On a prétendu, par exemple, que le traitement homéopathique n'enlevait que les symptômes, sans faire disparaître la cause des symptômes ou la maladie. Si ce reproche peut être fait à un traitement médical quelconque, il ne peut porter tout au plus que sur la possibilité dans certains cas, de changer les maladies, par conséquent de faire cesser les accidens propres à cette forme, sans déraciner la maladie elle-même qui persiste sous une autre forme. Mais alors il s'applique à la méthode révulsive, et même à l'antipathique, plutôt qu'à l'homéopatique, qui enseigne expressément de ne pas combattre les symptômes morbides isolés, mais de formuler toujours les indications thérapeutiques de telle manière qu'ils répondent à l'ensemble des symptômes. Il est vrai aussi que le médecin a fait tout ce qui était en son pouvoir, lorsqu'il est parvenu à faire disparaî-

tre tous les accidens morbides; car ceux-ci étant le reflet nécessaire d'un rapport anormal interne que l'on désigne sous
le nom de cause prochaine, la disparition complète de tous
ces symptômes extérieurs ne peut avoir lieu que par suite de
la cessation de la cause interne, et toute cure symptômatique
heureuse est en même temps par le fait une cure causale. Les
fréquens succès, étonnans souvent, du traitement homéopathique d'après la seule comparaison des symptômes, prouvent
aussi une fusion intime de l'essence et de la forme des maladies. Il serait donc peut-être permis de prétendre qu'en
général de pareilles cures symptômatiques donnent des résultats plus heureux qu'un traitement énergique contre des
causes prochaines présumées, que souvent le hasard seul
nous mène à reconnaître d'une manière exacte.

En suivant à la lettre les prescriptions de Hahnemann, on
évitera bien cette casualité; mais on n'en peut pas davantage
nier l'imperfection de la méthode spécifique exclusive. Cette
imperfection a pour cause en partie le défaut encore sensible de
connaissances pharmaco-dynamiques; car malheureusement
la guérison d'un grand nombre de formes de maladies n'est
jusqu'à présent qu'une rareté, parce que nous n'en connaissons pas encore les remèdes spécifiques certains, et en partie
aussi l'image trop imparfaite que nous fournissent les phénomènes extérieurs dans beaucoup d'états morbides, pour
que nous puissions choisir avec facilité et certitude le moyen
spécifique qui convient précisément. Il arrive souvent que
les symptômes essentiels sont tellement obscurcis par les phénomènes consensuels, que l'on n'en tient aucun compte, à
moins que le regard pénétrant d'un médecin, versé dans la
pathogénésie et la pathologie, ne les découvre et n'en profite
comme d'indices de guérison.

Il est clair par conséquent que la médecine ne peut s'apprendre mécaniquement comme un métier, et qu'il n'est pas
possible non plus de la porter à un tel degré de perfection
que toutes les erreurs deviennent impossibles ; car les imperfections des différens systèmes et des diverses méthodes

sont encore trop nombreuses ; l'impossibilité d'arriver, dans le système antipathique, à une connaissance certaine de la cause prochaine, est encore trop fréquente ; la méthode spécifique, de son côté, n'obtient que trop souvent encore une image imparfaite de bien des états morbides; et enfin toutes les méthodes ne possèdent que des matières médicales trop imparfaites. Il y a eu des erreurs depuis que l'on a conçu l'idée d'une thérapeutique, et il y en aura jusqu'à la fin du monde. Le médecin sans intelligence, à quelque école qu'il appartienne, courra toujours le danger de se tromper, et le médecin instruit, qui connaît tous les systèmes, mais ne se laisse pas aveugler par l'esprit systématique, obtiendra, plus que tous les autres, d'heureux résultats. La nécessité absolue de connaissances préliminaires est la même dans toutes les écoles où il s'agit de séparer la partie idéale, sans importance, de notre science de ce qui a été reconnu vrai et applicable, de reconnaître les défauts de quelques branches de la médecine, plutôt que de vouloir y suppléer par des hypothèses sans valeur, et surtout de ne pas se laisser entraîner, dans certains cas, par la conséquence apparente de la spéculation à maintenir opiniâtrément des représentations idéales de la cause prochaine, en s'exposant au danger de détruire le malade lui-même, par un traitement héroïque, contre des qualités occultes supposées, au lieu de la maladie. *Boerhave estime heureux le médecin qui ne nuit pas positivement.* Sous ce rapport, l'homéopathe serait plus que tout autre à l'abri de reproches ; mais cependant, *s'il suivait à la lettre les prescriptions de Hahnemann*, il encourrait celui du péché d'omission, et l'on serait en droit de l'accuser de l'inefficacité d'une partie de son traitement, parce qu'il aurait négligé ces moyens accessoires qui, outre le seul examen des symptômes, peuvent nous conduire à la connaissance exacte des maladies. Il n'est pas besoin de citer des observations pratiques pour faire voir l'incertitude, souvent palpable, du traitement dirigé d'après les préceptes de Hahnemann. Des partisans consciencieux de la méthode spécifique ont senti depuis long-temps cette incertitude, pour qu'on puisse méconnaître la nécessité de ne pas chercher l'objet du traitement dans les seuls symptômes extérieurs, mais de ne considérer ceux-ci que comme des reflets de l'état dynamique anormal qui doit être reconnu par l'œil de l'esprit, afin de donner au traitement un point d'appui aussi solide que possible. C'est sous ce seul rapport qu'on peut songer à une fusion de la méthode spécifique et de l'ancienne médecine. La première, en maintenant le principe posé par Hahnemann, occupera toujours une place distincte et ne se confondra jamais avec le traitement antipathique, mais elle cessera d'être hahnemanienne. Le fondateur de cette méthode, à qui nous ne pouvons pas contester la gloire d'avoir posé la première pierre, ne pouvait donner immédiatement la dernière perfection à son ouvrage. C'est à nous de le perfectionner, et nous y parviendrons le plus sûrement en cherchant les paillettes d'or de la vérité parmi les matériaux amassés par toutes les écoles, afin d'en faire un tout homogène, à l'aide du principe spécifique.

PREMIÈRE PARTIE.

PHYSIOLOGIE ET PATHOLOGIE.

§ I.

*La conservation de soi-même est la première et la plus remar-
quable des manifestations de la vie individuelle.*

Cette tendance se rapporte à la conservation du genre, de l'espèce, et plus encore de l'individu. Elle est tellement propre à tout
le règne végétal et animal, que l'on peut, avec *Leibnitz* (1), considérer la tendance à conserver son individualité comme la tendance principale de la vie. Un des phénomènes les plus étonnans
de l'admirable organisation du monde, c'est que tout être animé
ne produit jamais que son semblable. Nous reconnaissons sans
doute la nécessité de cet arrangement pour qu'il ne s'introduise
pas de trouble dans l'harmonie de la nature, mais la cause en est
cachée dans le mystère de la vie. Tout ce que nous savons là-dessus, nous l'avons appris de la seule observation des genres, des
espèces et des individus qui se perpétuent, et nous sommes arrivés
à l'idée d'un *principe vital* incorporé déjà dans chaque germe, que
nous devons reconnaître pour la cause interne de la formation et
du développement organiques de genres et d'espèces déterminés.

§ II.

*La tendance de la vie individuelle à conserver son individua-
lité se manifeste par l'opposition aux influences de la nature
extérieure.*

Il suffira de rappeler qu'aucune force agissante ne peut être
conçue qu'en lutte avec une force contraire. *Aristote* (2) dit déjà
que l'opposition est la cause de toutes les choses. Nous nous convaincrons d'autant mieux de cette vérité que nous observerons
avec plus de soin les circonstances dans lesquelles les activités se

(1) De principio individuationis. In Opp., t. II.
(2) Metaphys., lib. I, c. 5.

déploient principalement. L'élasticité, par exemple, ne peut se manifester que quand une force extérieure cherche à changer le rapport de l'espace d'un corps, tentative à laquelle ce dernier s'oppose par sa propre force. C'est ainsi que les effets extraordinaires de la vapeur ne sont provoqués non plus que par une opposition, par une limitation de son expansion dans l'espace.

Le principe vital individuel se manifeste surtout par son opposition contre les influences du monde extérieur, nommément par l'absorption, la transformation et l'appropriation de certaines substances étrangères, qu'il emploie pour le développement de sa propre existence.

§ III.

La manière dont la vie individuelle s'oppose aux influences du monde extérieur dépend de son organisation plus ou moins parfaite.

Nous désignons par le nom de *réceptivité* la propriété des individus animés d'éprouver des modifications par suite des influences extérieures, mais nous n'entendons pas par-là une passivité absolue, telle que celle de la roue d'un moulin qui est mise en mouvement par le choc de l'eau, ou de la masse d'argile que la pression d'un corps lourd fait céder et force à prendre une autre forme. Nous y joignons plutôt l'idée de la faculté de s'opposer à l'impulsion du monde extérieur sa propre force et de développer son activité. On est convenu d'appeler *réaction* cette manifestation d'activité des corps organisés à la suite d'influences extérieures, et *faculté réactive* la faculté d'agir ainsi. Elle diffère d'énergie, parce que les individus mêmes de la même espèce ne possèdent pas toujours une somme égale de force vitale pour s'opposer avec un égal succès aux influences extérieures. Elle diffère de nature, parce que dans plusieurs genres et espèces d'organismes vivans, il existe une différence extraordinaire, quant à leurs rapports avec le monde extérieur et à leur réceptivité pour les influences cosmique, atmosphérique, tellurique, etc., différence qui dépend de l'organisation de chaque espèce. Chaque vie individuelle a besoin du monde extérieur pour sa conservation, mais elles n'en ont pas toutes besoin de la même manière. Le riz ne peut venir sur le rocher qui se couvre du lichen pariétaire, et le lion périrait aussi certainement au milieu des plaines glacées de la Sibérie que la zibeline en Afrique. Ce qui sert de nourriture à une espèce de créature est un poison pour une autre, et est absolument indifférent pour une troisième, chez laquelle il ne cause par conséquent aucune réaction. Mais là où il y a une réaction, elle porte le caractère de la vie individuelle où elle se manifeste.

Dans le règne végétal, elle se borne à la reproduction, à l'opposition aux lois d'affinité qui régissent le monde inorganique, et à l'appropriation de certaines substances tirées du monde extérieur. On n'y aperçoit que de légers indices d'une activité qui puisse rappeler l'irritabilité animale; par exemple, l'acte par lequel les feuilles de certaines plantes se tournent vers la lumière, plusieurs espèces de fleurs se ferment après le coucher du soleil; — les mouvemens de la dionea muscipula, du hedysarum gyrans, de la mimosa pudica, etc. Dans le règne animal il se manifeste une vitalité supérieure autocratique, dynamique comme activité libre, matérielle comme système nerveux.

§ IV.

La santé consiste en l'intégrité des fonctions vitales agissant pour la conservation de soi-même.

Comme la tendance à la propagation est propre aussi à la vie individuelle, on pourrait admettre également cette faculté intacte dans la notion de la santé; cependant cette dernière peut exister lorsque les fonctions sexuelles ont cessé depuis long-temps; elle peut même exister à côté du manque absolu, primitif, de la faculté productive (quoique l'absence en indique toujours une activité vitale restreinte), qui du reste ne met nullement en danger la conservation de l'individu. Les eunuques et les animaux châtrés peuvent jouir d'une parfaite santé jusqu'à un âge avancé.

§ V.

La condition principale de la santé est un état normal d'organisation.

Il faut pour cela:

1. Structure régulière ;
2. Composition convenable des matières constitutives.

Il est à peine nécessaire de dire que certaines anomalies de structure, la force vitale étant d'ailleurs parfaite, peuvent produire des irrégularités de fonctions et des sensations si désagréables que l'individu ne peut plus être regardé comme en état de santé; tandis que des défauts d'organisation se présentent quelquefois, qui nuisent si peu à la conservation et à la propagation, et apportent si peu de trouble dans la sensation du bien-être, que l'on peut n'y avoir aucun égard dans l'examen des causes pathogénétiques. Cela dépend absolument des organes où ces irrégularités se manifestent et de leur degré d'intensité. La position du cœur, dans le côté droit de la poitrine, par exemple, n'est pas une cause absolue dans le dérangement de la santé. Une oblitération peut avoir lieu dans un des petits artères de la peau, sans produire des résultats funestes ; mais le même défaut dans l'aorte provoque nécessairement des accidens qui compromettent la vie.

Quant à la composition des parties constitutives du corps animal et à l'influence qu'elles ont sur la force vitale, nous devons avouer que toutes les recherches n'ont encore donné que des résultats très peu satisfaisans, parce qu'on ne peut soumettre les corps vivans à l'analyse chimique. La mort opère incontestablement des changemens dont la présence ne nous autorise nullement à conclure qu'ils existaient déjà dans la vie. Qu'on me permette de citer, en preuves, ce qu'on a raconté maintes fois de la putrescence de l'utérus dans les fièvres puerpérales malignes, parce qu'à l'autopsie des personnes mortes de cette maladie on avait trouvé cet organe dans un état putride. Cette maladie a régné plusieurs fois dans la maison d'accouchement de notre ville, et le directeur, M. Ritgen, a été engagé, par les symptômes d'une malignité particulière, à se livrer aux recherches les plus minutieuses. En examinant, immédiatement après la mort, l'utérus au moyen du speculum, on n'y remarque aucun changement. Une heure après, il offre un ramollissement et une couleur suspecte qui augmentent de quart d'heure en quart d'heure, en sorte qu'à l'autopsie, on retrouve la même putrescence que d'autres observateurs ont regardée à tort comme un caractère essentiel de la maladie. Les résultats de ces observations répétées plusieurs fois avec soin, nous conduisent donc à n'admettre qu'un profond abaissement de la force vitale, partant immédiatement de l'utérus, ce qui explique que la décomposition chimique s'opère d'abord dans l'organe atteint le premier par la mort. De pareilles observations doivent nous tenir en garde contre un grand nombre de résultats fournis par l'anatomie pathologique sur le caractère des maladies. M. *Olliviers* (1) décrit des cas de mort rapide, causée, à ce qu'il prétend, par un développement de gaz dans le sang, où l'on a trouvé des bulles d'air. Mais il est difficile de décider si ce développement gazeux s'est déjà opéré pendant la vie ou seulement après la mort.

§ VI.

La maladie résulte de la cessation de l'état normal de l'activité vitale.

Les causes qui provoquent la maladie sont :

1° Lésion de la force vitale ;

2° Lésion d'organisation.

On distingue donc :

1° Des maladies dynamiques ;

2o Des maladies somatiques, et ces dernières, à leur tour, se divisent en *anomalies de forme* ou de *composition.*

Nous ne devons pas perdre de vue que la matière et la force ne peuvent point être conçues comme deux choses absolument différentes, mais plutôt comme deux choses en relations réciproques, de sorte que l'une ne peut exister que par et avec l'autre ; aussi une modification isolée de la matière ou de la force n'est-elle pas possible. Cependant nous devons nous rappeler aussi la grande analogie de la force vitale avec les impondérables, dont la dépendance de la matière ne peut se prouver que d'une manière fort imparfaite. Quel changement s'opère dans l'aimant au moment où il perd sa force en tombant sur une pierre dure, ou bien au moment où ses pôles se renversent ? Nous

(1) Archives générales de médecine. Janvier 1838.

savons tout aussi peu pourquoi le muscle galvanisé cesse de réagir pendant quelque temps et recouvre, après quelque repos, la
faculté de subir de nouveaux tressaillemens. Un grand nombre
de phénomènes nous autorisent à admettre des lésions primaires
de la force vitale, nommément les paralysies instantanées à la
suite d'une violente émotion, la disparition fréquente de symptômes très-graves par l'intermédiaire d'une influence morale.
C'est ainsi que le roi Perdiccas fut guéri d'une maladie consomp-
tive par cela seul qu'Hippocrate parvint à découvrir que la
cause en était un amour sans espoir. Antiochus était sur le bord
de la tombe, lorsqu'Erasistrate réussit à le guérir de la même
manière, et les orphelins de Harlem, qui avaient été attaqués
d'épilepsie par suite de la frayeur que leur avait causée un épileptique, n'en éprouvèrent plus d'accès lorsque Boerhave eut prescrit de brûler avec un fer chaud le premier d'entre eux qui tomberait du haut-mal. Il est impossible, dans ces cas et dans beaucoup d'autres, d'en méconnaître le caractère purement dynamique.

§ VII.

Toute maladie est originairement locale.

On s'est livré à de longues discussions sur la question de savoir s'il y a des maladies locales, et l'on aurait peut-être pu
s'en dispenser si l'on s'était entendu avant tout sur l'étendue de
l'idée de maladies locales. Tout ce que je puis comprendre sous
ce nom, c'est une affection morbide, restreinte dans une place qui
n'est pas le produit d'un trouble général de l'activité vitale, mais
qui a sa source dans l'affection d'un organe particulier.

On a prétendu à tort qu'il ne peut y avoir de maladies purement locales, parce que le principe vital est une propriété indi-
visible commune à tout l'organisme, qui ne peut être atteinte par
la maladie dans aucune de ses parties sans que le principe tout
entier de l'organisme soit soumis à la même perturbation (1). Il suf-

(1) Untersuchung über Pathogenie von Dr. Andr. Rœschlaub. 1 part.
Frankfurt aus Main, 1800. Pag. 94.
Über die relative Stellung des örtlichen zum allgemeinen von Jos.
Herrmann Schmidt. In Rust's Magazin für die Heilkunde. 45 vol. 2 cah.

fit de répondre que les maladies locales, surtout si elles sont douloureuses, ont sans doute pour suite nécessaire une perception dans tout l'organisme, mais que cette perception, comme l'expérience le prouve chaque jour, peut être si légère qu'elle n'influe en rien sur l'état général de la santé, qu'elle ne provoque souvent même aucune conscience de souffrance, et qu'elle disparaît toujours en même temps que le mal local. La douleur causée uniquement par une dent cariée cesse aussitôt que cette dent est extraite. L'ulcère occasionné par une brûlure ou par un vésicatoire n'est également qu'une maladie locale, puisque, à l'exception de la sensation passagère, il n'est accompagné d'aucun trouble fonctionnel, et n'en laisse aucun non plus. Si une dyscrasie empêche la guérison, si l'ulcère prend un aspect phagédénique, la durée en dépend d'un état morbide général qui préexistait, et il n'en doit être considéré que comme un reflet topique, d'autant plus que la guérison n'en est possible que par un traitement convenable de cet état. Plus un individu est sain et vigoureux, plus il possède le pouvoir de retenir les maladies locales dans des bornes aussi restreintes que possible.

Mais il y a un grand nombre de phénomènes d'un état morbide local auquel le reste de l'organisme ne paraît avoir ni prendre aucune part, et qui n'est qu'un reflet d'une maladie plus générale, suspendue, parce que la force vitale est parvenue à concentrer et à isoler en quelque endroit l'activité anormale (1). Une fièvre rhumatismale disparaît souvent dès qu'un léger exanthême se montre aux lèvres, et la formation d'une teigne délivre souvent les enfans d'une propension à de fréquentes affections inflammatoires du cerveau. Les médecins *humoristes* voient dans ces faits une preuve en faveur de l'hypothèse que la matière qui trouble l'organisme doit être expulsée pour que l'équilibre se rétablisse entre les fonctions. Nous ne voulons pas précisément nier l'excrétion de certaines matières nuisibles, qu'elles aient pénétré dans l'organisme par l'extérieur, ou qu'elles soient les pro-

(1) Uber Krankheiten als Mittel zur Verhuetung und Heilung von Krankheiten, von Dr. Karl Ludwig Kloose, Breslau, 1826.

duits d'une activité anormale intérieure. Trop de faits les confir-
ment ; par exemple, dans la variole, l'odeur de moisissure de la
transpiration, odeur qui est aigre, mordicante, dans la miliaire;
infecte dans les cachexies ; urineuse dans l'inactivité des reins.
On a observé des sueurs alcalines, aigres, même douces comme
du miel ou mêlées de cristaux de sel acides phosphoriques, ou
déposant une croûte de sable sur la peau (1). Les individus
roux ont souvent une transpiration d'une odeur particulière, qui
se perd quand ils sont indisposés et dont le retour est un indice
de guérison. Cependant il arrive très souvent que des altérations
dans les sécrétions n'ont lieu que parce que les organes sécrétoires sont malades, et non parce que l'organisme est surchargé de
certaines matières dont la conservation de la santé exige
l'expulsion. On en trouve la preuve dans un grand nombre de
cas de concentration et d'isolement d'une maladie dans des organes où ne se fait aucune sécrétion, cas auxquels appartiennent,
entre autres, les observations de disparition de maladies nerveuses et de douleurs rhumatismales à l'apparition simultanée d'hémorroïdes borgnes (2). *Stahl* (3) a vu une dangereuse miliaire
suivre la guérison d'une varice à l'anus. *Majon* (4) a fait la remarque que les hommes sourds sont moins disposés que les autres à contracter les maladies régnantes, et sont principalement
insensibles à l'action d'une grande chaleur. Je puis ajouter l'observation faite par moi-même que les hommes atteints d'hernies
ou d'hydrocèles, atteignent souvent un âge très-avancé sans avoir
à se plaindre d'autres souffrances que de celles que leur cause
le mal local.

Les rapports des lésions locales aux générales ne peuvent être
approfondis du reste qu'après des observations attentives , et

(1) Brera, im journal der italien. Litterat. Padua, 1811. Sebastian, über
die Sumpfwechselfieber. Karlsruhe, 1815. Autenrieths, Handbuch der Physiologie. 2 vol. Tubingen, 1802. Pet. Frank Epitome de curand. homin.
morbis, lib. v, p. 1, § 473.

(2) Alberti Tract. de Hœmorrhoïdib., p. 1, pag. 293.

(3) Colleg. Practic., pag. 224, 225.

(4) Gazette médicale de Paris, janvier 1834.

l'idée de maladies générales est toujours très-relative. *Lobstein* (1) dit avec beaucoup de raison : *il n'y a pas de maladie générale, dans ce sens que tous les appareils organiques et les systèmes soient attaqués à la fois.* Car, comme la maladie est une modification de l'activité vitale qui ne répond pas à l'état individuel, sa propagation sur tout l'organisme aurait nécessairement pour résultat sa destruction immédiate.

Les efforts d'une puissance ennemie, morbifique, se portent d'abord sur un seul organe ou sur un seul système organique; mais les effets s'en étendent plus tard d'après les lois de la sympathie. *Hohnbaum* (2) dit que toute maladie part de quelque point et s'étend de là plus loin. Une bonne ou une mauvaise composition des humeurs, une réceptivité plus ou moins grande, un degré plus ou moins élevé de sensibilité et de conductibilité nerveuses, sont les causes par lesquelles la maladie reste renfermée dans certaines bornes ou s'étend au-delà sur d'autres organes et d'autres systèmes. L'état torpide, insensible d'un muscle, est cause que l'esquille qui y est enfoncée n'y détermine ni inflammation, ni suppuration. Il y a quelques années qu'un ouvrier du jardin botanique de Giessen s'avisa, de concert avec mon domestique, de couper quelques branches touffues de *rhus radicans*. Ce dernier pela les feuilles et en exprima le jus sans en ressentir aucun effet. L'autre fut attaqué, au bout de quelques heures, d'une tuméfaction inflammatoire des mains et de toute la face qui se couvrit de vésicules comme dans l'érysipèle bulleux. Toute la nuit suivante, il fut en proie à une forte fièvre.

En général, les maladies des organes et des systèmes conducteurs de leur nature sont celles qui se répandent le plus facilement et le plus vite loin du point qu'elles ont premièrement attaqué. Si, à la suite d'une blessure au doigt, il se déclare une inflammation des vaisseaux absorbans, elle ne tarde ordinairement pas à monter jusqu'aux glandes axillaires. Une phlébite locale attaque ordinairement très vite le système véneux à une grande distance, et les affections morbides de certains nerfs s'étendent facilement

(1) Lehrbuch der patholog. Anatomie, 1 vol. Stuttgardt, 1834.
(2) Loco citat.

à tout le système. Les nouveaux progrès de l'anatomie nous ont appris que des filamens nerveux s'enfoncent dans la masse organique, et établissent ainsi des communications entre les vaisseaux et les nerfs, ce qui nous explique la sympathie qui existe entre les uns et les autres, sympathie si grande que les maladies d'un système se communiquent aussitôt à l'autre. Ainsi, de même que la honte rougit les joues dans l'état de santé, que la frayeur chasse le sang hors des vaisseaux périphériques et produit une pâleur subite : une violente irritation des nerfs provoque dans le système vasculaire des réactions qu'on désigne sous le nom de fièvre; et des mouvemens fébriles primaires occasionnent dans la sphère sensible les phénomènes les plus différens d'une activité anormale.

On sait avec assez de certitude où commencent un grand nombre de maladies. Selon *Gruithuisen* (1), la peste a pour point de départ le tissu cellulaire; l'*influenza*, les membranes muqueuses de la trachée-artère; la fièvre jaune, les organes de la bile. Selon *Kopp* (2), plusieurs formes d'asthme chez les enfans proviennent d'une hypertrophie du thymus; le typhus abdominal d'ulcères des intestins (3); un grand nombre d'accidens nerveux, d'une inflammation lente de la moëlle épinière (4), etc. Dans beaucoup de maladies, les prodromes nous en indiquent le point de départ; car ordinairement les sensations de perturbations locales se font sentir dans l'endroit d'où la maladie se répand dans différentes directions.

(1) Physiol. der Bengalischen Cholera. In der med. chir. Zeitung, 1837, no 35.

(2) Denkwurdigkeiten in der œrztlichen Praxis. 1 vol. Frankfurt am Main. 1830.

(3) Beitrage zur næheren Kenntniss des sporadischen Typhus. Tubingen, 1821.

Uber den sporadischen Typhus und das Wechselfieber von Dr. Pet. Jos. Schneider. Tubing., 1826.

Speciele Nosologie und Therapie nach dem Systeme eines beruehmten Artes (von Autenrieth); herausgegeben von Reinhard. Wurzburg, 1834.

(4) Isaak Parrish, in the Americ. Journal of the medical Sciences. Vol. x, no 22.

On a souvent posé la question s'il existe des maladies qui n'ont pour cause aucune anomalie organique ; l'impossibilité où nous sommes, dans l'état actuel de la médecine, d'établir d'une manière satisfaisante l'indépendance relative des manifestations de la vie des organes, rend cette tâche très difficile; mais il est fort vraisemblable qu'il y a des lésions primitives de la force vitale, et par conséquent aussi des maladies purement dynamiques. Cependant, en admettant même cela comme certain, nous ne pouvons en conclure que la force vitale est attaquée instantanément dans sa totalité. Il est plus vraisemblable, puisque nous sommes forcés de reconnaître une vie propre des organes, que les lésions de la vitalité partent toujours d'un point fixe, et du point qui se trouve le plus exposé aux influences nuisibles extérieures. Un grand nombre d'accidens, nommément des réactions très générales de l'organisme, à la suite d'influences psychiques, immatérielles, des convulsions et des accès de fièvre après une violente émotion, etc., semblent être, il est vrai, le résultat d'une attaque subite de la vie animale dans sa totalité. Cependant l'importance physiologique de toutes les parties du cerveau nous est encore trop peu connue pour réfuter l'opinion assez vraisemblable que pour chaque sensation psychique il existe un organe particulier dans le cerveau, d'où cette sensation s'étend sur d'autres régions de l'organe des sens. Notre physiologie a encore beaucoup à attendre de l'avenir sous ce rapport.

Du reste, nous pouvons admettre comme résultat de toutes ces considérations, qu'il est de la dernière importance pour le but du traitement médical, de suivre, dans tout cas isolé de maladie, la marche de cette dernière depuis son point de départ jusque dans les plus petits embranchemens organiques; que, dans certains cas, nous pouvons reconnaître avec certitude l'existence d'une opération morbide isolée, locale; mais qu'il est impossible, avec nos idées peu arrêtées sur la généralité et la localité des maladies, d'en tirer quelque profit qui puisse servir de base à nos cadres nosologiques.

§ VIII.

Il est très-utile de désigner par des noms particuliers certains états morbides qui se distinguent par des symptômes particuliers.

Il est difficile de rechercher l'origine de cet usage, parce qu'elle se perd dans la nuit des temps ; mais on peut au moins en conclure que la nécessité s'en est fait sentir de bonne heure. Il est très-naturel que l'on applique des noms particuliers à des phénomènes qui se renouvellent souvent, afin de les distinguer d'autres phénomènes dissemblables ; et il est aussi naturel que l'on se soit laissé déterminer d'abord par la forme extérieure seule dans le choix des noms. La dénomination des maladies, surtout lorsqu'elle est ancienne, a donc toujours rapport à ce qui prédomine, à ce qui se distingue en elles, même lorsque la prédominance ne consiste qu'en sensations subjectives. On désigne donc les différentes maladies qui se distinguent par une sensation de douleur, tant par le siége que par la nature de cette douleur ; on les appelle, par exemple, céphalalgie, hémicranie, prosopalgie, douleurs de gorge et de dos, maux de reins, cardialgie, douleurs de poitrine, coliques, rhumatisme, etc. ; ou bien élancemens, brûlures, pressions, déchiremens, tiraillemens, resserremens, etc. C'est ainsi encore qu'on a choisi de tout temps les noms des maladies d'après leur objectivité prédominante. On a formé ainsi les noms de jaunisse, hydropisie, chlorose, vertige, scrophulosis, variole, rougeole, miliaire, scarlatine, érysipèle, fièvre vésiculaire, fièvre chaude, fièvre froide, fièvre intermittente, fièvre continue, etc., et l'on s'est applaudi dans le commerce de la vie de l'avantage de reveiller aussitôt par sa dénomination l'idée, au moins générale, de la maladie.

Tant qu'on s'en est tenu là, il n'y avait rien à dire. Mais on commença à subtiliser sur la convenance des dénominations, à essayer, par tous les moyens, à y introduire des changemens et des améliorations sans pouvoir tomber d'accord, s'il fallait les tirer du siége et des phénomènes extérieurs des maladies, ou de leur type, ou enfin de l'idée de leurs anomalies virtuelles. Les tentatives pour désigner par des noms aussi exacts que possible les différens états morbides, sont allées de plus en plus loin, et ont fini par conduire à l'essai de ranger toutes ces maladies en classes, en genres et en espèces, en prenant pour base des divisions tantôt les rapports organiques, tantôt les rapports dynamiques. On comprend sans peine que les dénominations des classes, des genres et des espèces qui répondaient à ces bases de divisions, montraient les différences les plus frappantes.

Une critique complète de tous les systèmes nosologiques ne rentre pas dans mon plan. Toute classification d'après un de ces principes, a ses avantages et ses désavantages.

Mais si l'on me demandait une réponse positive à la question : *la construction de systèmes nosologiques a-t-elle été jusqu'à présent de quelque utilité réelle, a-t-elle contribué en quelque chose aux succès du traitement des maladies ?* — Je répondrais plutôt non que oui. De pareils systèmes *pourraient* être utiles, si dans la division des maladies en classes, en genres, en familles et en espèces, on s'en tenait aux différences communes qui renferment en même temps des indications thérapeutiques pour toutes les formes, comme la classe des maladies asthéniques de Brown nous rappelle qu'il faut administrer des moyens absolument irritans, excitant l'activité vitale. Malheureusement un nombre considérable de médecins, surtout les jeunes et inexpérimentés, s'imaginent que des maladies classées dans la même catégorie doivent être traitées de la même manière, parce que certaines analogies en ont déterminé le rapprochement. De là est venu évidemment un grand mal, et Hahnemann a été ainsi conduit à prétendre qu'il est sage de rejeter jusqu'aux noms ordinaires des maladies, de considérer toute maladie concrète comme une espèce particulière, et au moins, s'il est question de quelque cas, de dire : une espèce de fièvre intermittente, une espèce de dyssenterie, de fièvre nerveuse, de cardialgie, d'hydropisie, etc., afin d'exprimer par là même la conviction que le traitement ne doit pas avoir égard à la classe, au genre ou à la famille, mais à l'espèce particulière de la maladie. Hufeland dit qu'on pourrait traiter fort bien une maladie, et fort mal le malade. Cette asser-

tion a l'air d'un paradoxe, mais elle renferme une grande vérité,
savoir que le traitement le plus conforme aux préceptes de l'é-
cole ne vaut rien quand il est dirigé contre le caractère générique et non contre l'espèce individuelle de la maladie. Un grand
nombre de praticiens habiles partagent cette conviction, et *Romberg* (1) dit expressément que le nom exerce encore une con-
trainte très-funeste sur le traitement. Le désir de généraliser a
produit d'énormes fautes. Pour beaucoup de maladies des enfans qu'on désignait autrefois sous le nom de convulsions ou
d'hydrocéphale, on emploie maintenant le nom collectif d'encéphalite, et cette dénomination détermine sur-le-champ le choix
d'un traitement antiphlogistique avec ses sangsues, ses cataplasmes froids et son calomel, et souvent la mort, qui aurait pu
ne pas arriver si l'on avait adopté un autre traitement.

On a souvent fait la remarque que les médecins les plus instruits sont maintes fois les plus mauvais praticiens; ce qui semble contenir une contradiction, puisqu'on ne peut trop savoir
pour exercer avec succès la médecine.

Beaucoup se sont épuisés dans des subtilités nosologiques et
s'escriment contre le caractère du genre ou de famille des maladies comme don Quichotte contre les moulins à vent; mais ils
n'ont pas su s'approprier l'art de saisir les légers signes de la nature dans la vie individuelle, et l'art de suivre avec attention les
caractères particuliers de chaque espèce.

Abusus non tollit usum. Je ne veux donc pas blâmer précisément les essais qu'on fait pour classer les maladies d'après un caractère commun, et donner des noms particuliers aux classes
et aux sous-ordres; mais que les praticiens se gardent bien d'esquisser d'après les dénominations collectives les indications thérapeutiques pour un cas spécial, et il serait à souhaiter que les
professeurs de nosologie s'abstinssent de chercher dans cette
branche de la science des motifs pour l'adoption d'un traitement.

§ IX.

C'est ici le lieu de parler de la division des maladies de Hahne-

(1) In Caspers Wochenschrift, 1834, no 30.

mann qui les distingue en *aiguës* et en *chroniques*. Plus il
avait blâmé avec violence la généralisation des maladies, plus il
s'était élevé avec énergie contre la conservation des anciens noms,
et plus il avait attaqué avec force les innombrables hypothèses des
entités, plus on dut être étonné de le voir s'engager lui-même
dans cette voie qu'il avait signalée comme si périlleuse et si incertaine. Ce qu'il dit des maladies chroniques (1) révèle des opinions si particulières, et a été attaqué par ses adversaires avec
tant de violence, et défendu si opiniâtrement par ses partisans,
qu'il est nécessaire d'examiner à fond ses opinions, d'autant plus
que quelques-uns de ses adversaires ont cru pouvoir, en les réfu-
tant, porter le coup de grâce à toute la doctrine de la méthode
spécifique.

OPINIONS DE HAHNEMANN.

Si les moyens spécifiques les plus efficaces, et si utiles en particulier dans les maladies aiguës, n'ont fourni jusqu'à présent que
des résultats peu satisfaisans dans les maladies chroniques, s'ils
ont opéré moins de cures radicales que de palliations passagères,
la faute en est aux notions inexactes qu'on a sur le caractère particulier de ces maladies, que leurs symptômes extérieurs ne nous
font pas connaître d'une manière complète. L'observation qu'un
mal chronique n'est pas détruit à l'aide de la constitution la plus
robuste, n'est pas atténué par un régime et un genre de vie régu-
liers, ne disparaît pas spontanément, mais s'exaspère d'année en
année en présentant des symptômes de plus en plus graves, à la
manière des maladies chroniques miasmatiques (proprement di-
tes contagieuses), cette observation a conduit à la supposition que
toutes les maladies chroniques ont quelques miasmes pour cause
fondamentale (2).

Cette supposition a acquis un plus haut degré de certitude par
le fait que ceux qui sont atteints de maladies chroniques, ont eu
très-souvent une exanthème galeux, et d'innombrables observa-

(1) Die chronischen Krankheiten, ihre eigenthümliche Natur und homœopatische Heilung, 1 part. Dresde et Leipzig, 1828.

(2) Hahnemann emploie généralement le mot miasme pour désigner la
contagion.

tions ont appris que la répercussion ou la disparition de la peau
d'un exanthème galeux a eu maintes fois pour résultat instan-
tané des maladies chroniques accompagnées de symptômes analogues chez des individus d'ailleurs bien portans. On est arrivé
ainsi à la conviction que la gale est le mal primitif d'où naissent
la plupart des maladies chroniques. Ce mal primitif est appelé
psore à cause de son origine, et sous ce nom il faut entendre une
maladie intérieure avec ou sans exanthème galeux. Les remèdes
recommandés contre cette affection sont nommés antipsoriques.
La vertu curative de ces médicamens dans d'innombrables formes de maladies chroniques, est considérée comme une preuve
de la nature psorique de ces dernières ; de là la conclusion que
la plupart des éruptions cutanées, presque toutes les excroissances, depuis les fics jusqu'à la plus grosse des tumeurs en-
kistées, depuis la déformation des doigts jusqu'à la tuméfaction
des os et aux déviations de la colonne vertébrale, les ramollissemens et les courbures des os, le saignement de nez fréquent, les
différentes formes d'hémorrhoïdes, de même que les hémoptysies,
les hématémèses, les hématuries, les dysménorrhées, les sueurs
nocturnes habituelles et la sécheresse de la peau, la diarrhée fréquente, la constipation continuelle, les douleurs de membres, les
convulsions, en un mot, mille maladies chroniques connues des
pathologues sous toutes sortes de noms, prennent leur seule origine dans la psore. Chacune de ces maladies semble différer essentiellement d'une autre, mais l'analogie d'uu grand nombre
de symptômes communs à toutes, qui se montrent dans leur développement graduel, et la guérison de toutes par les mêmes médicamens prouvent le contraire. Abandonnées à elles-mêmes,
elles empirent pendant des années, ne guérissent jamais seules,
et augmentent d'intensité jusqu'à la mort. Elles doivent donc
avoir pour origine et pour cause des miasmes chroniques.

D'après nos connaissances actuelles, il n'y a que trois miasmes
pareils, et d'où viennent, sinon toutes, du moins la majeure partie des affections chroniques, d'abord la *syphilis*, puis la *sycose* ou
la maladie ficoïde, et enfin la *psore*, source de l'exanthème galeux.

C'est la maladie la plus ancienne, la plus générale, la plus fu-

C'est la maladie la plus ancienne, la plus générale, la plus funeste, et cependant la moins connue de toutes les maladies miasmatiques chroniques. Elle se manifeste tantôt comme lèpre, tantôt comme dartres, tantôt comme feu de Saint-Antoine, etc., et
chassée de la peau, elle se reproduit, comme psore latente, sous
la forme de maladies mentales, de maladies nerveuses, de paralysies, de consomptions, etc., de sorte que les sept huitièmes au
moins de toutes les maladies chroniques lui doivent leur origine,
tandis que l'autre huitième a sa source dans la syphilis ou la sycose, ou bien dans une complication de ces trois maladies primitives.

Le malheur de la grande propagation de la psore vient en
grande partie de ce qu'on était persuadé que tout exanthème psorique était un mal purement local, ayant son siége sur la peau,
qui n'affectait nullement le reste de l'organisme, et qui pouvait
et devait être répercuté par des remèdes locaux, s'il n'existait pas
depuis long-temps et n'avait pas corrompu par résorption le sang
et les humeurs. Quoique la littérature médicale offrît de nombreux exemples des tristes résultats de la répercussion de la gale,
on n'y faisait point attention; et l'on persiste encore maintenant à
faire disparaître ce mal par des moyens purement locaux, par des
onguens et des lotions, sans se soucier de la maladie intérieure.

L'infection est l'affaire d'un moment : lotions, onctions, cautérisations, deviennent dès lors inutiles, car le contagium, une
fois en contact avec les nerfs, se répand en un clin-d'œil dans
tout le système nerveux.

La marche particulière des maladies contagieuses aiguës qui
disparaissent en deux ou trois semaines, ainsi que la fièvre et
l'éruption spécifique, ne se retrouve pas dans les maladies miasmatiques chroniques, qui, à moins d'être guéries par l'art, ne
cessent plus, et ne font que changer de forme.

Dans la maladie syphilitique, l'infection est instantanée à la
place de l'attouchement et du frottement, et se communique aussitôt à l'organisme entier. Immédiatement après l'infection,
commence à se former dans tout l'intérieur la maladie vénérienne. Tout est tranquille les premiers jours à la place attaquée,
mais l'organisme intérieur est mis en activité pour s'incorporer

le miasme vénérien. Ce n'est que quand le développement intérieur de cette maladie est complet, que la nature malade cherche
à soulager le mal intérieur en produisant un symptôme local,
qui paraît d'abord sous la forme d'une vésicule (ordinairement à
la place infectée la première), et forme un ulcère que l'on appelle
chancre, cinq, sept, ou un plus grand nombre de jours encore
après le moment de l'infection. C'est donc évidemment un ulcère
produit par l'organisme malade, et vicariant pour le mal interne.
Le moyen spécifique donné à l'intérieur enlève toute la maladie :
la destruction locale du chancre ne mène pas à ce but. L'organisme conserve la maladie comme miasme vénérien, et il ne disparaît jamais de lui-même.

Il en est de même de la gale, dont le contagium se manifeste
plus facilement encore, car il suffit pour cela de toucher l'épiderme, et presque tout le monde est susceptible d'en être infecté;
aussi cette maladie est-elle généralement répandue. Ici encore
l'éruption d'une petite vésicule transparente, puriteuse, est le
produit de la maladie intérieure, que l'on ne guérit pas en faisant
disparaître ce produit, mais qui devient d'autant plus dangereuse
qu'il n'existe plus de vicariat pour la maladie générale, intérieure; abandonnée à elle-même, la gale forme des boutons de
plus en plus nombreux qui couvrent la surface du corps, et la
santé générale n'en est que plus troublée. Plus la maladie a duré
long-temps, plus elle est répandue dans l'organisme, et plus
l'exanthème extérieur est nécessaire pour le bien-être relatif. Il
est d'autant plus dangereux de répercuter l'exanthème par des
moyens extérieurs. Les suites funestes ne tardent pas à s'en manifester. Dans la gale récente, au contraire, quand l'organisme
n'est pas encore affecté dans sa totalité, les résultats nuisibles ne
se montrent pas aussi promptement; mais ils n'en ont pas moins
lieu. La maladie psorique intérieure s'étend peu à peu, et sans le
secours de l'art, elle persiste jusqu'à la mort, quoique un bien-
être apparent puisse exister pendant des années. Les indices de
la psore latente sont souvent trop indistincts pour être reconnus
pour ce qu'ils sont. Les symptômes en sont plus nombreux chez
certains individus que chez d'autres. Les plus importans sont :

Fréquente sortie de lombrics et d'ascarides, avec fourmille-
mens dans l'anus, surtout chez les enfans, bas-ventre souvent
ballonné, tantôt boulimie, tantôt anorexie, pâleur de la face et
flaccidité des muscles, fréquentes ophthalmies, enflure des glandes du cou (scrofules), sueurs de la tête, saignemens de nez chez
les jeunes garçons et les jeunes filles (rarement chez les personnes
d'un âge mûr), mains froides ou suant intérieurement, ou paumes
des mains brûlantes, forte sueur des pieds, fréquens engourdissemens des membres, fréquens spasmes des muscles des extrémités, tressaillemens de quelques parties isolées des muscles, propension à de fréquens catarrhes et coryzas fluents ou secs, obstruction du nez ou sécheresse pénible dans le nez, fréquentes angines
et enrouement, toussotement, accès d'oppression de la poitrine,
facilité à se refroidir, disposition aux entorses, fréquens maux de
tête ou de dents d'un seul côté, fréquentes chaleurs fugaces de la
face, accompagnées assez souvent d'anxiété, chute des cheveux,
dartres furfuracées sur la tête, disposition aux érysipèles, irrégularité de la menstruation, tressaillement des membres en s'endor-
mant, lassitude après le sommeil, dispositions à transpirer le
jour, langue chargée ou pâle ou fendillée, fréquemment de la
mucsoité dans la gorge, mauvaise haleine, goût aigre, malaise le
matin, sensation de vide dans l'estomac, répugnance pour les alimens cuits, chauds, sécheresse dans la bouche, fréquentes tranchées dans le ventre, constipation ou diarrhée, hémorrhoïdes
borgnes ou fluentes, urine foncée, varices aux jambes, engelures
et douleurs d'engelures sans qu'il fasse très-froid, et même en
été, douleurs des cors sans pression du soulier, disposition de la
peau à se fendre, foulure, distorsion d'un membre, craquement
des articulations en se remuant, douleurs tiraillantes, tensives
dans la nuque, le dos, les membres, surtout les dents, renouvellement des douleurs dans le repos et soulagement dans le mouvement, renouvellement et exacerbation de la plupart des
symptômes dans la nuit, et quand le baromètre est bas, par le
vent du nord et du nord-est, en hiver et vers le printemps, rêves
agités, trop vifs, peau difficile à guérir, fréquens furoncles ou pa-
naris, peau aride aux membres, et même aux joues, desqua-

mation en différens endroits, quelquefois avec prurit et brûlure,
éruption de vésicules isolées, se remplissant de pus, causant d'a-
bord un prurit voluptueux, puis une sensation de brûlure.

Un homme peut être affecté pendant des années d'une psore latente avec un nombre plus ou moins grand de ces symptômes qui
ne l'incommodent souvent pas beaucoup, jusqu'à ce qu'enfin il
tombe réellement malade soit à cause d'un âge plus avancé, soit
par suite d'influences extérieures nuisibles : alors il s'opère une
exacerbation des symptômes et il se développe une maladie chronique, différente selon l'individualité du sujet.

§ X.

La *maladie ficoïde, sycose*, confondue ordinairement avec la
syphilis, est, selon Hahnemann, une maladie particulière, qui est
le plus souvent, mais non pas toujours, accompagnée d'un écoulement gonorrhéique, et qui se distingue principalement par des
excroissances aux parties génitales. Ces excroissances se montrent plusieurs jours ou plusieurs semaines après l'infection ;
elles sont rarement sèches et verruqueuses, plus souvent molles,
spongieuses et humides, facilement saignantes, ayant la forme
d'une crête de coq ou d'un chou-fleur, et si on les détruit par des
corrosifs, par cautérisation, excision ou ligature (opérations qui
enlèvent le mal local vicariant pour la maladie intérieure), il en
résulte un mal secondaire d'une nature plus maligne. Il se développe en effet, ou des excroissances pareilles sur d'autres parties
du corps, ou des élévations blanchâtres, spongieuses, sensibles,
aplaties dans la cavité buccale, sur la langue, au palais, aux lèvres,
ou bien de grosses nodosités brunes dans les aisselles, sur le cou,
sur le cuir chevelu, etc. Il peut aussi en résulter d'autres affections, nommément le raccourcissement des tendons des muscles
fléchisseurs.

Le mercure est impuissant contre cette maladie ; il exacerbe
les douleurs parce que les funestes effets secondaires du traitement
mercuriel ordinaire se joignent aux symptômes de la maladie ficoïde, contre laquelle il a échoué. Au reste la sycose est la plus
rare des trois maladies miasmatiques chroniques.

§ XI.

La *syphilis* existe dès que l'infection a eu lieu, et le premier chancre en est un indice. Si des moyens destructifs ou dessicatifs font disparaître ce chancre, les phénomènes de l'affection générale se manifestent sous une autre forme; il se développe des bubons, des ulcères à la gorge, etc. La syphilis est plus rarement compliquée de sycose que de psore, et si, dans ce dernier cas, on la traite par le mercure seul, elle se change en une horrible maladie double que l'on appelle *syphilis larvée* ou *pseudosyphilis.*

§ XII.

La classification de toutes les maladies chroniques sous les trois titres principaux : *psore*, *syphilis* et *sycose*, a trop excité l'attention pour qu'il soit possible de ne pas se livrer ici à quelques recherches sur l'origine de cette division si vivement attaquée et si chaudement défendue.

Après avoir persiflé l'ancienne aristocratie médicale, après avoir combattu surtout les opinions des jatrochimistes et la doctrine des humoristes comme étant un tissu d'erreurs, après s'être rangé hautement du parti des dynamistes les plus sévères, et avoir poursuivi de ses sarcasmes la doctrine des qualités occultes, des âcretés des humeurs, *Hahnemann* étonna d'autant plus en s'écartant de ses premières opinions, qu'il s'était toujours tenu en garde contre la présomption de vouloir lire dans les mystères de l'intérieur, et qu'il avait proclamé la maxime qu'il ne faut chercher que dans l'objectivité des maladies les indications thérapeutiques. Les lésions de composition, les rapports qu'on désigne ordinairement par le nom de dyscrasies, n'étaient pas prises en considération par lui, quoiqu'il ne les niât pas absolument.

Hahnemann paraît avoir reconnu la faute qu'il avait commise en n'ayant aucun égard à l'existence des états dyscrasiques, et en ne parlant que d'une influence spirituelle dynamique sur la totalité de la vie animale sensible. L'inefficacité d'un traitement qui laissait de côté ces différences matérielles, l'engagea à faire un pas en arrière, quoique peut-être il ne se l'avouât pas à lui-même, il a préféré en imposer avec la prétendue nouvelle découverte: que l'opiniâtreté des maladies chroniques dépend de quelque chose d'étranger établi dans l'organisme, d'un miasme (contagium).

Pour ne pas trop s'écarter de ses opinions ultradynamiques, il fut forcé d'émettre l'assertion qu'immédiatement après le contact du miasme, la contagion se répandait instantanément dans tout l'organisme et produisait une perturbation dans tout le système nerveux, perturbation ayant pour résultat l'apparition de l'exanthème à la place qui avait été infectée la première. Pour être conséquent, il niait la localité primitive des maladies contagieuses; il ne lui était pas difficile de trouver des preuves à l'appui de cette proposition, en démontrant que la répercussion de l'éruption locale primitive de la gale, de la syphilis et de la sycose, a été dans des cas innombrables la cause d'un mal intérieur général, se manifestant sous les formes les plus diverses et beaucoup plus dangereux.

Qu'il ait tort ou raison en cela, cette opinion n'exerce aucune influence sur la valeur réelle de la méthode spécifique. La médecine n'a pas encore dit son dernier mot sur la localité primitive de ces maladies contagieuses, et il est aussi loin de ma pensée de rapporter les différentes opinions émises à cet égard, que de me prononcer avec trop de précipitation sur une chose qui est encore en discussion. Mais je dois faire remarquer qu'un grand nombre de faits rendent très-vraisemblable que le contagium n'attaque pas toujours instantanément l'organisme entier, qu'il peut engendrer au contraire une maladie qui reste circonscrite plus ou moins long-temps dans certaines limites, et être combattu dans ce cas par la cautérisation ou les corrosifs, sans avoir pour résultat nécessaire une affection générale.

On doit convenir que nous manquons d'indices certains pour reconnaître si une gale est encore un mal local ou non, et qu'il faut agir avec la plus grande circonspection dans le traitement de cette affection, afin de ne pas déterminer la formation d'une maladie secondaire. Hahnemann a rassemblé un assez grand nombre de cas pareils, sans y joindre ses propres observations; il les a puisés, pour la plupart, dans la littérature du dernier siècle. Les anciens paraissent n'avoir jamais rien remarqué de pareil, puisqu'ils traitaient les maladies exanthématiques, la lèpre même, par des remèdes extérieurs , dans la composition desquels ils ne craignaient pas de faire entrer des substances très-vénéneuses. *Galien* (1), nous apprend qu'on employait extérieurement le cuivre, les cantharides et l'arsenic. Cependant il connaissait déjà la gale comme un mal qui n'est pas purement local et la rapportait à des humeurs salées, stagnantes. *Hildanus* (2) , attribue un état mélancolique, accompagné de la suppression des règles, chez une jeune fille, à une gale qu'elle avait eue dans sa jeunesse et qu'on avait fait disparaître rapidement. On trouve dans un ouvrage de *Frédéric Hoffmann* (3), un recueil d'observations de plusieurs anciens médecins d'après lesquelles différentes maladies sont nées d'une gale répercutée, et ont été guéries en partie par la réapparition de cette dernière sous sa forme primitive. Dans des temps moins éloignés, cet objet a excité une grande attention. *Wagner* (4) et *Wenzel* (5), entre autres, ont écrit sur les funestes effets de la répercussion imprudente de la gale, et *Autenrieth* (6), attribue à la disparition d'un pareil exanthème la plupart des cas de phthisie. *Schmidtmann* (7), a vu un pemphigus chronique provenir d'une cause pareille. Il le guérit , mais il se déclara à sa place de vio

(1) De compos. sec. loc., lib. v.

(2) Observat. et curat. medico-chirurg. Francfurt. , 1682. Centur. iv, observ. 21.

(3) Medicina ration. systemat., t. iv, pag. 193 seq.

(4) Dissertat. de morbis ex scabie orientibus, magistratuum attentione non indigna. 1807.

(5) Die Nachkrankheiten von zurückgetretener Krœtze. Bamberg, 1832.

(6) Versuche über die Prakt. Heilkunst. Tubingen, 1807. Cet habile praticien admettait trop généralement l'origine psorique de la phthisie et avait coutume d'adresser d'abord à tous les phthisiques qui entraient dans l'Institut clinique de Tubingue, cette question : Combien y a-t-il de temps que tu as eu la gale? — Comme si ceia s'entendait de soi-même.

(7) Beobachtungen über die Wassersucht ; im Journal der Prakt. Heilkunde von Hufeland und Osann. 5 trait.

lentes crampes d'estomac avec amaigrissement général, qui ces-
sèrent enfin par la réapparition de l'exanthème. D'après
Albers (1), il n'est pas rare que la répercussion de la gale soit suivie de maladies organiques du cœur. Dans un autre endroit (2),
il remarque que les maladies chroniques de la peau causent sou
vent des maladies du gosier, surtout des strictures, des indurations, et des ulcères, le gosier étant maintes fois le siége d'une
inflammation chronique, pendant la formation des pustules sur
la peau. Cela ne prouve, il est vrai, qu'une affection simultanée,
sympathique. Cependant les déplacemens des maladies ou méta
stases ont lieu principalement, dans les organes qui ont des rapports sympathiques entre eux. J'ai observé plusieurs cas d'affections chroniques de la gorge qui n'ont pu être guéris que par l'emploi des dépuratifs (que Hahnemann appelle antipsoriques) (3).
Griesselich (4) a vu la répercussion d'une teigne chez un enfant
de trois ans être suivie d'une coxalgie qui disparut lorsque l'u-
sage d'un onguent de tartre stibié eût rappelé l'exanthème. Il a
observé chez un chasseur âgé de cinquante ans, à la suite d'un

(1) Beiträge zur Pathologie und Diagnostik der Herzkrankheiten; im Archiv für med. Erfahrung, herausgegeben von Dr. Horn, Dr. Nasse und
Dr. Wagner. 1833, janv. fev.

(2) Uber Hautausschlægen æhnliche Bildungen auf inneren Hæuten; in
Rust's Magazin für die gesammte Heilkunde. 37 vol., 3 cah.

(3) Le cas suivant me paraît des plus remarquables. Une dame de quarante-huit ans, qui avait soigné plusieurs années auparavant un enfant atteint de la gale, et avait même eu quelques boutons, mais pas d'exanthème
général et n'avait pris aucun remède, remarquait depuis un certain temps
qu'elle avalait avec une difficulté de plus en plus grande. Son gosier
s'était rétréci; elle était obligée de manger chaque jour plus lentement,
et quelquefois une partie de ce qu'elle prenait lui restait dans la gorge et
menaçait de l'étouffer. Un médecin de l'ancienne école lui conseilla un sé-
ton à la nuque, qui ne fut pas mis cependant. Je lui fis prendre de trois en
trois jours une dose *sulphur* trois fois de suite; puis, de cinq en cinq jours,
une dose *graphit*. Au bout de six semaines le mal avait disparu, sans qu'aucun symptôme d'exanthème se fût montré ni pendant ni après la cure.

(4) Erfahrungen, Beobachtungen und Merkwürdigste Krankheits fælle;
in Rust's Magazin, 35 vol., 2 cah.

refroidissement et d'une suppression de la sueur, un exanthème
dartreux qui , en guérissant, fit place à une hydropisie générale.
Tous les moyens furent inutiles. On exposa le malade à la chaleur du soleil ; la transpiration s'établit, l'exanthème reparut et
la guérison s'opéra en quinze jours. J'ajouterai un petit nombre
d'observations faites par moi-même.

L'élève d'un musicien se frotta, pour faire disparaître une gale
avec un onguent de mercure métallique et de saindoux. L'exanthème disparut, mais trois jours après, il fut pris de convulsions
qui durèrent une demi-heure et qui se changèrent ensuite en une
torsion spasmodique des mains et des pieds si douloureuse qu'il
poussait les hauts cris. Des cataplasmes chauds de flanelle imbibée d'une infusion de moutarde et l'emploi des sudorifiques le
rétablirent bientôt, et l'exanthème, qui reparut, fut traité ensuite
avec plus de précaution.

Une jeune fille des bords du Rhin, qui s'était délivrée d'une
gale au moyen de différentes lotions, d'une dissolution de sulfate
de zinc, entre autres , ne tarda pas à être attaquée d'un mal
d'yeux avec grande photophobie. Après avoir employé inutilement
un grand nombre de remèdes, elle eut recours à moi. Je reconnus
une rétinite chronique dont quelques doses de *soufre* et de *bella-
donne*, administrées alternativement à de courts intervalles, eu-
rent bientôt diminué l'intensité, et qui disparut complétement en
six semaines sous l'action efficace du *phosphore* et de la *sépia*, tandis qu'une nouvelle éruption de l'exanthème suivait pas à pas la
marche de la guérison.

J'ai observé, surtout après la répercussion de la gale, des dartres, des fluxions acrimonieuses, des ulcères des pieds, des enflures œdémateuses des jambes, des prosopalgies chroniques et
des phthisies. J'accorde volontiers que la conclusion *post hoc ergo
propter hoc* est très-incertaine, et que l'on voit souvent ce que
l'on a envie de voir. Il se peut donc qu'on prenne pour suites
d'une gale ou pour des métastases un grand nombre d'affections
auxquelles, avec moins de préoccupations , on découvrirait de
tout autres causes. Dans beaucoup de cas, il est certain qu'on devrait avoir égard aux moyens employés pour faire disparaître la

gale, parce que plusieurs exercent des effets nuisibles sur la santé,
tels que le mercure, l'arsenic, l'oxide de plomb. Cependant le
nombre des observations de différens états morbides survenus
après la répercussion d'une gale, est trop grand pour qu'on puisse
regarder cette dernière comme entièrement indifférente au développement de ces maladies. L'expérience prouve :

1º Que la suppression d'un exanthème est d'autant plus dangereuse que l'exanthème est plus aigu, et c'est pour cela que des
encéphalites, le délire, des convulsions sont la suite immédiate
de la disparition subite de la scarlatine, mais que :

2º La suppression d'un exanthème chronique est d'autant
plus dangereuse que l'exanthème existe depuis plus long-temps
et qu'il est répercuté plus vite.

Après la suppression rapide de l'exanthème, les symptômes de
la métastase se manifestent souvent si vite qu'il peut à peine
rester un doute sur leur nature; mais il n'en est pas de même
quand l'exanthème disparaît lentement. On a prétendu que l'état
d'irritation de la peau produite par le contagium galeux et se
manifestant par des démangeaisons et des brûlures, doit être inflammatoire, et comme on n'a pas encore renoncé au préjugé que
l'inflammation doit être combattue par des évacuations sanguines, on a adopté l'usage des scarifications et même des purgatifs,
pour répondre parfaitement aux indications d'un traitement antiphlogistique. Il est vrai que le soulagement ne se fait pas attendre, que le prurit et les brûlures de la peau diminuent, que
l'exanthème cesse de s'étendre, et qu'il disparaît plus promptement par cela même qu'on a enlevé à l'organisme la force de développer convenablement, au moyen d'un état congestif vers la
peau, l'exanthème nécessaire au bien-être relatif ; mais on n'en
voit que plus fréquemment des affections secondaires dont on ne
peut s'expliquer l'origine.

Je ne veux pas essayer de soulever le voile mystérieux qui
couvre encore les maladies latentes. Consistent-elles en une dyscrasie ou en une perturbation de la force vitale? Nous l'ignorons.
Nous ne connaissons que les faits, et nous savons que ce qu'on a
coutume d'appeler maladies latentes, c'est-à-dire une disposi-

tion à certaines anomalies, peut être réprimé pendant des années par le bon état général des forces, et ne devient une maladie objective que quand la vitalité est affaiblie par l'âge ou par l'influence de certaines causes nuisibles. Les phénomènes d'un état morbide se manifestent alors dans l'organe ou le système organique qui est accidentellement le plus faible et le plus vulnérable.

§ XIII.

On sait que la syphilis négligée, mal traitée ou incomplétement guérie, laisse souvent pour toute la vie des suites funestes, qui se transmettent même quelquefois aux enfans. Le contagium que produit cette maladie, est très-différent du contagium psorique, quoique, dans certains cas, il donne lieu à des formes d'exanthème qu'on pourrait confondre avec la gale commune. Il est moins volatile et se communique par conséquent moins facilement. J'ai observé souvent que des personnes saines peuvent coucher pendant des mois dans le même lit que des vénériens sans être infectées. La nature moins volatile de ce contagium se montre aussi dans l'individu malade ; il attaque de préférence les organes moins nobles, les membranes muqueuses, les séreuses, dans les cas les plus graves, le périoste et les glandes, tandis que la gale, plus subtile, attaque beaucoup plus souvent l'activité nerveuse et occasionne des épilepsies, des spasmes, de la démence, de la mélancolie ou des maladies des organes des sens.

Si, comme le prétend Hahnemann, tout l'organisme est pénétré du contagium au moment de l'infection, il n'y a plus de différence à faire entre les syphilis primaires ou secondaires, et ces dernières ne sont *autre chose que le symptôme devenu général, d'une affection déjà générale*, mais dont la manifestation a été circonscrite d'abord à certaines places. On se souviendra à ce sujet des révulsions où un seul organe vicarie pour les perturbations de tout un système. *Hunter* (1) a prétendu également que tout chancre est le reflet d'une maladie générale, et que ce n'est

(1) Abhandl. über die venerische Krankheit. Leipzig, 1787, pag. 531, 553.

qu'après qu'on l'a détruit, que les symptômes d'une syphilis générale se manifestent. J'ai raconté ailleurs (1) l'histoire d'un jeune
homme qui portait un chancre depuis plus de quatre ans sans
avoir employé aucun remède et sans remarquer aucun dérangement
dans sa santé générale. Il n'y a que quelques jours que j'ai eu un
exemple pareil. On me pria d'examiner une jeune personne de
vingt-huit ans qui habitait la campagne. On disait dans le village
qu'elle avait une maladie vénérienne. Je trouvai une destruction
horrible causée par des ulcères primitifs qui répandaient une
odeur vraiment cadavéreuse; mais il n'y avait ni bubon, ni ulcère de la gorge, ni aucun symptôme de syphilis secondaire. Elle
avait cette maladie depuis six mois et n'avait encore rien fait
pour se guérir. Des cas pareils où des chancres sont abandonnés
à eux-mêmes, sont certainement rares; mais ils prouvent que
l'affection peut rester long-temps circonscrite à une place.

Il y a une foule d'exemples de syphilis générale à la suite de la
destruction ou de la dessiccation d'un chancre primitif. Mais on
raconte aussi un grand nombre de cures où de pareils ulcères primitifs ont été guéris par l'usage de moyens locaux sans résultats
funestes. Peut-être y a-t-il eu de nombreuses illusions. Je sais,
par exemple, d'une manière positive qu'un certain médecin se
vante d'avoir guéri un jeune homme atteint d'un chancre uniquement par des fomentations d'eau de saturne, sans se douter que
le malade, ne se fiant pas à ses prescriptions, a pris du sublimé
d'après les conseils d'un autre médecin. Il est triste que des médecins se trompent souvent ainsi et se laissent engager par la
persuasion qu'ils ont réussi, à suivre la même méthode dans d'autres cas. Il s'agit surtout de savoir avec quels moyens un chancre
primitif a été guéri. Est-ce par le mercure? par la liqueur de
Bellost ou par un onguent de précipité? On est en droit d'attendre
une cure spécifique. Au reste, je veux d'autant moins nier la
possibilité de faire disparaître les chancres primaires par d'autres moyens, sans infection syphilitique postérieure, que l'on

(1) Ideen zur Wissenschaft. Begründung des Systems der homœopatischen Heilkunst. Giessen. 1834. Pag. 73.

réussit souvent aussi par un traitement antiphlogistique sans mercure. Cependant il y a tant d'exemples de l'apparition subséquente de symptômes d'une syphilis générale, que nous devons nous méfier d'un traitement purement local des ulcères vénériens.

§ XIV.

On a regardé jusqu'à présent l'apparition de fics comme un signe des progrès de la syphilis. Hahnemann les regarde comme une maladie à part, *sui generis*. Cette opinion a certainement beaucoup de raisons en sa faveur. Il y a des cas de syphilis générale très-développée sans fics, et réciproquement des fics sans autres symptômes de syphilis, ce que *Glasor* (1) entre autres a observé. *Neumann* (2) prétend également que les condylomes opiniâtres, pointus, proviennent d'un contagium autre que celui de la syphilis, mais qui se communique également par le coït. J'ai vu souvent des condylomes accompagner la syphilis, mais j'en ai vu aussi sans syphilis; dernièrement encore j'ai traité trois personnes atteintes d'une sycose simple, deux jeunes gens et une jeune fille de dix-neuf ans. Chez les premiers s'était montrée d'abord une gonorrhée qui ne voulait pas céder aux moyens les plus renommés. J'en découvris la cause au bout de quinze jours, lorsque les condylomes parurent au prépuce et au gland. Chez la jeune fille ils avaient paru tout aussitôt, sans autre symptôme. Ils furent guéris tous trois en peu de temps, par le remède spécifique recommandé par Hahnemann, le *thuya* dont l'efficacité a été reconnue par d'autres aussi (3). Le docteur *Vossen* d'Aix-la-Chapelle, a remarqué également que des condylomes ne sont pas toujours des

(1) Mittheilungen aus dem Gebiete des homœopatischen Heilverfahrens. In Archiv. fur homœopatische Heilkunst, 10 vol., cah. 1.

(2) Uber die Lustseuche. Im Journal der Chirurgie und Augenheilkunde von C. F. von Grœfe und Ph. von Walther, XVII vol., 1 cah.

(3) Prakt. Mittheilungen aus dem Gebiete der homœopathie von Dr. Kirsch. In der Hygea, 4 vol., pag. 117, 433. Libert, Archives de la médecine homéopathique, 1836. Mai et juin.

indices d'une affection syphilitique antérieure (1). Mais n'ont-ils
donc aucun rapport avec cette maladie? — De nombreuses expériences nous ont appris que les maladies peuvent dégénérer.
Une gale mal guérie laisse souvent des dartres, et si celles-ci se
communiquent par infection, comme cela arrive entre des personnes qui couchent ensemble, elles restent des dartres et ne re-
deviennent pas une gale. De même la sycose paraît être venue
de la syphilis, mais avoir reçu une forme propre. Toutefois elle
peut se compliquer avec cette dernière maladie, comme avec
la psore ou une dyscrasie herpétique, et rendre la guérison plus
difficile.

Les maladies de la même famille que la syphilis présentent
beaucoup de variétés. C'est à tort qu'on a rangé la gonorrhée
comme membre constant de cette classe. Il y a trois espèces de
gonorrhées qui se communiquent par l'infection :

1° *la gonorrhée pure, uréthrite* avec augmentation de la sécrétion de mucosité, qui ne dégénère jamais en syphilis, lors même
qu'on la néglige ou qu'on la traite mal, quoiqu'elle laisse
quelquefois des rétrécissemens de l'urètre et d'autres affections
très-douloureuses ;

2o *la gonorrhée syphilitique* qui se distingue par les symptômes
syphilitiques qui s'y joignent ;

5o *la gonorrhée sycotique* dont on ne reconnaît bien la nature
que quand elle s'accompagne de condylomes.

La différence des opinions vient de ce que l'on a confondu ces
trois espèces, erreur d'autant plus impardonnable que le succès
du traitement dépend de cette distinction. *Gietl* (2) cite des observations de tubercules comme suite d'une gonorrhée mal traitée, et des tubercules pareils sont absolument incurables d'après
Autenrieth et *Ritter* (5). Je soupçonne qu'ils étaient de nature

(1) Uber Condylome, in Rust's Magazin der gesammten Heilkunde, 39
vol., 3 cah.

(2) Journal für Chirurgie und Augenheilkunde, 42 vol., 3 cah., pag.
143 et suiv.

(3) Darstellung der scheinbaren Achnlichkeit und wesentlichen Vers-

sycotique et que le thuya et l'acide nitrique se seraient peut-être
montrés efficaces.

. § XV.

C'est ici le lieu d'examiner cette question : *Y a t-il une syph ilis
larvée?* J'entends par maladie larvée une maladie qui ne fait pas reconnaître distinctement sa nature intérieure par la modification de
sa forme extérieure. Il n'y a pas à douter qu'il n'en soit ainsi de la
syphilis, et il n'est pas besoin d'exemples pour le prouver. Mais ici
se présente une autre question beaucoup plus difficile à résoudre :
*la syphilis peut-elle sommeiller dans le corps, sans annoncer sa
présence par quelques symptômes d'un état morbide?* — La nature
et les qualités du virus contagieux et son mode d'action sont une
terre inconnue, que la spéculation n'a pas encore réussi à explo-
rer. Le peu que nous en savons, nous le devons à l'expérience
seule, et celle-ci nous a appris que le virus contagieux des maladies aiguës manifeste très-promptement ses effets sur l'organisme.
Après l'inoculation, on peut en reconnaître les résultats à l'éruption de petits boutons qui paraissent le troisième ou au plus tard
le quatrième jour. Il n'en est pas de même avec les contagiums
chroniques qui ne font voir leurs effets qu'après un temps plus
long et indéterminé. J'ai observé que de deux jeunes gens infectés
par la même femme et la même nuit, l'un remarqua dès le troisième jour et l'autre le onzième seulement les indices de l'infection. Le temps où la rage se manifeste après la morsure, est encore
moins déterminé. Les causes de cette différence ne se trouvent
donc pas dans le contagium, mais dans l'organisme qui réagit
contre lui ou plus tôt ou plus tard. S'il est possible qu'un contagium reste caché long-temps dans l'organisme sans se montrer
au dehors, il doit être possible aussi que la maladie qu'il produit, fasse dans sa marche une pause pendant laquelle l'état du
malade est semblable à celui qui a existé entre le moment de
l'infection et ses premiers symptômes, et comme la durée de cet

chiedenheit welche zwischen der Schanker und Tripperzeuche wahrgenom-
men werden. Leipz., 1819.

état n'est pas déterminé, la pause peut également être plus ou moins longue.

Je ne connais aucune observation de syphilis ou de gale latente abandonnée à elle-même, et tout ce que j'ai recueilli à ce sujet se rapporte à des cas où la maladie avait disparu objectivement après l'emploi de différens remèdes, et ne s'était remontrée que plus tard. Le docteur *Bœhr* (1) de Berlin, entre autres, a publié des exemples remarquables de syphilis larvée ou latente. Après avoir sommeillé des années, la maladie se manifesta sous différentes formes, par exemple sous celles de blépharopthalmie, d'iritis avec le rétrécissement des pupilles particulier à l'iritis syphilitique, de hémiplégie, d'insomnie, de céphalalgie, d'amaurose, de rhumatisme violent, d'épilepsie avec consomption dorsale, hépatite et pneumonie, etc. *Walther* a vu se former, après un bien-être de douze ans, une carie à la joue et une excroissance polypeuse à la vessie chez un individu guéri d'un chancre par les corrosifs (2). Je connais quelques cas où des hommes qui avaient eu la syphilis, ont communiqué à leurs femmes, après avoir joui d'une santé parfaite pendant des années, une maladie qui se caractérisait par des érosions dans le vagin avec leucorrhée mordicante. Un d'entre eux a eu un fils qui, bientôt après sa naissance, fut attaqué d'ulcères plats, puants, au scrotum et sous les bras, et qui mourut d'atrophie. Le père resta bien portant, et ce ne fut que plusieurs années après qu'il eut de fréquens accès de strangurie. La mère fut guérie par le thuya et l'acide nitrique. Il est vraisemblable qu'une guérison imparfaite, une neutralisation du contagium syphilitique ou sycotique avait eu lieu dans ces cas. L'organisme propre semble pouvoir s'habituer peu à peu, avec le reste de la force physique générale, à l'irritation du principe morbide modifié, en sorte qu'il ne s'y fait aucune réaction sensible, quoiqu'il reste toujours capable de communiquer l'infection à d'autres personnes. C'est ainsi que des troupeaux de bœufs de la Podolie,

(1) In Hufelands und Osanns Journal der Prakt. Heilkunde, 1836. 1 cah.

(2) *Ibid.* 1835. 5 cah.

même parfaitement bien portans, répandent l'anthrax dans les pays étrangers où on les transporte, et qu'au tribunal d'Oxford les prisonniers extraits des prisons remplirent la salle d'une odeur de pourriture qui provoqua chez tous les assistans une fièvre putride pernicieuse, bien qu'eux-mêmes fussent restés bien portans.

§ XVI.

Si l'on a prouvé qu'un grand nombre de maladies chroniques naissent de la gale, de la syphilis ou de la sycose, et peuvent être considérées comme leurs suites, *il ne s'ensuit pas que toutes les maladies chroniques aient la même origine.* Les preuves que Hahnemann cite à l'appui de son hypothèse sont :

1° *La généralité de la gale.* On ne peut la nier, et depuis que j'y ai accordé plus d'attention, j'ai été étonné de découvrir qu'une très-grande partie du genre humain a été attaquée de cette maladie. Cependant on trouve un grand nombre de familles qui en ont toujours été préservées, surtout dans les rangs élevés de la société, où règne une plus grande propreté et où le contact avec d'autres personnes est moins fréquent. Cela n'empêche pas que ces familles soient atteintes de maladies chroniques, et si Hahnemann prétend que cela vient de ce que les malades ont été, il y a long-temps, en contact avec un galeux, sans remarquer les suites de l'infection, nous voyons de suite quel vaste champ on ouvre à l'imagination en prenant la vraisemblance pour base d'une hypothèse.

2o *La ressemblance des symptômes qui se développent après la répercussion de la gale avec ceux de toutes les maladies chroniques.* Il est certain qu'il n'y a presque pas une forme de maladie que l'on ne veuille avoir vue déjà comme une suite de la psore. En supposant qu'on n'ait pas mal vu et qu'on ne se soit pas trompé, ce n'en serait pas moins une faute de logique que de vouloir en conclure que toutes les maladies viennent de là. *On aurait autant de raison de prétendre que, parce que l'indigo teint en bleu, toutes les couleurs bleues viennent de l'indigo.* Mais de même qu'il est certain qu'il y a d'autres couleurs bleues, il est certain aussi qu'il y a un grand nombre d'autres causes premières des nombreuses formes de maladies chroniques, de celles même qui présentent des éruptions cutanées. *Bateman* (1) décrit, par exemple, une gale cachectique observée chez les enfans débiles et même chez les adultes, quand leur constitution est en proie à une autre maladie chronique ou à une maladie ardente, et qui ne se communique pas, ce qui aurait lieu infailliblement, si elle était de nature psorique. *Girtanner* (2) raconte que des centaines de pauvres enfans du comté de Derby, qui sont nourris de gruau d'avoine, sont attaqués d'une maladie lente scrofuleuse et meurent ou continuent à vivre dans un misérable état de faiblesse. Un grand nombre de femmes viennent faire leurs couches dans la maison d'accouchement de Giessen et mettent ensuite leurs enfans en nourrice chez des femmes de la ville ou des villages environnans : j'ai eu maintes fois l'occasion de voir de ces pauvres petites créatures atteintes, par suite du défaut de propreté et de la mauvaise nourriture, de carreau et d'atrophie, auxquels se joignait ordinairement une éruption cutanée. La cause en est si évidente que personne ne manquera d'attribuer leur état à la négligence, sans aller chercher des motifs plus éloignés.

5° *L'opiniâtreté des maladies chroniques ne s'explique bien que par la présence d'un contagium.* Hahnemann accorde, il est vrai, qu'il y a certains états morbides qui se rapprochent beaucoup de l'état chronique qu'il a décrit, quoique résultant d'autres causes, nommément d'un genre de vie mal réglé, ou de l'effet de puissances extérieures nuisibles ; mais il ne veut pas les classer parmi les maladies chroniques, parce qu'elles proviennent de causes extérieures faciles à découvrir et à détruire, et peuvent cesser d'eux-mêmes sans le secours de la médecine, pourvu qu'on enlève la cause qui les entretient. Cela arrive souvent, mais pas toujours. Si, par exemple, l'atrophie d'un enfant n'a pas encore fait de grands progrès, on peut la guérir sans médicamens, en améliorant son genre de vie, en lui donnant des alimens légers

(1) Praktische Darstellung der Hautkrankheiten, 1815. Pag. 298 et suiv.
(2) Darstellung des Darwinschessystems der Prakt. Heilkunde. Gœttingen, 1799, 1 vol., pag. 371 et suiv.

et nourrissans en petites quantités, en le tenant propre. Mais si elle devient chronique, si des tubercules se sont formés dans le mésentère, le régime alors ne suffit plus, et la guérison ne peut s'opérer que lentement, même avec un traitement médical convenable. Et ces consomptions dorsales toujours graves, souvent incurables, à la suite d'excès en amour, ces hydropisies produites par l'abus des saignées, ces hyperthrophies et ces indurations de la rate, qui se forment souvent à la suite des fièvres intermittentes où l'on a abusé du quinquina, ces maladies mercurielles dont sont atteints les mineurs et les étameurs de glaces, les phthisies des maçons, les hypocondries des savans, les hystéries des femmes délicates, enfin ces nombreuses maladies nerveuses provoquées par des influences psychiques et souvent incurables, la mélancolie, l'épilepsie, etc., ne nous offrent-elles pas une longue suite d'états morbides très - opiniâtres qui ont évidemment d'autres causes que la psore? Mais comme par maladies chroniques nous entendons celles qui n'ont point une durée déterminée, nous ne pouvons donner notre approbation à l'arbitraire de Hahnemann, qui a exclu de cette catégorie toutes celles qui ne sont pas d'origine psorique. Il est également faux de prétendre que les maladies qu'il désigne comme véritablement chroniques, ne guérissent jamais d'elles-mêmes. Je connais plusieurs familles dont les enfans présentaient, dans les premières années de leur vie, des symptômes scrofuleux, des enflures des glandes, des exanthèmes, etc., qui ont disparu plus tard. La puberté met fin à un grand nombre d'anormalités, et de grandes dispositions à la phthisie disparaissent souvent après la trentième année. La nature est maintes fois plus puissante que l'art.

4° *La guérison des maladies chroniques par les anti-psoriques.* Cette preuve est la plus mauvaise de toutes. S'il y avait un ou plusieurs médicamens qui guérissent la gale, et en même temps toutes les maladies chroniques, Hahnemann aurait quelque raison de supposer que toutes ces maladies ont une origine commune avec la gale. Mais ce n'est pas le cas, et les remèdes recommandés contre ces maladies ne produisent rien contre la gale. On pourrait se demander : *qu'est-ce qui autorise donc Hahnemann à appeler ces remèdes anti-psoriques?* — La seule réponse à faire, c'est que, sans autre raison que de rester fidèle à une hypothèse dont rien ne prouve la vérité, il a appelé les remèdes efficaces contre les maladies chroniques des remèdes anti-psoriques`, et que de l'effet curatif de ces remèdes, faussement nommés anti-psoriques, il conclut que ces maladies sont de nature psorique, parce qu'ils les guérissent. Mais un grand nombre de maladies chroniques cèdent à l'action d'autres moyens que ceux qu'il appelle anti-psoriques ; et d'ailleurs il n'est pas logique de prétendre que l'efficacité d'un médicameut dans différentes formes de maladies annonce une identité de ces formes. Si elles ont quelque chose de commun dans leur principe, comme par exemple l'encéphalite, le croup et la syphilis, qui portent en eux un caractère inflammatoire, cette ressemblance est beaucoup trop générale pour prouver une identité, à moins qu'on n'aille jusqu'à regarder comme identiques les genres, les familles et les espèces de toutes les classes. Au reste, on a fait souvent de faux argumens de cette espèce, d'abord parce qu'on a poussé trop loin la généralisation de la nosologie, et en second lieu parce qu'on n'a pas réfléchi que tout médicament agit sur l'organisme dans différentes directions. Un médicament peut exciter l'activité d'un système, diminuer celle d'un autre, et par conséquent manifester des effets curatifs dans des maladies d'un caractère opposé, pourvu qu'elles aient leur siège dans des organes et des systèmes organiques en opposition polaire. On conçoit ainsi plus facilement pourquoi un seul et même remède peut servir à enlever des anomalies qui se manifestent de la manière la plus différente. Le calomel, par exemple, dont les effets multipliés sont connus, provoque tantôt des vomissemens, tantôt la diarrhée, tantôt la salivation, tantôt une augmentation de la sécrétion de l'urine; il sert souvent à augmenter l'activité de la résorption interne, à résoudre les indurations du foie, les engorgemens des glandes, à faire disparaître les épanchemens plastiques, à guérir l'hydrophobie et d'autres maladies nerveuses. D'autres fois on l'emploie pour dompter les rhumatismes, et il n'est pas rare, si on en fait un long usage, qu'il fasse paraître sur la peau un érythème mercuriel. Qui pourrait soutenir cependant que ces maladies ont de l'identité parce que le calomel exerce sur elles des effets manifestes?

§ XVII.

Quoique la doctrine dé la psore de Hahnemann soit une hypothèse insoutenable, elle n'est pas restée sans influence sur le développement du système de la médecine spécifique, et elle a mené à la découverte de vérités qui, au grand détriment de la science, ont été entièrement négligées pendant long-temps, même par ses partisans les plus enthousiastes.

Lorsque Hahnemann se fut convaincu de la nécessité d'accorder plus d'attention aux lésions organiques qui se présentent dans un grand nombre d'états morbides, il entoura cet aveu de l'auréole de la doctrine de la psore, laquelle éblouit une foule de ses disciples et de ses partisans, mais engagea aussi un grand nombre de penseurs, amis de l'homéopathie, à tenter une levée de boucliers afin de séparer la vérité de l'erreur.

Ce qu'il y a de vrai, c'est qu'il existe un grand nombre de maladies dont l'opiniâtreté résulte d'une perturbation de l'activité vitale végétative, d'où naissent des anomalies de composition désignées ordinairement sous le nom de *dyscrasies*. Ce qu'il y a de vrai, c'est que la syphilis, la sycose et la psore jouent un rôle important sous le rapport pathogénétique, et que les maladies, produites par un contagium, quand on ne les guérît pas radicalement, laissent souvent un principe morbide qui reparaît sous différentes formes ; mais il n'en est pas moins certain que des formes de maladies ayant une grande ressemblance, et présentant les caractères connus des dyscrasies, naissent tout aussi souvent d'autres causes, et se distinguent par une grande opiniâtreté, sans avoir pour base un contagium.

C'est donc à tort qu'on a appelé du nom collectif d'anti-psoriques tous les remèdes qui guérissent des maladies chroniques qui ne sont pas d'origine syphilitique ou sycotique. Sous le point de vue thérapeutique, il est vrai, le nom ne signifie rien, mais il n'est pas indifférent cependant de conserver de fausses dénominations qui peuvent conduire aux fausses idées sur les-

quelles elles reposent, et il serait bien temps de rejeter le nom de
médicamens antipsoriques, qui ne convient nullement. Nous entendons par là des médicamens qui enlèvent de préférence des anomalies de la vie végétative, et qui font cesser la proportion morbide
de la composition organique; le but de ces remèdes étant l'*eucra-
sie*, on pourrait donc les appeler avec raison remèdes *eucratiques*.

§ XVIII.

La division des maladies en aiguës et chroniques n'est d'aucune utilité, ou d'une utilité très bornée dans la pratique ; car
lors même que tout le monde s'accorderait (ce qui n'est pas le
cas malheureusement), sur la notion de la *fièvre*, on est assez généralement d'avis que la fièvre n'est pas elle-même le but du
traitement, parce que, comme dit *Jahn* (1), ce n'est pas la maladie,
mais seulement son ombre, c'est-à-dire un trouble sympathique
se manifestant par une réaction générale du système vasculaire, à
la suite de quelque affection primitivement locale d'un organe. La
question de savoir s'il y a une fièvre primitive essentielle, n'a pas
encore été résolue, et elle ne le sera que lorsqu'on se sera entendu sur la *notion de localité*. Un grand nombre de phénomènes
semblent prouver que certaines propriétés du sang peuvent produire des réactions générales du système vasculaire, ou ce qu'on
appelle une fièvre vasculaire pure (angioténique), et en tant que
l'on est autorisé à considérer comme générales les maladies du
sang, puisque ce dernier circule dans tout le corps, on peut admettre aussi des fièvres essentielles. Mais il reste encore à savoir
si la modification de la masse du sang, lequel, à ce que nous supposons, se forme dans le système capillaire, provient d'un trouble
général de la métamorphose, ou ce qui est plus vraisemblable, de
l'affection de quelque organe, affection dont nous ne possédons pas
encore des signes évidens. Voilà pourquoi le traitement de toutes
les fièvres soi-disantes essentielles est purement symptomatique.
Il n'a en vue que de modérer ou d'enlever la réaction contre quelque chose d'inconnu, tandis que dans tous les autres cas, il se
dirige d'après le trouble fondamental d'où naît la fièvre. On dis-

(1) System der Physiatrik. 1 vol. Eisenach. 1835.

tingue donc des fièvres inflammatoires , des fièvres de suppuration , des fièvres gastriques, des fièvres hectiques, etc. , et l'on
agit , quand on veut suivre un traitement rationnel, moins contre
la fièvre que contre ses causes , dont la découverte est souvent
la pierre de touche d'un bon diagnostic.

§ XIX.

La maladie, comme la vie elle-même, se manifeste par la réaction.
On est tombé dans une confusion d'idées évidente, en considérant la maladie comme quelque chose d'abstrait, d'étranger à
l'organisme , contre lequel ce dernier réagit, et en distinguant,
par conséquent, les symptômes de la maladie, de ceux de la
réaction, on confond la cause et l'effet.

Il ne peut y avoir de vie individuelle sans un contact avec le
monde extérieur. L'opposition aux influences extérieures provoque des réactions. C'est donc par la réaction que la vie se manifeste; quand elle est normale, l'état s'appelle *santé*, quand elle est
troublée, on l'appelle *maladie*. La maladie est donc seulement
une modification anormale de la réaction, et non pas une chose
étrangère à l'organisme. Cette réaction a lieu dans l'organisme lui-
même; c'est donc un état anormal de sa propre vie et non d'une
vie étrangère, et tous les développemens d'activité qui s'y manifestent suivent les lois de la force vitale organique. Mais si la maladie ne consiste qu'en une modification de l'activité organique, ou
en d'autres termes, en une manière différente de réagir, l'existence simultanée de réactions du même organisme contre ses propres réactions est une impossibilité. L'analyse exacte des symptômes pathologiques tant organiques que dynamiques, nous fournit de nouvelles lumières , et nous mène aux résultats suivans :

Où des influences nuisibles agissent sur l'organisme de manière à l'attaquer à la fois dans sa totalité et à y causer une perturbation générale de son activité individuelle, la mort est instantanée. Mais la maladie naît d'un trouble primitif plus ou
moins local qui se manifeste par le trouble tantôt des fonctions,
tantôt des sensations, comme par exemple, dans la névralgie,

et se fait reconnaître à des signes plus ou moins distincts, selon que l'organe affecté est plus ou moins important, plus ou moins sensible ; mais comme l'organisme est un tout formé de différentes parties réunies de manière à composer une unité, sa totalité reçoit aussi une impression du trouble local, quoique à un degré différent. Cette différence dépend en partie de l'état général de la sensibilité, et en partie de la nature de l'organe affecté, s'il est plus riche ou plus pauvre en nerfs, s'il remplit la fonction de conducteur, comme c'est le cas, par exemple, pour les canaux où se meuvent le sang ou d'autres humeurs.

On appelle les sensations morbides ou le trouble fonctionnel qui se montre dans certains organes éloignés de la partie attaquée originairement, symptômes *sympathiques ;* ainsi, par exemple, la douleur qui accompagne les hépatites et se fait sentir dans les épaules, provient de la propriété conductrice des nerfs et est sympathique. Il en est de même des réactions de tout un système organique d'après les lois de la sympathie, quand, par exemple, il se déclare des convulsions, un tétanos ou un trisme après une lésion des tendons, ou des accès de fièvre, des mouvemens tumultueux du cœur et de tout le système vasculaire, après une affection primaire des nerfs.

On s'est tellement enfoncé dans les subtilités, qu'on est allé jusqu'à distinguer des symptômes de la maladie et des symptômes des symptômes. Mais ces derniers ne peuvent être que des signes, soit d'un développement ultérieur de la maladie, soit de l'affection simultanée d'autres parties que celles qui avaient été attaquées d'abord.

Mais il est très-naturel et très-convenable en même temps de distinguer les affections *idiopathiques* des *sympathiques.* Les premières méritent le plus d'attention, parce que si l'on en enlève la cause, les dernières disparaissent souvent d'elles-mêmes. Seulement la distinction en est souvent très-difficile, parce que les affections idiopathiques qui ont leur siège dans des organes pauvres en nerfs, et par conséquent peu sensibles, ne se manifestent pas par des accidens aussi distincts que les sympathiques, qui se font même quelquefois reconnaître plus tôt. La douleur sympathique de l'épaule se ressent maintes fois plus promptement que la maladie du foie qui y a donné lieu; la douleur du genou que le mal dans l'articulation de la hanche qui est la cause de la coxalgie, et le vertige produit par le dérangement du système gastrique que les signes plus manifestes de l'ingestion.

Ce qu'on appelle symptômes de la maladie, n'est donc que l'ensemble des symptômes d'un trouble idiopathique qui résulte de la réaction contre la puissance morbifique. Mais ce qu'on appelle symptômes de la réaction se rapporte aux affections sympathiques, et cette dénomination n'est admissible qu'autant qu'on y joint l'idée que les réactions s'opèrent dans des organes différens, par sympathie. Il ne peut être question de réactions contre la maladie, que si on se la représente comme un trouble local qui provoque des réactions dans d'autres organes, ou systèmes organiques, de telle sorte qu'un organe réagisse contre l'autre. Dans le sens que doit y attacher le médecin qui individualise, tous ces phénomènes appartiennent à la maladie, et toute la différence se rapporte à l'affection idiopathique et sympathique, dont la dernière peut être très-différente (par les motifs que nous avons donnés) dans les divers organismes, la cause des symptômes étant d'ailleurs la même. Il sera question plus tard des réactions de l'organisme contre les effets primitifs des puissances extérieures.

§ XX.

Les réactions de l'organisme contre les puissances extérieures sont de différentes espèces.

La médecine serait l'empirisme le plus misérable si nous n'administrions les remèdes que parce qu'ils se sont montrés efficaces dans certains cas de maladies caractérisés par des symptômes analogues, et si nous ne nous enquérions pas de la cause pour laquelle ils ont produit les changemens salutaires qu'on a observés. Mais comme la maladie n'est qu'un état vital modifié, nous devons nous adresser à la physiologie pour apprendre à connaître avec son aide les conditions sous lesquelles ces changemens sont possibles, et quand nous les avons découverts, nous

arrivons au développement d'une pathologie physiologique qui est
en même temps la base de la thérapeutique, et qui nous indique
la voie à suivre pour faire cesser les anormalités. Il est donc de
la dernière importance de rechercher d'abord *comment se forme
la maladie.*

L'effet des influences extérieures sur l'organisme vivant, quand
il n'est pas purement chimique et par conséquent destructeur,
mortel, dépend en partie de la nature de cette puissance comme
facteur extérieur, et en partie de la faculté de l'organisme de recevoir d'elle une activité déterminée, faculté qui constitue le
facteur intérieur. Le développement de cette activité à la solici-
tation d'une influence extérieure, est ce qu'on a coutume d'appeler *réaction.* Mais l'idée de la faculté de réaction est tellement confondue avec celle de l'état vital de l'organisme, que l'on n'en fait
plus mention quand il est question de changemens de l'activité
par des influences extérieures, et que, conformément à l'usage de
la langue, on ne nomme plus que le facteur extérieur pour désigner la cause de ces changemens. On dit : cette substance est
échauffante, cette autre rafraîchissante, celle-ci purgative, celle-
là sudorifique, etc., n'ayant en vue, en parlant ainsi, que le fait,
c'est-à-dire le phénomène de l'augmentation de la chaleur, du
froid, de la purgation et de la transpiration. Mais il est nécessaire pour les physiologistes et les psychologistes d'y joindre l'idée
de la faculté réactive et d'en rechercher le rapport avec les puissances extérieures, afin de pouvoir expliquer les différences des
réactions sous le rapport de la qualité et de la quantité. Les connaissances de ces différences sous le premier rapport sont purement empiriques, et quoique l'on ait essayé maintes fois d'arriver
à la connaissance des causes de telle ou telle espèce de réaction,
on n'a jamais réussi, dans l'état actuel de la médecine, à soulever
le voile qui les couvre. Nous savons empiriquement que l'ipécacuanha provoque des mouvemens antipéristaltiques dans l'estomac et des vomissemens, que la rhubarbe relâche, que le mor-
phium endort, que le sureau fait transpirer. Nous sommes arrivés, en réfléchissant sur ces observations, à la connaissance de la
loi générale du dualisme, qui nous autorise à admettre que les

substances qui déterminent dans certains organismes des activités particulières, sont avec eux dans un rapport polaire particulier, sans que nous soyons cependant en état de déterminer suffisamment la nature de ce rapport, et de prouver la nécessité de leur influence particulière sur ces organes. Peut-être l'avenir nous en apprendra-t-il davantage.

Chaque individu a la tendance de conserver son intégrité dans son contact continuel avec le monde extérieur. Il y réussit plus ou moins parfaitement, selon les différences de quantité de la faculté réactive qui méritent d'être soumises à des recherches plus exactes.

§ XXI.

Au nombre des différentes espèces de réaction de l'organisme malade contre les puissances extérieures, se distingue :

1° *Son opposition directe et parfaite à ces puissances.*

L'organisme s'y oppose pour n'éprouver aucune modification de sensations ou de fonctions ; il cherche à détruire les influences nuisibles qui le menacent. La première condition pour qu'il réussisse dans ses efforts, c'est une plénitude de force vitale, soit dans la totalité de l'organisme, soit dans les organes exposés immédiatement aux attaques des puissances extérieures. Si la force vitale est aussi intense que la puissance extérieure, il s'établit entre les deux une tension qui se manifeste partout où des forces opposées se neutralisent réciproquement en se tenant en équilibre. Il y a des natures vigoureuses qui peuvent s'exposer aux influences nuisibles les plus diverses, sans que la santé en soit troublée. Mais, chez la plupart, la vie propre des organes n'est pas à une égale hauteur; aussi certains points sont-ils plus vulnérables que d'autres. Chez l'un, la force vitale des organes de la digestion est tellement prédominante, que les écarts de régime les plus grossiers n'y nuisent pas, tandis que le plus léger refroidissement, peut-être, le rendra malade. L'autre pourra s'exposer sans crainte à un courant d'air, tout inondé de sueur, mais le moindre chagrin lui donnera une fièvre bileuse. Plus la force vitale, dans sa plénitude énergique, est également répartie, plus les efforts de l'organisme, pour neutraliser les influences nuisibles et se maintenir dans l'état de santé, sont heureux.

Mais il y a des constitutions où l'équilibre des fonctions n'est pas aussi aisément troublé, parce que l'organisme manque de réceptivité. On ne peut pas prétendre que cet organisme développe une grande somme d'énergie pour repousser les attaques des influences ennemies. Il y est plutôt insensible et n'est, par conséquent, nullement disposé à des réactions. Ce manque de réceptivité est propre aux natures torpides chez lesquelles on remarque souvent une activité de reproduction prédominante, un corps bien nourri, doué d'une grande force de muscles, mais aussi un tempérament flegmatique, paisible, et surtout une vie sensible peu développée.

C'est ici le lieu de parler des *idiosyncrasies*. On entend par-là un état particulier, chez différens individus, de réceptivité pour certaines puissances extérieures, lequel peut être général ou borné à certains organes, et avoir pour cause, soit une sensibilité trop grande, soit de la torpeur. Chez de tels individus, des réactions différentes, le plus souvent trop violentes, sont provoquées par le contact de certains objets extérieurs, ou bien les réactions déterminées par ce contact chez toutes les créatures de la même espèce, n'ont pas lieu chez eux. Si le parfum d'une rose fait tomber une personne en faiblesse, si l'odeur d'un chat provoque des angoisses mortelles et des battemens de cœur, si la plus faible dose de camphre détermine chaque fois des malaises et des vomissemens, tandis qu'une forte dose de rhubarbe ne cause pas un dévoiement, mais des sueurs et une augmentation de la sécrétion de l'urine, ce sont des idiosyncrasies que nous ne connaissons qu'empiriquement, sans pouvoir en démontrer par l'analyse la cause dans l'organisme. On n'explique rien par les mots d'irritabilité spécifique, d'insensibilité spécifique. Ces phénomènes sont trop importans pour le médecin pour qu'on puisse les passer sous silence.

XXII.

Si les rapports de l'organisme sont de telle nature qu'il ne se trouve en lui ni insensibilité à l'action des puissances nuisibles, ni faculté de se garantir de leurs attaques par une résistance vigoureuse, il s'en suit :

2°. *Des réactions différentes de l'activité normale de la vie.*

Il y a des influences nuisibles extérieures qui paraissent diriger leurs attaques contre tout un système organique, parce que l'affection locale se répand trop rapidement pour pouvoir être remarquée, et où parfois la perturbation générale se réfléchit plus tard seulement dans l'un ou l'autre organe. Je citerai pour exemple l'esprit de vin qui, lorsqu'on l'avale, excite d'abord les nerfs de la cavité buccale jusqu'à l'estomac, irritation à laquelle prend bientôt part tout le système nerveux et vasculaire, et qui cause plus tard différentes perturbations locales, des vertiges, des épistaxis, des hémorrhoïdes ou des tressaillemens de quelques parties des muscles, etc., selon qu'il y a dans tel ou tel organe une disposition à réfléchir de préférence l'irritation générale. Cependant la plupart des influences nuisibles exercent un effet primitif plus marqué sur un seul organe. Ainsi, outre la surface de la peau, la gorge est attaquée par le contagium scarlatineux, la membrane muqueuse des organes respiratoires et les yeux par la rougeole.—Un grand nombre de substances, qui sont respirées sous la forme de gaz, résorbées par la surface du corps ou incorporées dans l'organisme par l'estomac et le canal intestinal, ou qui l'affectent par leur seul contact, produisent des troubles analogues dans les fonctions de certains organes ou dans un système organique entier, si la force vitale, luttant pour maintenir son intégrité, est assez énergique pour repousser les influences chimiques d'objets extérieurs, mais relativement trop faible pour résister à leurs effets dynamiques. Le résultat de ce conflit consiste alors en réactions, dont les manifestations extérieures nous représentent l'état morbide.

§ XXIII.

La durée des effets primitifs nuisibles des puissances extérieures, et par conséquent la durée des maladies, sont extrêmement différentes, et les seules conditions que nous connaissions à cette durée sont :

(A) *L'action constante des puissances extérieures morbifiques.*

Un grand nombre de ces puissances, psychiques ou matérielles, n'ont qu'une action passagère, comme la frayeur, une contrarié-

té ou un refroidissement subit, l'usage d'alimens indigestes, l'i-
vresse, un coup de soleil, un effort trop grand, la privation du
sommeil ou un contagium volatil, qui peut, il est vrai, exciter
de violentes réactions, mais qui se consume de lui-même, tel que
le contagium de la variole, de la scarlatine, de la rougeole, etc.
Le pendule mis en mouvement par un choc se ralentit peu à peu,
s'il est abandonné à lui-même, et dans une maladie provoquée par
une irritation passagère, l'équilibre se rétablit souvent de lui-même
si la force vitale n'a pas été trop profondément attaquée. Dans de
pareils cas, la durée de la maladie dépend de l'état général de la
force vitale et des organes les plus maltraités en particulier. De là
viennent aussi les différences de durée des maladies contagieuses
aiguës et la prolongation ou le raccourcissement qu'on observe
fréquemment dans leurs périodes. Cela nous montre qu'il ne faut
pas chercher *dans la maladie elle-même* la cause de sa durée.

D'autres causes morbifiques sont d'une nature si durable, ou se
renouvellent si souvent, qu'elles offrent toute une suite d'influences nuisibles, dont l'effet continuel met l'organisme dans l'impossibilité de s'en délivrer lui-même. A cette catégorie appartiennent
les chagrins, les soucis, la jalousie, les querelles journalières, l'in-
salubrité du climat, le séjour dans des habitations humides ou
exposées aux courans d'air, la trop grande chaleur ou le froid
trop intense, l'aspiration de vapeurs et de gaz nuisibles, d'une fine
poussière, la mauvaise nourriture, l'usage de mets et de boissons
nuisibles, les excès dans le manger et le boire, l'irrégularité dans
les veilles et le sommeil.

En considérant l'état de santé chez beaucoup de personnes, nous
arrivons à l'idée que la somme de la force vitale a été répartie di-
versement, mais que l'habitude rend possible à l'homme de
se faire graduellement à certaines influences funestes qui agissent sur lui sans interruption, au point de ne plus en être affecté.
Voilà pourquoi les habitans d'un pays malsain souffrent moins
que les étrangers, et l'ivrogne arrive peu à peu à ne plus s'en-
ivrer en buvant de grandes quantités de liqueurs spiritueuses.
Mithridate, en prenant chaque jour du poison, s'y était tellement
habitué, que lorsque, las de la vie, il voulut y mettre un

terme, il ne put s'empoisonner et dut se percer de son épée. Au reste, un grand nombre d'influences nuisibles perdent peu à peu de leur pouvoir sur l'organisme lorsque ce dernier a acquis la faculté de s'en préserver lui-même. Les étrangers qui vont s'établir dans le pays de Vaud, sont presque tous attaqués en peu de temps de goîtres qui cependant ne persistent pas toujours. Beaucoup s'en délivrent au moyen de remèdes spécifiques. Quelquefois ils reviennent à plusieurs reprises et cèdent toujours aux médicamens, jusqu'à ce qu'ils ne reparaissent plus, l'habitude ayant détruit les effets funestes du climat ou de l'eau. Lorsque ce n'est pas possible et que la violence de la puissance extérieure l'emporte sur la force vitale qui la combat, la maladie continue et la guérison n'est pas moins difficile qu'il le serait de remplir le tonneau des Danaïdes.

§ XXIV.

Une autre condition de la persistance d'un état morbide, c'est

(B) *La persistance de la cause interne.*

On ne comprend pas qu'on ait pu contester la vérité de cette proposition *causa remota cessat effectus*. Les nombreuses arguties par lesquelles on a cherché à la combattre, attestent une très-mauvaise logique. On s'est appuyé sur les observations que les maladies continuent souvent après qu'on a éloigné les puissances extérieures morbifiques. Cela est vrai, sans doute. Le courant d'air qui a donné un rhumatisme a cessé, et le rhumatisme existe encore. L'épilepsie, suite d'une frayeur, l'encéphalite, après un coup de soleil et la fièvre bilieuse, après un chagrin, persistent, lorsque les causes occasionelles ont disparu depuis long-temps. Mais, pourquoi?—Par cela seul qu'il existe encore une cause interne, une différence produite dans l'organisme par la cause extérieure, laquelle est la seule source des réactions anormales que nous appelons maladies. Si nous sommes convaincus de cette vérité, nous serons plus sûrement à l'abri de la faute que l'on commet souvent en confondant la cause prochaine intérieure avec la maladie elle-même, ou ce qu'on nomme son essence. Celle-ci est toujours le but du traitement, mais elle doit varier beaucoup, à cause de la diversité des formes de maladie. Cependant, toutes ces différences peuvent se ramener à deux classes principales : les différences *dynamiques* et les *somatiques* (§ 9).

§ XXV.

La cause des maladies étant de nature dynamique, nous y trouverons plusieurs catégories. La plus rare est

(A) *Une pauvreté générale et uniforme de la force vitale.* Où elle existe, les symptômes trahissent moins une anormalité des sensations et des fonctions qu'une faiblesse générale de la vie, parce que la réceptivité et la faculté active sont à un trop bas degré pour développer une activité convenable. On dit d'un homme qui se trouve dans un pareil état : il n'est pas malade, il n'est que faible, comme, par exemple, dans le marasme sénile où même en l'absence de causes extérieures perturbatrices, l'être individuel se dissout, parce que la force, sa condition intérieure s'est consumée, et que la vie, comme une flamme qui s'éteint, s'affaiblit peu à peu et finit par disparaître. Un pareil état adynamique n'accompagne pas toujours, au reste, la vieillesse seule; c'est quelquefois un héritage légué par des parens faibles à leurs enfans, et souvent aussi la suite de la pauvreté et de la misère, d'une mauvaise nourriture, d'efforts excessifs, de veilles. Cet état est maintes fois la suite de graves maladies dans lesquelles la force vitale s'est épuisée en violentes réactions, sans pouvoir réparer ses pertes. Quoiqu'un semblable épuisement général ne puisse être la source d'un désaccord entre les fonctions organiques, ni produire aucun symptôme d'une disharmonie proprement dite, on doit néanmoins le regarder comme une maladie en tant qu'il n'est pas seulement une condition intérieure d'opération vitale trop faible, mais qu'il contient en lui-même la cause d'un sentiment pénible d'impuissance et d'une dissolution précoce.

(B) *Une disproportion dans la répartition de la force vitale entre les organes et les systèmes organiques*, laquelle peut être également innée ou acquise. Cette disproportion est de différentes espèces.

L'inégalité de la répartition de la force vitale est le plus sensi-

ble dans les organes isolés, il y a même peu de créatures chez lesquelles on ne l'observe pas à un degré plus ou moins élevé. L'excès de végétation a pour suite une hypertrophie ou une atrophie
de certaines parties. La sécrétion de la bile, de la salive, du suc
gastrique, de la semence, de la mucosité, est tantôt trop abondante, tantôt trop peu copieuse. Souvent une disproportion de la
sensibilité se montre entre les systèmes cérébral, ganglionnaire
et nerveux périphérique, ainsi qu'entre quelques sens. La femme
hystérique peut tomber en syncope à la vue d'une goutte de sang,
au bruit d'une porte qu'on ferme, à l'odeur d'un parfum. Des
anomalies d'irritabilité produisent à leur tour les phénomènes les
plus divers, tantôt des battemens de cœur, tantôt des intermis-
sions et la cessation du pouls, d'autres fois des spasmes toniques et cloniques, etc. Il y a dans chaque maladie des anomalies
du rapport dynamique, mais souvent passagères et disparaissant
d'elles-mêmes. Cependant il n'est pas rare qu'elles soient consti-
tutionnelles et habituelles, et pour cela même des causes tantôt graves tantôt incurables de maladies chroniques.

§ XXVI.

L'organisme possède

3o *Une tendance à des réactions qui établissent une opposition
polaire à l'effet des puissances invisibles:*

Cette tendance répond parfaitement à l'idée suprême de la vie,
car on doit y joindre nécessairement l'idée que la vie individuelle
possède le pouvoir de s'opposer aux influences macrocosmiques
qui tendent à la détruire, et de développer une activité polaire-
ment opposée. L'idée de toutes les forces dans la nature entière a
un fondement empirique qui ne lui fait rien perdre de sa valeur.
Nous ne saurions rien de la force centripète et de la force centrifuge, du principe de la lumière, si nous n'en avions pas observé
les manifestations, et si de ces observations nous n'avions déduit
l'idée de ces forces, et pourtant nous sommes fiers de pouvoir
construire au moyen de cette idée les systèmes solaire et planétaire.

La faculté d'opposition que possède l'organisme vivant, repose
sur la loi générale que les forces cherchent à prévaloir, dès qu'elles

ont franchi les bornes tracées, et se manifestent alors avec d'autant plus d'énergie. Un grand nombre de phénomènes dans la nature inorganique le prouvent suffisamment; par exemple, les effets de l'élasticité au moyen de laquelle certains corps tendent à reprendre la forme que leur a fait perdre une force extérieure, mais qui ne rentrent violemment dans l'espace qu'ils occupaient auparavant, que lorsque la pression a cessé, et ne reprennent que peu à peu leur position primitive. Si l'on frotte un morceau de verre, d'ambre, de cire d'Espagne ou de quelque autre corps électrique isolant, il attire de petits morceaux de papier, et les repousse vivement quelque temps après. *Nobili* (1) a observé un phénomène absolument semblable dans le développement de l'électricité par la rotation. En effet, si l'on approche un fil de fer indifférent parallèlement à la chaîne fermée de la pile de Volta, le courant électrique qui s'y produit, a une direction opposée à celle du courant de la pile; mais si l'on éloigne ce fil de fer dans la même position, les pôles se renversent et le courant électrique y prend la même direction que dans la pile. *Murray* (2) a observé que quand on approche une flamme de l'aiguille aimantée, celle-ci souffre certaines déviations déterminées, prend une direction opposée quand on éloigne la flamme, et ne revient que peu à peu à sa position primitive.

La même loi régit les rapports psychiques et moraux, et ce n'est pas sans raison que les psychologistes empiriques engagent à éviter toute espèce de choc qui provoque un contre-choc. Le prisonnier récemment libéré est plus disposé que qui que ce soit à abuser de sa liberté, et bien des artistes ne se seraient jamais rendus célèbres, si, dans leur jeunesse, on n'avait voulu combattre leurs inclinations.

La main plongée dans l'eau froide se refroidit et reste froide tant que l'eau conserve un degré de froid suffisant pour neutraliser la production de chaleur dans la main. C'est là l'effet primitif, l'effet positif du froid; mais si l'on retire la main, non-seule-

---

(1) Physical. Theorie der Electro-Dynamischen Vertheilung. In den Annalen der Physik und Chemie. 1833. 3ᵉ cah.

(2) In Frorieps Notizen. Mai 1823. Nº 97.

ment la chaleur obtient graduellement le degré qu'elle avait auparavant, elle s'élève même beaucoup plus haut, et la main devient brûlante; de même que la face devient brûlante et rouge, quand on revient d'une promenade au grand air par un froid vif; c'est là l'effet secondaire du froid, ou plutôt la réaction de l'organisme qui s'efforce de devenir le facteur positif prédominant.

Après s'être échauffé en dansant ou en se donnant un violent mouvement quelconque, l'effet primitif passé, la peau devient fraîche, dès que l'effet primitif de l'échauffement a cessé, et l'on éprouve une sensation de froid : il en est de même après l'ivresse.

Un refroidissement passager ou un purgatif donne une diarrhée à laquelle succède une constipation dont souffrent surtout les individus qui font un fréquent usage de ce dernier moyen.

Le quinquina produit d'abord des effets toniques, puis des effets expansifs, laxatifs, que l'on peut reconnaître à l'aspect vultueux, à l'enflure des jambes et de la rate chez ceux qui en prennent beaucoup.

Bien des personnes ont une très mauvaise santé pendant l'usage des bains; l'eau minérale agit sur elles avec énergie, et elles remarquent des accidens morbides dont elles ne s'étaient jamais plaintes. Mais elles se consolent par la promesse du médecin que les effets secondaires de la cure les rétabliront entièrement. C'est souvent le cas, en effet, si l'eau a été bien choisie; car le mieux se déclare souvent quelques semaines seulement après la fin de la cure, lorsque les effets primitifs de l'eau cessent et font place à la réaction de l'organisme.

Après une saignée, la sanguification ne tarde pas à devenir beaucoup plus active qu'auparavant : voilà pourquoi des congestions, qui ont cédé une ou plusieurs fois à des saignées, sont beaucoup plus difficiles à guérir que celles qui n'ont pas encore été combattues par ce moyen. C'est pour la même raison que les hémorrhoïdes supprimées provoquent des accidens plus ou moins violens que ceux qui accompagnent les hémorrhoïdes qui n'ont pas encore coulé, et que les femmes souffrent beaucoup plus que les jeunes filles de la suppression des règles.

Le traitement par la diète rend extrêmement maigre; mais

7

ceux qui l'ont subi sont portés par la suite à engraisser promptement. On observe le même phénomène chez les convalescens qui relèvent d'une fièvre où la reproduction a été très peu active, et des enfans croissent avec une rapidité étonnante quand ils ont fait une maladie aiguë accompagnée d'un grand amaigrissement. On a été surpris de voir des médicamens produire des effets tout opposés à ceux qu'on en attendait d'après leur réputation, et cela sans qu'on pût s'en expliquer la cause. Des discussions se sont même élevées sur la question de savoir quel est l'effet propre et vrai de certains médicamens, par exemple, du camphre auquel on a attribué des propriétés tantôt rafraîchissantes, tantôt échauffantes. Il possède les unes et les autres, seulement à des époques différentes. Ses effets primitifs sont rafraîchissans; mais comme pour tous les moyens diffusibles, l'effet opposé ne tarde pas à se faire sentir, et il se manifeste de la chaleur avec transpiration. Le nitre agit de la même manière, mais plus lentement. On a observé que la digitale produit tantôt des battemens de cœur plus forts et la suppression de la sécrétion de l'urine, tantôt la suppression du pouls et une sécrétion d'urine abondante; seulement on n'a pas encore suivi avec assez d'attention la succession des différens symptômes, autrement on aurait immanquablement reconnu que les uns sont primitifs, les autres secondaires.

On sait que les liqueurs spiritueuses échauffent et égaient d'abord, et causent ensuite du relâchement et de la somnolence ; voilà pourquoi il est dangereux de boire de l'eau-de-vie lorsqu'on est exposé à un froid intense; au contraire, une gorgée de bière ou même d'eau froide produit d'abord une impression désagréable de froid, mais occasionne ensuite une sensation de chaleur intérieure, puis extérieure, de plus en plus agréable. Le meilleur moyen de se garantir des engelures, c'est donc de tenir pendant quelque temps ses pieds dans de l'eau froide, ou de les frotter de neige. C'est pour cela aussi qu'on est parvenu, dans le choléra, à rappeler la chaleur vitale par de petites doses de camphre, dont les effets primitifs rafraîchissent, ou par de petites doses de glace ou d'eau froide, lorsque le malade était déjà en proie à la raideur et au froid de la mort.

Par la même raison, lorsqu'on a très chaud, il suffit, pour se rafraîchir, d'avaler une gorgée d'eau-de-vie, ou une tasse de café ou de thé.

Des hommes et des animaux raides de froid périssent dans une chambre chaude, mais reviennent à la vie si on les couvre de neige.

§ XXVI.

C'est avec raison qu'on regarde la faculté de l'organisme vivant de développer une activité opposée aux effets des puissances nuisibles, comme une *force médicatrice de la nature*. Nous manquons d'une dénomination parfaitement convenable pour cette activité. Le mot de *réaction* est trop général et par conséquent n'est pas assez exact; car le premier effet positif des puissances extérieures a pour cause aussi une réaction de l'organisme à la suite de l'impression reçue. L'expression d'*effet secondaire*, surtout quand il est question de médicamens, et quand on parle d'effets médicamenteux, s'applique plutôt au remède qu'à la force vitale interne qui se manifeste alors comme activité prédominante. Les mots d'effet rétroactif et d'effet opposé sont regardés ordinairement comme les équivalens du nom collectif de réaction, mais je crois qu'il faudrait faire une différence.

L'effet rétroactif est un développement d'activité à la suite de l'influence d'une puissance extérieure sur l'organisme; c'est la même chose que l'effet primitif.

L'effet opposé est la même chose que l'effet secondaire, et il mérite ce nom quand il s'oppose par le fait à l'effet primitif.

Hahnemann a appelé ce dernier effet *effet curatif*, mais cette dénomination n'est convenable qu'autant qu'il s'agit de la méthode spécifique où l'on prend l'effet opposé pour but du traitement. Dans la méthode enantiopathique, on cherche à arriver au même résultat par l'effet primitif. Je ne déciderai pas s'il est juste d'attribuer à la force vitale une certaine *spontanéité*. Peu importe qu'on l'admette ou non. Nous n'apprenons à connaître les actions de la nature que par l'observation, et nous en jugeons d'après les résultats de nos perceptions, qui ne nous permettent

pas d'admettre cette spontanéité, parce que nous voyons que toutes les actions, tant les effets rétroactifs que les effets opposés,
sont soumis aux lois de la vie, sans avoir précisément pour but
la conservation de l'individu dans tous les cas. La tendance à
se conserver ne peut porter atteinte aux lois de l'existence. Cependant l'opposition aux influences nuisibles est sans contredit la
manifestation légitime la plus brillante du principe vital con-
servateur.

§ XXVII.

Les crises sont des fonctions vitales normales.

De même que la vie est soumise constamment à des lois générales dans l'univers, elle l'est aussi dans l'individu et les différens états morbides, leur cours et leur issue en dépendent également. Il ne peut donc être question d'une faculté spontanée
dans certaines maladies à se terminer de telle ou telle manière.
Les causes de ces différences existent dans l'organisme lui-même :
Ces causes sont :

1° *L'état de la force vitale* considérée dans son ensemble ou dans
des systèmes et des organes isolés. Tous les phénomènes heureux,
conduisant au rétablissement de la santé, qu'on nomme crises,
sont des actes d'opposition contre le trouble de l'activité normale
provoqué par le principe ennemi. Si la force vitale est trop faible
en général, ou si la vie propre des organes les plus attaqués est
trop peu énergique, les réactions nécessaires au rétablissement de
l'équilibre ne peuvent avoir lieu. La puissance extérieure, morbifique, reste la puissance prédominante, et la maladie traine en
longueur, devient chronique, ou l'organe affecté succombe, et
s'il est noble, l'individu avec lui. Les suites malheureuses les
plus ordinaires d'une pneumonie sont la paralysie et la gangrène des poumons. Dans le premier cas, la vie nerveuse s'est
seulement épuisée en de violentes réactions; dans le second, l'é-
puisement s'est communiqué aussi à la sphère végétative. Quelquefois une répartition inégale de la force vitale, une conductibilité trop grande de certains nerfs, ou une irritabilité excessive
sont cause que des organes sont affectés sympathiquement outre

mesure, et se conduisent alors comme s'ils avaient été attaqués dès le principe.

Ils peuvent aussi succomber, et s'ils sont nécessaires à la vie, entraîner la mort de l'individu ; s'ils ne le sont pas, la perturbation, en suivant sa marche, prend souvent l'importance d'une révulsion, et l'on dit alors que la *force curative de la nature* a opéré la guérison moyennant le sacrifice d'une partie ; dans d'autres cas, les organes sains réagissent contre l'organe malade d'après les lois de la sympathie, d'où résulte souvent une compensation salutaire des différences. Ainsi, il y a des métastases et des métaschematismes qui peuvent être curatifs ou nuisibles.

L'issue est le plus favorable quand, la force vitale n'ayant subi aucune atteinte dans les organes affectés primairement ou secondairement, il se déclare des réactions suffisamment fortes et diamétralement opposées aux symptômes antérieurs. A la sécheresse de la peau succède la transpiration, à la diarrhée la constipation, à la dysurie des évacuations plus copieuses d'urine, au délire violent la tranquillité et le sommeil. Cette révolution ne s'opère jamais dans tout l'organisme à la fois, mais elle suit la même marche que la maladie a suivie dans l'invasion successive des organes, à moins que quelque altération profonde de la vie propre de certains organes ne viennent l'interrompre et que par conséquent certains intermédiaires ne persistent plus long-temps dans un état de trouble dynamique. De pareilles réactions imparfaites s'appellent *demi-crises*, et les premiers efforts de la vie propre pour neutraliser les effets primaires des influences nuisibles, (état dans lequel les deux puissances ennemies sont encore en présence, luttant pour la domination, et où des oscillations dynamiques s'effectuent à la suite de cette tension), portent le nom *d'épicrises*. Un changement rapide de l'opposition dynamique constitue la véritable *crise*. On appelle *lysis* une compensation lente sans signes notables d'oscillation, tandis que les *fausses crises* sont les efforts des organes affectés sympathiquement pour se mettre en équilibre dynamique, lorsque la force vitale des parties malades est encore trop faible pour pouvoir s'élever à la même hauteur.

Il arrive très souvent que les organes sécrétoires soient les premiers attaqués ou qu'ils soient entraînés dans le cercle de la maladie à cause d'un rapport sympathique. Si la fonction en est troublée ou interrompue, une augmentation de l'activité de sécrétion doit avoir lieu nécessairement lors de la réaction, et cette augmentation doit se montrer réellement dans ses produits plus abondans. Ce phénomène a été la source de beaucoup d'erreurs. Car on a été enclin de tout temps à établir une liaison causale et idéale entre l'augmentation des sécrétions et le retour du malade à la santé, et à chercher dans cet accident la cause de la guérison, quoique ce ne soit la plupart du temps que des suites simultanées d'un changement dynamique. On ne peut nier qu'il s'opère souvent des sécrétions réelles de certaines substances introduites de l'extérieur dans l'organisme ou produites dans son intérieur par suite du trouble de l'activité reproductive et agissant à leur tour d'une manière funeste; d'innombrables observations ne laissent aucun doute à cet égard. Mais ce n'est pas toujours le cas, comme le prouvent les fréquens retours à la santé sans changement aucun ou sans augmentation des sécrétions, mais simplement accompagnés de phénomènes de perturbation du système nerveux, tels que de défaillances, d'attaques d'épilepsie, etc.

Dans les terminaisons des maladies, on ne doit pas considérer seulement la force vitale comme cause des différences ; car :

2º *Les qualités des organes malades* n'exercent pas sur elles une influence moins grande, *que l'affection en soit primitive ou secondaire*. Les plus nobles sont toujours les plus vulnérables, et ordinairement leurs maladies se décident le plus promptement. L'inflammation d'un poumon tuberculeux change facilement en suppuration, rarement en gangrène; l'inflammation du tissu cellulaire se change en hydropisie; le phlegmon d'un muscle en résolution ou suppuration, et le calcul urinaire n'est jamais la suite de la chorée, mais fréquemment de la goutte, qui a aussi son siège dans les organes sécrétoires.

Il y a des terminaisons de maladies où une inflammation très-violente et accompagnée d'une forte tumeur, se transforme en

atrophie, comme on l'observe quelquefois après une orchite; mais
ce phénomène n'est pas le résultat de la tendance de l'organisme
à produire un état contraire à la reproduction, c'est la suite de
l'épuisement causé par l'irritation trop violente d'un organe
naturellement très-irritable, et de la paralysie de la force vitale
reproductive, d'où résultent la consomption et la mort de l'organe lui-même.

La cessation d'un grand nombre d'états morbides ne se manifeste pas d'une manière évidente comme opposition de l'é-
tat antérieur; elle paraît n'en être qu'une négation. La tranquillité succède aux douleurs et aux convulsions ; c'est donc un
état négatif apparent. Cependant la réaction existe, quoiqu'on
ne puisse la reconnaître objectivement ; car, à la place du rapport dynamique intérieur qui causait la douleur ou les convulsions, il s'en est établi un autre; au lieu de la contraction, c'est
l'expansion qui prévaut, ou réciproquement.

Ce que j'ai cru devoir dire sur cet objet, nous donne la conviction que Hahnemann, *en regardant les manifestations de la force
curative de la nature comme de misérables et impuissans efforts,*
est tombé dans une erreur aussi grande que beaucoup d'autres
médecins qui ne veulent voir dans tous les symptômes de la maladie que des manifestations d'*une force curative spontanée* de la
nature.

DEUXIÈME PARTIE.

DIAGNOSTIC ET THÉRAPEUTIQUE.

§ XXVIII.

La sûreté du traitement dépend de la connaissance exacte de la maladie.

Nous ne voulons pas nier la possibilité d'obtenir quelquefois la guérison sans cette connaissance. Mais elle est alors le résultat du hasard qui fonde souvent la réputation des plus misérables charlatans. On a depuis long-temps la conviction que tous les efforts du médecin doivent tendre à l'affranchir de l'aveugle hasard : c'est ce que nous apprend déjà la sentence hippocratique : *cognito morbo facilis curatio.* Cette vérité, généralement reconnue, a porté les médecins à s'appliquer avec soin à l'étude de la doctrine de la connaissance des maladies, ou le *diagnostic.* On ne peut s'attendre à trouver ici une exposition complète, détaillée, de toutes les connaissances que l'on a déjà acquises dans cette branche de la science; cela ne nous conduirait qu'à la conviction exprimée par un grand nombre de bons praticiens, que le diagnostic, quelque riche qu'il soit déjà, ne renferme guère que des fragmens incohérens, et qu'il n'arrivera jamais au dernier degré de perfection. Cependant ce n'est pas là une raison qui doive paralyser nos efforts pour appliquer ce que nous savons, pour approcher autant que possible du but.

§ XXIX.

Le but du diagnostic est de découvrir l'objet du traitement.

La maladie est une opération vitale anormale qui s'effectue dans l'intérieur de l'organisme, et dont nous ne connaitrions pas l'existence, si elle ne se manifestait par des phénomènes que l'on nomme *symptômes.*

L'espèce particulière d'anormalité vitale constitue *l'essence de*

la maladie, que l'on confond souvent avec la cause prochaine,
mais qui doit en être distinguée avec soin, car la *cause prochaine*
est la cause intérieure de l'essence de la maladie, et par conséquent aussi le véritable objet du traitement.

L'essence de l'ascite est l'épanchement de liquide séreux dans
la cavité de l'abdomen. La cause prochaine en est soit une augmentation de la sécrétion, soit une diminution de l'absorption.
La différence d'opinions sur l'essence du délire tremblant (Voy.
l'*Introduction*) vient uniquement de ce qu'on a voulu faire du
caractère des différentes *espèces* le caractère du *genre.* Le vomissement, comme genre, consiste en un mouvement anti-péristal-
tique de l'estomac. La cause prochaine peut en être une irritation idiopathique causée par une substance vomitive, par une
indigestion, par une forte sécrétion de bile, par une inflammation ou par une irritation sympathique des nerfs de l'estomac,
suite d'une commotion cérébrale. Les indications thérapeutiques
qui se rapportent au genre sont beauconp trop générales pour
pouvoir nous diriger, car l'ascite n'est pas guérie par la ponction,
elle n'est que suspendue pour peu de temps. Le vomissement
cèdera peut-être aux moyens appelés sédatifs qui calment l'irritabilité des nerfs de l'estomac; mais la maladie n'aura pas disparu.
Si l'accumulation de matières nuisibles est la cause du mal, on
ne fera, comme on dit, qu'introduire le loup dans la bergerie et
augmenter le danger. Le seul moyen de guérison, c'est d'éloigner la cause. Le bon médecin doit donc distinguer avec soin
les *espèces* de maladie. Pour cela il a besoin de connaissances
pathogénétiques étendues, basées sur la physiologie. Il doit suivre par l'analyse toute la marche de la maladie, apprendre à
connaître la liaison qui existe entre tous ses phénomènes, afin de
trouver le fondement de la cause. Ce n'est donc pas sans quelque
raison que les pathologistes ont distingué la *cause prochaine,* la
cause éloignée, et la *cause la plus éloignée.* Pour nous en tenir à
l'ascite, si une diminution de l'activité de résorption en est reconnue comme la *cause prochaine,* on peut y trouver des *causes
éloignées* très-différentes, par exemple, la pression exercée sur les
vaisseaux absorbans par une tumeur, la paralysie par l'abus du

quinquina ou des boissons spiritueuses, la répercussion d'un exanthème, etc.

§ XXX.

Pour résoudre le problème souvent très-difficile d'une diagnose sûre, il faut recourir à divers moyens, nommément à :

1o *L'étiologie, doctrine des influences morbifiques*. On conçoit sans peine que cette science repose tout entière sur l'empirisme. Mais à mesure que la culture de l'esprit s'est développée, on a senti l'insuffisance d'une classification historique d'observations répétées. On a voulu rechercher les rapports entre les causes et les effets, et élever l'étiologie au rang de science, d'où est résultée une fusion de l'*étiologie* et de la *pathogénésie ;* cette dernière est donc une *étiologie appliquée*, et elle est unie tout aussi intimement à l'*anamnèse,* histoire purement empirique des influences nuisibles d'où naissent les maladies. Le médecin a besoin de l'anamnèse pour connaître les faits antérieurs et en apprécier la valeur avec le secours de l'étiologie ; l'une et l'autre sont donc les fondemens indispensables du diagnostic, la distinction exacte des formes de maladies donnée n'étant souvent possible que par la connaissance des influences nuisibles antérieures.

Il y a, par exemple, des exanthèmes qu'on ne peut nullement distinguer de la véritable gale d'après leurs phénomènes extérieurs. Il y a des ulcères syphilitiques vrais ou faux qui se ressemblent extrêmement et dont nous n'apprenons à connaître la nature que quand nous découvrons s'ils proviennent ou non d'une infection. Un enfant se met tout-à-coup à boîter, et l'examen le plus attentif ne nous montre aucun symptôme d'un état morbide général. Mais si nous apprenons que sa bonne l'a laissé tomber , et qu'aussitôt après il a ressenti des douleurs dans la hanche, nous nous faisons une tout autre idée de la cause prochaine du mal que quand on nous dit que l'enfant s'est exposé à un courant d'air en ayant chaud. Deux individus sont plongés dans un état comateux : nous apprenons que l'un s'est empoisonné avec de l'opium et qu'une pierre est tombée sur la tête de l'autre. Nous sauverons le premier avec un vomitif qui tuerait peut-être le second.

Il n'y a que peu d'influences nuisibles qui produisent dans les organismes du même genre des perturbations toujours analogues des fonctions vitales. On peut placer dans cette catégorie les virus contagieux et les poisons. On a donné diverses définitions de ceux-ci; mais pour qu'une définition leur soit parfaitement convenable, il faut qu'elle s'applique à la propriété de provoquer dans des organismes du même genre certaines fonctions vitales déterminées, et qui soient moins modifiées par l'individualité que cela n'a lieu à la suite d'autres influences nuisibles. Les poisons se montrent plus opiniâtres dans leurs effets, tandis que l'organisme n'est pas affecté d'une manière aussi déterminée par d'autres puissances. On peut donc reconnaître un empoisonnement et même l'espèce de poison aux phénomènes de la réaction plus facilement qu'il n'est possible de prouver le rapport causal entre d'autres puissances nuisibles et les accidens qu'elles provoquent.

Mais les recherches étiologiques prennent de nouveau de l'importance à nos yeux si nous nous sommes convaincus que des causes éloignées entretiennent souvent seules l'opiniâtreté de la cause prochaine, et que, pour opérer la guérison, il suffit de l'éloigner. Le peintre ne sera guéri des coliques qu'il ressent, que lorsqu'il renoncera à l'habitude de tenir son pinceau dans sa bouche, les couleurs de plomb l'empoisonnant ainsi sans cesse; et tant que l'étameur de glaces travaillera de son métier, on ne pourra le délivrer des souffrances que lui cause le mercure.

§ XXXI.

Mais comme, à l'exception des contagiums et des poisons, les puissances extérieures n'ont qu'une importance très-relative comme influences nuisibles, il en résulte qu'il est très-incertain de se servir de l'anamnèse et de l'étiologie pour la construction idéale des états morbides, ce en quoi un grand nombre de médecins possèdent une habileté qu'ils estiment beaucoup trop. Les causes qui font que des influences nuisibles sont tantôt extrêmement violentes et tantôt ne le sont pas du tout, et agissent de la

manière la plus différente , sont souvent trop cachées pour qu'il
nous soit facile de les découvrir. Chaque individualité offre une
disposition plus ou moins latente à de certaines anormalités dynamiques , disposition qui est en même temps un préservatif
contre d'autres. Le tempérament et l'état de l'esprit , le développement précoce ou tardif du sens moral et des facultés intellectuelles, les forces physiques, la différence de grosseur, d'embonpoint ou de maigreur , le développement plus ou moins par-
fait de certains organes , la longueur du cou , la convexité de la
poitrine, la solidité ou la flaccidité des muscles , l'âge et le sexe ,
la vivacité ou l'indolence des sens , l'irritabilité générale ou
particulière plus ou moins grande, toutes ces causes ont une influence décisive. Des anomalies relatives peuvent même souvent
neutraliser des influences nuisibles relatives : le poignard enfoncé
dans le côté gauche n'atteint pas le cœur, si, par un vice d'organisation, le cœur se trouve dans le côté droit. J'ai lu, il y a quelque
temps, je ne sais plus où, l'histoire d'un cas où une aiguille enfoncée par hasard dans la grande fontanelle d'un enfant, non-seulement
ne lui fit aucun mal, mais le guérit même d'une hydrocéphale.
Celui qui est habitué à l'opium, en peut prendre à la fois une
quantité qui tuerait d'autres individus , sans en rien éprouver
qu'une excitation agréable. Quelquefois certaines maladies
sont des préservatifs contre d'autres : il est rare qu'un individu syphilitique prenne la peste ; des enfans atteints de la
teigne sont rarement attaqués d'encéphalite, et des ulcères ou des
dartres suppurantes préservent ordinairement des maladies aiguës, contagieuses. On sait quelle influence le genre de vie et les
habitudes exercent sur les dispositions à être affecté par des puissances nuisibles. La soubrette délicate mourrait avant trois jours si
on voulait la soumettre à la grossière nourriture et aux rudes travaux de la moissonneuse ; le tailleur tomberait malade près d'un
fourneau, et le forgeron sur l'établi du tailleur. Ce qui nuit à l'un
ne nuit donc pas à l'autre ; tous les individus ne sont pas affectés
de la même manière par les mêmes influences nuisibles , et si
quelques-uns en contractent des maladies, il ne s'ensuit pas que
ces maladies doivent nécessairement être analogues. Le chagrin

peut aussi bien occasionner une attaque d'apoplexie qu'une fièvre bilieuse ; et un refroidissement, un coryza simple qu'une is-
chiadique, ou une fièvre nerveuse. Toutes nos connaissances étiologiques ne sont donc que d'une utilité très-relative dans la pratique ; cependant l'habileté du médecin peut leur donner plus
de valeur, s'il est un bon physiologiste et un observateur impartial, s'il ne se sert de l'étiologie que comme d'un des nombreux
moyens d'arriver à la connaissance des maladies, sans se laisser
entraîner par elle dans l'erreur.

§ XXXII.

S'il se présentait une maladie que rien ne fît reconnaître, elle
n'existerait pas pour nous et ce serait une présomption impardonnable que de vouloir en prouver l'existence par ce seul fait que
l'individu dont il s'agirait aurait été soumis à des influences
qui troublent ordinairement la santé. Une maladie n'est l'objet
des recherches médicales qu'autant qu'elle se manifeste par des
symptômes. Le meilleur accessoire du diagnostic est donc :

1° La *symptomatologie* ou doctrine de la connaissance de tout le
côté objectif des maladies ; elle est la source de la *nosographie*,
qui nous apprend à faire un rapprochement historique de tous
les phénomènes observés dans des maladies, ou à esquisser le tableau de la maladie. Les efforts continuels qu'on a faits pour perfectionner cette branche de la science, ont donné naissance à la
séméiologie, doctrine de l'importance des symptômes, laquelle, de
concert avec la nosographie, place le diagnostic sur un pied beaucoup plus élevé. Il ne peut être question ici d'une critique détaillée de l'ensemble de cette doctrine ; cependant nous devons nous
permettre quelques remarques propres à faire estimer la séméiologie à sa juste valeur. Si plusieurs médecins renommés se sont
plaints de l'imperfection du diagnostic, les lacunes de la séméiologie en sont la principale cause. *Girtanner* (1) parle avec douleur
des ténèbres dont nous sommes environnés et que ne perce au-

(1) Ausführliche Darstellung des Brownischen Systems. 2 vol., pag. 608
à 609.

cune étoile qui nous permette de nous orienter. *Choulant* (1) dit : On ne peut reconnaître dans les maladies que la cause éloignée et l'ensemble des symptômes. *Most* (2) regarde le résultat de la science que nous apprenons dans nos écoles comme ne profitant en rien à l'humanité souffrante, et ne servant qu'à gonfler de vent de faux doctes assez semblables à la grenouille de la fable.

Celui qui a pénétré plus avant dans la science, souscrira à ces assertions et à celle de Hahnemann, et de plusieurs autres, tout aussi peu qu'il méconnaîtra les lacunes de la science et en particulier l'imperfection de la séméiologie. Les raisons pour lesquelles il nous est si difficile et souvent impossible de reconnaître par les symptômes ce que nous devrions savoir, sont les suivantes :

1° *Il y a des maladies qui ne présentent pas de symptômes extérieurs, ou qui n'en présentent que de si légers qu'il est impossible de les apercevoir.* Ces maladies sont la plupart du temps des maladies organiques. Dans un grand nombre d'organes pauvres en nerfs, et par cela même presque insensibles, par exemple dans le foie, des tubercules, des ulcères enkistés, des ramollissemens et d'autres vices peuvent exister pendant des années sans que rien n'en annonce la présence. On a même trouvé dans des organes plus nobles, dans le cerveau, le cœur et les grands vaisseaux des désorganisations qu'on ne soupçonnait pas. A cette classe appartiennent les cas de mort subite causée par la rupture du cœur ou de l'aorte, à la suite du ramollissement d'une de leurs parties. On en trouve dans *Morgagni* (3) de nombreux exemples. *Sébastian* (4) a disséqué un homme qui, après avoir été guéri d'un typhus entérique, s'était bien porté pendant deux ans, et qui était mort ensuite d'une pleurésie extrêmement aiguë avec épanchement de

_____

(1) Grundzüge für die Selbstaendige Bearbeitung der Medicin, in der neuen Zeitschrifts für Natur und Heilkunde. 1 vol. 2 cah.

(2) Einiges über die Reform, welche der Medicin in unserer eit Znothwendig bevorsteht; in der allgem. med. Zeitung. 1833, n° 58.

(3) De sedibus et causis morborum.

(4) Tydschrift voor naturlyke Geschiedenis door van der Hoven en the Vrieze. 1834.

pus dans la cavité de la poitrine. A sa grande surprise, il trouva encore la majeure partie des ulcères des intestins provenant de la fièvre nerveuse, et à deux places, seulement des marques distinctes de cicatrices. Il y a plusieurs années qu'en disséquant un homme qui, bien portant et vigoureux, était constamment en voyage à pied ou à cheval, et deux jours avant sa mort, avait fait une partie de chasse sans se sentir incommodé, mais qui, attaqué subitement d'un asthme avec accès de suffocation, avait succombé le cinquième jour de la maladie, je trouvai tout le poumon droit formant un sac plein de pus, désorganisation qui n'avait pu s'opérer dans le peu de temps qui s'était écoulé depuis sa maladie, pendant laquelle on n'avait remarqué aucun signe d'inflammation.

2° *Les apparences trompeuses des symptômes* provenant surtout de ce que des affections sympathiques se montrent souvent, par des phénomènes extérieurs, beaucoup plus distincts que la perturbation originaire ; ou de ce qu'il existe des complications accidentelles dont les symptômes, à cause de leur violence, obscurcissent les symptômes de la maladie plus importante. Il est triste que souvent l'autopsie seule fasse reconnaître l'erreur, comme le prouvent encore les nombreuses observations de *Morgagni*. De *Haën* (1) trouva dans le cadavre d'une femme, qui pendant une maladie de cinq jours n'avait eu ni malaises, ni vomissemens, mais avait constamment mangé, et bu de la tisane d'orge, une gangrène de l'estomac qu'on n'aurait pu soupçonner assurément en l'absence des symptômes d'inflammation les plus essentiels. *Huguier* (2) a vu à l'hôpital de Saint-Louis traiter pendant deux ans une femme d'une hyperthrophie du cœur, et à l'autopsie, on trouva le cœur sain et le poumon parsemé de tubercules. Il raconte un autre cas qu'on regarda comme une phthisie trachéale, et qui n'offrit qu'un anévrisme de l'aorte. *Fricke* (5) observe que quand le sensorium est affecté dans la phthisie

(1) Ratio medendi, p. ix, p. 27.

(2) Archives générales. Février, 1834.

(3) Neue Zeittchrift für gesamente Medicin von Dieffenbach, Fricke und Oppenheim, 3 vol. p. 440

tuberculeuse, le symptôme caractéristique, la toux, manque souvent, et il raconte un cas de cette espèce. *Bagliv* dit déjà que les maladies du poumon trompent fréquemment les médecins les plus expérimentés, ce que *Gregory* (1) confirme pleinement d'après des observations faites par lui-même. Le stéthoscope si vanté nous induit lui-même en erreur assez souvent. *Philipp* (2) de Berlin nous raconte un cas où tous les indices fournis par l'auscultation annonçaient un vice de la valvule du cœur, hydropisie du péricarde et œdème du poumon, et où l'on ne trouva qu'un épaississement dans différentes parties du péricarde avec dilatation du ventricule gauche, et épaississement de ses parois avec œdème des poumons. *Wynn* (3), de Glasgow, trouva chez un homme mort d'hydropisie une désorganisation complète des reins que rien ne faisait soupçonner de son vivant. *Horst* (4) vit, dans un cas de désorganisation totale des reins, couler l'urine librement jusqu'au dernier jour. *De Haen* (5) trouva à la suite d'une pneumonie la rate changée en une espèce de bouillie, sans que rien eût fait soupçonner cette décomposition. Il a fréquemment rencontré aussi des cas où le foie était tellement grossi qu'il s'étendait jusque dans l'hypocondre gauche, et où l'on croyait d'autres viscères affectés.

Je ne veux pas augmenter l'impression désagréable que l'on éprouve lorsqu'on voit dévoiler le côté faible de notre science; mais on ne doit pas voiler ses défauts lorsqu'il s'agit de montrer de quelle utilité nos connaissances imparfaites sont pour l'humanité. J'avouerai donc qu'il y a encore un grand nombre d'états morbides dont nous ne connaissons pas les signes caractéristiques, tels sont entre autres, les tubercules du cerveau, dont les symptômes sont très obscurs (6), et les maladies du pan-

(1) In the Edinburgh medic. and surgical Journal, n° civ, p. 24.

(2) Zeitschrift für die gesamelte Medicin. 2 vol. 2 cah.

(3) Medical Journal. April, 1833.

(4) Krankheits Geschichte einer merkwürdigen Nierenschwindsucht; in Hufelands und Osanns Journal der Prakt. Heilo. 1836.

(5) Loco citato.

(6) F. P. Ravin, Traité des Tubercules; Mémoires de l'Académie royale,

créas (1). Je ne me rappelle pas quel écrivain a attiré dernièrement l'attention sur l'œdème de la rate, dont on ne soupçonnait
pas même l'existence. Nous ne savons que très-peu de chose sur
l'asthme thymique; nous ignorons s'il provient réellement d'une
hyperthrophie du thymus, comme *Kopp* le prétend (2), et ce que
Staub (3) conteste. Mais il y a encore bien d'autres lacunes dans
la médecine.

§ XXXIII.

Ce serait une grande injustice que de reprocher au médecin l'insuffisance des faits fournis par l'anamnèse et l'obscurité des symptômes qui le mettent dans l'impossibilité de reconnaître parfaitement une maladie. Mais ce qui mérite d'être blâmé, c'est la légèreté qu'on apporte dans le diagnostic, et surtout la précipitation
avec laquelle on infère la cause intérieure de quelques accidens
regardés comme caractéristiques ; c'est qu'on établisse là-dessus
les indications d'un traitement antipathique héroïque, et qu'on
expose ainsi le malade à une mort presque certaine, si la conclusion est fausse. L'histoire de tous les temps nous en fournit
des preuves, et nous montre quels résultats funestes ont été produits par des idées erronées sur l'essence et la cause prochaine des
maladies. Je ne veux pas entrer dans des détails pour énumérer
tout le mal qu'ont fait les alexipharmaciens, les gastriciens, avec
leurs purgatifs éternels, les brownistes, avec leur méthode stimulante, les ultra-antiphlogisticiens, Broussais à leur tête, avec leurs
évacuations sanguines. Les plus mauvais homéopathes n'ont pas
à s'en reprocher autant, car ils ont tout au plus laissé mourir,
mais ils n'ont pas donné la mort.

vol. iv, cah. 3. 1835. Romberg, über die Gehirn-Tuberkeln ; in Caspers
Wochenschrift. 1834, n° 3. T. Constant, Gazette Médicale de Paris, 30
juillet 1836. Jadelot, Journal de Médecine de Corvisart, vol. x.

(1) Einiges über den Krebs der Bauchspeicheldrüse von Dr. Casper,
dans son Wochenschrift. 1836, n° 28.

(2) Loco citato.

(3) Wochenschrift von Casper, etc. 1838, n° 7.

Lorsqu'on produit des résultats funestes par l'application d'un faux système, deux choses peuvent avoir lieu : ou le médecin est tellement prévenu en faveur de son système, que l'idée d'une erreur ne lui vient même pas, et qu'il continue ainsi à accumuler fautes sur fautes ; ou il reconnaît l'erreur, change d'idée et embrasse une autre méthode. On tâtonne ainsi dans les ténèbres, et, si l'on continue à échouer dans le traitement, on adopte chaque jour un autre système. Comme on ne connaît que fort peu les effets des médicamens, et encore moins ceux de ces mélanges tant chéris, on méconnaît souvent les symptômes produits par les médicamens administrés ; on les regarde comme de nouvelles manifestations du véritable état morbide, et l'on change à la fois de vue sur la maladie et sur le traitement. On n'hésite pourtant pas à appeler rationnelle par excellence une manière de procéder aussi incertaine. Nous trouvons dans les journaux de médecine une foule d'histoires de maladies traitées par les plus célèbres médecins, où se trahissent à chaque instant leurs hésitations entre un traitement rationnel et un traitement symptomatique, ce qui prouve que mon jugement n'est pas trop sévère. Mon opinion a été formée à cet égard par la lecture d'un grand nombre d'histoires de maladies qui m'ont fait voir jusqu'à quel point l'art est encore maltraité. Une maladie est regardée comme la suite tantôt d'une obstruction des intestins, tantôt d'une goutte larvée, tantôt d'une affection rhûmatismale, herpétique, etc. Les hémorrhoïdes latentes jouent un grand rôle, c'est-à-dire des hémor-rhoïdes qui n'en sont pas ; car sous ce nom, tout ce qu'on peut entendre, se réduit à un état congestif qui, dans des circonstances données, peut déterminer aussi bien un flux hémorrhoïdal, un épistaxis, une hémorrhagie des poumons ou de l'œsophage ; en sorte qu'on pourrait avec tout autant de raison appeler cet état un épistaxis latent. L'école de *Stahl* a enfourché ce grand cheval de bataille, et dans tous les cas où il existait le moindre signe de circulation irrégulière, elle cherchait à provoquer des hémor-rhoïdes, dont l'apparition était regardée comme un brevet de longue vie. Il n'y a pas long-temps qu'un étranger atteint d'une maladie chronique m'envoya un épais paquet d'ordonnances

DIAGNOSTIC ET THÉRAPEUTIQUE.

qui lui avaient été prescrites, et qu'il accompagna des consulta-
tions de cinq médecins célèbres : tous cinq différaient d'opinion
sur la maladie, parce que chacun d'eux avait examiné un autre
rapport causal, sans tomber sur le véritable. Si ce n'est pas là
une raison fondée de se méfier de la médecine, il n'y en a
pas.

§ XXXIV.

Selon Hahnemann, tout ce qu'on peut connaître des maladies,
c'est la manière dont elles se manifestent, et la somme des symptômes représente la maladie dans toute son étendue, en constitue la seule et véritable forme. Ainsi « l'ensemble des symptômes,
*l'image réfléchie à l'extérieur de l'essence intérieure de la maladie,
c'est-à-dire de l'affection de la force vitale*, est en même temps
la principale ou la seule indication fournie par la maladie, du
remède qu'elle demande; la seule chose à laquelle le médecin puisse reconnaître le cas morbide, et qu'il soit obligé d'enlever au moyen de son art pour opérer une guérison radicale. L'affection de la puissance intérieure invisible qui anime notre
corps et l'ensemble des symptômes provoqués par elle dans l'organisme, perceptibles à l'extérieur, et représentant le mal, ne forment qu'un tout, une seule et même chose, et ne peuvent pas
être séparées. Mais comme, lors de la guérison, la perturbation
intérieure de la force vitale, cause de la maladie, cesse en même
temps que l'ensemble des symptômes perceptibles, c'est-à-dire
quand la totalité de la maladie disparaît, il s'ensuit que le médecin n'a qu'à enlever l'ensemble des symptômes pour détruire
la maladie dans sa totalité, chose d'autant plus facile qu'il n'y a
pas de maladie guérissable dans l'intérieur de l'homme, qui
ne se manifeste par des indices et des symptômes aux yeux de
l'observateur. »

J'ai cru nécessaire de rapporter les propres expressions de l'auteur de cette hypothèse. On peut d'autant moins se dispenser de
l'examiner ici, que l'esprit de cette doctrine purement symptomatique, en opposition avec l'aristocratisme de l'ancienne thérapeutique causale, a fourni aux défenseurs de cette dernière le princi-

pal sujet d'attaque contre la nouvelle méthode. Je suis trop ennemi de la polémique pour faire l'histoire de cette lutte; je me
bornerai à faire remarquer qu'un grand nombre de partisans
de la méthode spécifique n'ont pas adopté sans restriction les
opinions de Hahnemann, et qu'ils ont déclaré nécessaire de mett-
tre des bornes au traitement purement symptomatique. Quant à
moi, qui n'ai jamais caché mon opinion à cet égard, je ferai
connaître à quelle conviction l'observation et la réflexion m'ont
conduit.

§ XXXV.

Les symptômes sont les manifestations extérieures, objectives,
du développement de la maladie dans l'intérieur de l'organisme.
Toute maladie se manifeste par des modifications d'organisation,
de sensations et de fonctions. Nous ne pouvons le nier, et si,
comme nous l'avons déjà vu, il y a des vices d'organisation qui
ne se manifestent pas extérieurement, ils n'en existent pas moins;
seulement ils sont cachés à nos yeux, jusqu'à ce que l'autopsie
nous les fasse découvrir. Il n'y a rien d'important d'ailleurs à y
opposer, si l'on ne veut leur accorder que la valeur de dispositions organiques à une maladie; de même que d'autres désaccords
dynamiques, tant qu'ils sont trop légers pour troubler le bien-
être, peuvent être considérés comme des dispositions aux maladies, qui, aussi long-temps qu'on n'est pas en état de les découvrir, ne peuvent être un objet d'investigations pour le médecin :
mais les symptômes ne fournissent qu'en partie les moyens de re-
connaître les anomalies intérieures.
Un grand nombre de maladies se dessinent si nettement que
nous reconnaissons à l'instant l'affection que nous avons sous les
yeux, et que les indications thérapeutiques se présentent pour
ainsi dire d'elles-mêmes. Dans de pareils cas, un traitement purement symptomatique peut parfaitement suffire, parce que l'essence et la forme sont souvent tellement unies, que cette dernière
seule nous indique la voie à suivre pour enlever l'une et l'autre.
Mais si l'on se contente de n'accorder son attention qu'aux phénomènes extérieurs, on se trouvera fréquemment dans l'embar-

ras, et pour s'en tirer, on sera forcé de recourir à des combinaisons, afin de pénétrer dans l'intérieur avec l'œil de l'esprit. Hahnemann partage lui-même cette opinion, en admettant sous le
manteau de la psore la nécessité d'avoir égard aux accidens dyscrasiques cachés, imperceptibles, parce que, dans ce cas, le traitement symptomatique ordinaire reste sans résultat, ou ne produit
que des effets palliatifs. Les couleurs sous lesquelles se présentent les maladies, sont souvent si peu prononcées, les symptômes
d'affections idiopathiques tellement obscurcis par ceux d'affections sympathiques, que nous ne pourrions, sans appeler la réflexion à notre aide, trouver ce qu'il nous est nécessaire de savoir pour opérer la guérison. Mais jusqu'à quel point la connaissance de la nature intérieure d'une maladie puisée dans les symptômes, s'accorde-t-elle avec les indications spéciales fournies également par les seuls symptômes, pour le choix des médicamens?
C'est ce que nous examinerons plus tard.

§ XXXVI.

*La justesse du diagnostic n'est assurée que par l'emploi de tous
les accessoires nécessaires.* Les plus importans de ces moyens accessoires sont les suivans :

1° La recherche des circonstances par lesquelles une disposition à la maladie dont il s'agit, a pu être engendrée. Le médecin
instruit est seul en état de se livrer à une pareille recherche. Le
groupe entier des symptômes existans lui donne du caractère
générique de la maladie une idée telle, qu'il dirige son attention
sur des momens qui lui en désignent l'espèce d'une manière plus
précise. Un médecin versé dans la pathologie n'ira certainement
pas s'informer si, dans un cas de fracture, le sujet a eu la syphilis ;
mais dans un cas de fracture compliquée, si les lésions des parties molles ne veulent pas guérir, s'il se forme dans la plaie un
pus suspect, si les bords deviennent lardacés, il ne manquera pas
de s'en enquérir, parce qu'il a alors sous les yeux les indices
d'une dyscrasie dont il doit apprendre à connaître l'espèce.
Dans une grippe simple chez un enfant, on ne commencera pas
par demander s'il a eu des scrofules ; mais il faudra le faire s'il

joint à cette affection une ophthalmie qui ne veut pas céder aux
médicamens ordinaires d'une ophthalmie catarrhale , et s'il y a
par conséquent des motifs de soupçonner une diathèse scrofuleuse. Les enfans sont fréquemment atteints de légers engorge-
mens des glandes du cou et de la nuque, qui ressemblent au toucher à des pois, et qui , provenant d'un simple refroidissement,
disparaissent d'eux-mêmes au bout de quelques jours, pourvu
qu'on tienne les malades chaudement. Mais dans ce cas on ne
saurait excuser un médecin, qui saurait que les frères d'un enfant atteint d'une pareille maladie ont souffert des scrofules qui
commencent par une semblable enflure des glandes, de ne pas
administrer sur-le-champ les médicamens propres à prévenir le
développement des scrofules.

Des laïques qui veulent se mêler de la pratique médicale, et des
disciples d'Esculape qui ne consultent que la symptômatologie,
auraient beau apprendre par cœur toute la matière médicale,
ils ne sont et ne seront jamais des médecins rationnels, parce
qu'ils ne connaissent pas ce qu'il faut savoir pour reconnaître
une maladie dans sa totalité. Jamais des médecins instruits ne né-
gligeront de rechercher les circonstances qui peuvent avoir quelque relation avec le caractère de la maladie, telles qu'une disposition héréditaire, le tempérament, la constitution, les idiosyncrasies, une disposition acquise par une mauvaise éducation, ou
trop molle ou trop dure, une application excessive dans les écoles, trop peu d'exercices corporels ou de précoces fatigues, une
nourriture mauvaise ou irritante, l'abus des parfums, l'excitation
de l'imagination par la lecture des romans, l'onanisme chez les
garçons et les jeunes filles, des désirs immodérés réprimés ou sa-
tisfaits, certaines occupations qui engendrent des dispositions à
différentes maladies, l'irrégularité des veilles et du sommeil, de
mauvaises habitudes, par exemple, celles de fumer, de priser ou
de chiquer, la situation des habitations, de la chambre à coucher
surtout, l'absence de propreté, d'air frais, les influences funestes
du climat ou de la localité, une manière nuisible de se vêtir, par
exemple, un vêtement trop étroit, une cravate ou des jarretières
trop serrées, des couvertures trop légères ou trop chaudes, et par

conséquent, une transpiration trop abondante ou trop peu copieuse, etc. Je connais un individu qui souffre d'enchifrènement et de
transpiration tant que le blé est en fleurs, et qui en est délivré
quand il s'abstient d'aller se promener dans le voisinage de
champs de blé. Les passions ont une influence très-positive et
très-différente sur la santé. Nous savons que la colère précipite le
sang vers la tête, que le chagrin augmente la sécrétion de la bile,
que la jalousie, les inquiétudes et les soucis affectent la sphère
sensible et la reproduction. Dans un grand nombre de cas, il est
de la dernière importance de s'informer des maladies antérieures.
Sans entrer dans d'autres détails, je citerai la suppression des hémorrhagies et la disparition des ulcères. Je dois rappeler encore la
syphilis et la psore. *Schlegel* (1) racontait dernièrement un cas,
où une migraine, qui durait depuis trente ans, avait été guérie par
le sublimé, après qu'il en eut découvert l'origine syphilitique. Il y
a trente ans qu'un pharmacien, atteint d'une cardialgie enracinée,
traitée sans succès jusque-là par plusieurs médecins, fut guéri
au moyen du gaïac, remède que je choisis par cela seul que je
savais qu'il avait souffert antérieurement de la goutte. Une autre
cure opérée par moi vers la même époque a fait quelque bruit.
Une jeune fille souffrait d'une jaunisse et avait déjà pris pendant
six semaines, par le conseil d'un autre médecin, une foule de remèdes résolutifs. On me consulta, et je crus avoir affaire à des
spasmes du foie, lorsque j'eus découvert que la malade avait été
très-sujette à des spasmes hystériques. Je lui donnai du casto-
réum, et en huit jours, elle fut guérie. Si c'était nécessaire, je
pourrais rapporter une quantité d'observations faites par d'autres
ou par moi-même, qui toutes prouveraient l'influence des maladies antérieures sur celles qui se déclarent par la suite. Mais on
connaît ce fait depuis long-temps. Cependant je crois devoir faire
observer encore qu'on doit accorder une grande attention aux
dérangemens produits dans la santé par l'usage des médicamens
et par les saignées. On connaît les suites funestes de l'abus du

(1) Wochenschrift für die gesammte Heilskunde von Casper, etc. 1837,
no 20.

mercure (1). On ne doit pas moins se méfier de l'iode, qui porte la perturbation dans le système glandulaire et fait disparaître les seins chez les femmes. *Jahn* (2) l'a vu engendrer une consomption. *Dürr* (3) a observé qu'un onguent d'iode, employé en frictions contre un goître, provoque des tressaillemens dans les membres et les muscles de la face, des angoisses, de l'anxiété, des battemens de cœur, des vomissemens, de violens maux de tête, et finalement des accès de convulsions avec écume autour de la bouche. *Vogel* (4) a vu le teint d'un individu qui avait pris de cette substance, de jaune qu'il était auparavant, devenir subitement bleu. *Busse* (5) raconte un cas d'empoisonnement par l'oxide de zinc chez un homme de quarante-trois ans, qui souffrait de l'épilepsie, et auquel on en avait administré 5246 grains en cinq mois. On parvint à le sauver, mais il resta languissant et imbécile. *Tanquerel* (6) cite un cas de coliques mortelles à la suite de l'emploi du plomb contre une hypertrophie du cœur, et un autre d'une affection cérébrale, causée par un empoisonnement accidentel avec le plomb (7). Je rappellerai le désordre que porte l'opium dans le système nerveux de ceux qui y sont habitués, ou le haschisch, es-

---

(1) Das Quecksilber, ein pharmakologisch-therapeutischer Versuch von Dr. Ludw. Wilh. Sachs. Kœnigsberg. 1834.—Stokes über die Heilung der inneren Krankheiten von dem Standpuncte der neusten Erfahrung an Krankenbette. Deutsch bearbeitet von Dr. F. J. Behrend. Leipzig 1835. —Cusack in the Dublin Journal of medical and chemical Science. Vol. VIII, nº 23. Nov. — Kramer in der Wochenschrift für die gesammte Heilkunde. 1837 nº 21.—Mercklin in der vermischten Abhandlungen aus dem Gebiete der Heilkunde. Petersburg. 1825. 3 samml, nº 12. — Perfect Annalen einer Anstalt für Wahnsinnige ; aus dem Engl. Hannover 1804. page 161. —Alley Observations on the hydrargyria. London 1810.

(2) Archiv für medicinische Erfahrung. Marz und April. 1829. pag. 338.

(3) Schweizerische Zeitschrift für Natur und Heilkunde. 2 vol. Heilbronn 1836.

(4) Rusts Magazin, vol. XIV, pag. 150.

(5) Wochenschrift für die gesammte Heilkunde. 1837. nº 21.

(6) Journal hebdomadaire. 1836. juillet nº 28.

(7) *Ibid.*, 22 octob. 1836.

pèce de boisson narcotique préparée avec du chanvre, dans celui
des Indiens qui en font usage; la leucophlegmasie et la tuméfaction de la rate causées par l'abus du quinquina, ou, selon *Pfaff*(1),
par l'azote qu'il contient ; la cachexie et la teinte noirâtre de la peau
par le nitrate d'argent; l'exanthème semblable à la scarlatine par
le beaume de copahu; la dyspepsie, par l'usage inopportun et abu-
sif de l'eau minérale ferrugineuse; enfin et surtout les tristes suites des bains d'eaux thermales mal choisies. On ne peut excuser
la légèreté avec laquelle les médecins envoient souvent leurs malades à une source minérale quelconque et abusent de cet excellent remède. *Krimer* (2) dit qu'il est convaincu que l'abus des eaux
minérales produit souvent des maladies contre lesquelles on aurait
pu les employer avec succès. Ordinairement on se porte fort mal
dans les familles qui ont une pharmacie domestique et dont un
des membres se croit en état de prescrire un léger médicament à
la moindre incommodité. Si on laissait agir la nature, on s'en
trouverait mieux le plus souvent. Autrefois les pillules d'aloès de
Francfort étaient regardées comme une panacée; maintenant on
préfère celles de Morisson, dont le fameux inventeur a cherché à
prouver dans un traité que toutes les maladies peuvent et doivent être guéries par des purgatifs. Il ne manque pas malheureusement de preuves contraires; mais cela n'empêche pas le
monde d'ajouter foi à de pareils non-sens. Je dois ajouter un mot
encore sur l'usage de la camomille. Quoique personne ne nie
qu'un médicament est une substance qui possède la propriété de
modifier l'état de santé, on est cependant assez inconséquent
pour prétendre que certains moyens que l'on administre en
grande masse à cause de leurs effets primitifs, peuvent être
très-utiles et ne jamais nuire. C'est ce que l'on pense, entre
autres, du semencontra, dont on abuse tant, et de la camomille,
dont les effets très divers ne sont connus que d'un très-petit
nombre de médecins, autrement ils auraient garde de la

(1) System der materiellen Medicin. Leipzig 1824. part, VII, pag. 117.
(2) Prakt. Beobachtungen in Journal der Prakt. Heilk. von Hufeland
und Osann. 1834. août, pag. 9.

prescrire aussi fréquemment. Je ne m'en rapporte pas à la
matière médicale de Hahnemann, d'après laquelle la camomille
produit 462 symptômes morbides bien distincts, ce qui tendrait à
faire croire que quelques tasses d'une infusion des fleurs de cette
plante sont suffisantes pour empoisonner. Je sais que de pareilles
exagérations sont plus nuisibles qu'utiles , parce qu'on en rit
et qu'on n'y ajoute aucune foi. Je ne m'appuie que sur les observations que j'ai recueillies moi-même depuis plus de seize ans,
c'est-à-dire, depuis que Hahnemann a attiré mon attention sur
cet objet. Les effets funestes de ce remède se manifestent surtout
dans le système bilieux et le système cutané. Ceux qui font un
usage fréquent de l'infusion de ses fleurs sont sujets à une jaunisse habituelle avec morosité et irritabilité maladive du système
nerveux périphérique, accompagnée d'une disposition aux affections inflammatoires de la peau. Les femmes en couches qui en
font usage, sont facilement atteintes de miliaire avec écorchure
du bout des seins. Les nourrissons en souffrent encore davantage , surtout si on leur en donne à eux-mêmes. Winter (1)
regarde l'infusion de camomille comme une des causes de la gas-
tromalacie. Les suites les plus ordinaires de l'abus de l'infusion
de cette plante sont des selles vertes, des coliques, des flatuosités,
de l'agitation et de la timidité avec exanthèmes du genre de la
miliaire, des écorchures sous les bras et dans le voisinage des parties génitales. Dans les maisons d'accouchement, où la camomille
est la boisson journalière des femmes en couches, on ne remarque
pas ces résultats, parce qu'ils ne se montrent ordinairement que
quand elles en sortent avec leurs enfans. Mais celui qui a eu l'occasion de voir plus tard ces malheureuses créatures, a dû reconnaître chez la plupart la justesse de mes observations. Je les ai
répétées trop souvent pour être dans l'erreur, et j'ai vu trop souvent que les symptômes que j'ai mentionnés ne se manifestent pas
quand l'accouchée n'a pas reçu de camomille. D'autres médecins
peuvent s'en convaincre, s'ils le désirent.

(1) Rusts Magazin für die gesammte Heilkunde. 33 vol. 2 cah. pag.
281.

Enfin, je dois aussi faire remarquer combien il est nécessaire de s'assurer si des influences qui ont engendré une disposition morbide, existent encore ou si elles ont cessé et n'agissent plus que par leur effet secondaire.

§ XXXVII.

Il n'est pas moins important :

2º *D'avoir égard au génie de la maladie régnante.* De nombreuses expériences ont prouvé depuis long-temps qu'après un certain laps de temps il s'opère dans le génie des maladies un changement général. Nous serions entraînés trop loin, si nous voulions rechercher dans notre littérature, si riche, à cet égard, des exemples des influences sidérales, météorologiques et telluriques sur le caractère des maladies régnantes, et soumettre à la critique les nombreuses hypothèses qui ont été émises à ce sujet. Il ne s'agit pas de prouver d'après les lois de la nature la nécessité de cette influence, ce qui n'a réussi que très-imparfaitement jusqu'ici ; il suffit de rappeler que quelque chose d'inconnu, appelé *génie des maladies,* leur donne pendant un long espace de temps un caractère particulier, qui se manifeste principalement dans les maladies épidémiques, et qui s'annonce plus ou moins jusque dans les sporadiques. Les médecins symptômatiques qui s'obstinent à ne considérer une maladie que sous un seul aspect, se trouvent alors en grand danger de faire naufrage ; car les phénomènes extérieurs des maladies régnantes sont souvent trop peu distincts pour offrir un point d'appui certain à la thérapeutique ; et voilà pourquoi les personnes qui sont atteintes les premières d'une épidémie maligne, sont fréquemment les plus maltraitées. Hufeland demandait à ce sujet s'il ne serait pas convenable dans de pareils cas de se borner à observer les premiers malades, sans leur faire prendre de remèdes, et d'attendre que l'issue de la maladie ainsi abandonnée à elle-même en eût fait connaître le caractère dynamique ? — Il a peut-être raison, mais le sentiment moral répugne à voir un homme se débattre contre un danger

imminent sans rien faire pour le secourir, dans l'espoir incertain
d'en sauver d'autres.

Toutefois, lorsque nous avons reconnu dans les maladies régnantes le génie inflammatoire ou rhumatismale, bilieux ou adynamique, nous le retrouvons dans presque tous les cas con-
crets, et nous nous en servons comme d'un fil conducteur
dans le traitement. Le médecin habile ne se laissera pas égarer,
du reste, et il ne regardera pas comme identiques toutes les maladies qui se déclareront pendant une épidémie ; il n'essaiera pas
de les guérir sans distinction avec les mêmes remèdes, car il peut
se présenter en même temps des cas qui exigent un traitement
tout opposé.

§ XXXVIII.

Nous retirons de grands avantages :

3º *De l'historique de la marche de la maladie.* Dans chaque cas
isolé qui n'est pas bien caractérisé, nous devons interroger avec
soin soit le malade lui-même, soit les personnes qui l'ont observé, sur les premiers signes de la maladie, sur les soi-disants
prodromes. Il semble d'abord qu'on ne puisse rien apprendre par là ; cependant une réponse amène une autre question, et finalement on arrive au but qu'on désirait atteindre. J'ai
souvent remarqué que parmi les alentours du malade, ceux dont
on devait le moins attendre d'éclaircissemens étaient précisément
ceux qui avaient le mieux observé : la mauvaise humeur de son
maître avant sa maladie, la flaxidité de ses chairs, n'échapperont
pas à son domestique ; personne ne remarque mieux que le bar-
bier la mauvaise haleine, et en entendant son maître se plaindre
de la fadeur des mets, la cuisinière en conclura qu'il a perdu
l'appétit. Rien n'est plus utile que de rechercher la suite des
symptômes, si l'on veut apprendre quel organe ou quel système
a été attaqué le premier, et de quelle manière la maladie, partant
d'un point, a pris de l'extension ou s'est communiquée au reste
de l'organisme, d'après les lois de la sympathie. Il est souvent
difficile d'arriver à un résultat satisfaisant, d'après les motifs exposés au § 00; mais c'est pour cela même que nous ne devons pas

nous en tenir à un seul des moyens auxiliaires du diagnostic,
mais les mettre tous en usage. L'histoire de la maladie entière,
depuis son commencement et ses progrès graduels, est encore ce
qui m'a fourni le plus de lumières sur la cause prochaine dans
les cas les plus compliqués; et lors même qu'un anneau manque
à la chaîne des symptômes, nos connaissances en physiologie
peuvent nous rendre compte des écarts apparens de la marche de
la maladie. Nous savons d'une manière certaine que la pauvreté
en nerfs est la cause pour laquelle l'affection de certains organes
ne se manifeste point ou ne se manifeste que très-tard, et que la
grande sensibilité d'autres parties est le motif pour lequel leurs
affections sympathiques, même légères, s'annoncent par des symptômes plus distincts.

§ XXXIX.

On ne doit pas négliger :

4o *L'ancienne règle d'avoir égard aux juvantia et nocentia.* Il
est sage, en s'enquérant des prodromes, de s'assurer quelles
influences extérieures produisent du soulagement ou de l'exacerbation : soupçonnons-nous la nature inflammatoire de la maladie,
nos soupçons se changeront presque en certitude si nous apprenons que des puissances stimulantes amènent une exacerbation,
et qu'au contraire, l'air frais, les alimens et les boissons rafraîchissans améliorent l'état. Nous acquerrons la conviction que la maladie est d'un caractère adynamique, si l'on nous informe que le
vin produit les effets les plus salutaires. L'influence des varia-
tions du temps et de la température est aussi très-instructive.
Les résultats satisfaisans ou nuisibles obtenus des médicamens ou
des remèdes domestiques employés, sont souvent aussi d'une
grande importance à cet égard. Je ne puis entrer dans des détails,
mais je citerai au moins un ou deux exemples : la dyscrasie herpétique se fait reconnaître quand le bord de la plaie faite par le
vésicatoire est entouré d'une rangée de petits boutons bien circonscrite; la rapide prostration des forces après une évacuation
sanguine trahit une faiblesse vitale réelle; l'amélioration d'un
ulcère par l'usage du mercure témoigne de sa nature syphilitique.

enfin nos soupçons sur un vice organique deviennent presque une certitude, si des médicamens de différentes espèces et d'effets très-divers n'opèrent aucune espèce d'amélioration. Ici, comme partout, les erreurs sont possibles, parce que la conclusion *post hoc, ergo propter hoc*, est très-incertaine, quoi qu'en disent ces médecins qui mêlent dix à douze remèdes ensemble et qui, si le malade en réchappe, se hâtent de publier leurs expériences sur les effets salutaires d'un des médicamens contenus dans ce mélange, de celui peut-être qui mérite le moins leurs éloges; mais tout le monde n'est pas bon observateur et bon logicien.

§ XL.

Une condition indispensable d'un bon diagnostic, c'est

5° *L'appréciation des symptômes existans.* Hahnemann prétend que l'individualisation d'une maladie ne demande de la part du médecin que de l'impartialité et du bon sens, de l'attention en observant et de la fidélité en traçant le tableau de la maladie. Tout homme raisonnable peut arriver en peu de temps à placer ainsi les uns auprès des autres les phénomènes perceptibles d'un état morbide. Mais quant à moi, je demanderais davantage. Une pareille appréciation des symptômes ne nous fournit qu'une représentation du côté extérieur, objectif, de la maladie. Nous devons nous efforcer d'apprendre à les connaitre dans leur totalité: nous arrivons à ce résultat, autant qu'il est possible de le faire, au moyen

De l'examen attentif de la maladie.

Un médecin instruit, versé dans la physiologie, la pathogénésie et la pathologie, est seul en état d'y réussir, supposé qu'il ne manque ni du don naturel d'observation, ni d'esprit pour pouvoir se livrer à ses recherches avec toute l'indépendance désirable. L'habileté d'un médecin se reconnaît à la seule manière dont il examine les malades : c'est la véritable pierre de touche de l'homme digne de porter ce nom. On parle beaucoup du coup-d'œil pratique : c'est assurément un don excellent de la nature

que de pouvoir, à l'aspect d'un malade, par une rapide combinaison, se faire une juste idée de son état. L'expérience ne sert
qu'à rendre plus habile sous ce rapport ; mais celui qui n'a pas
reçu ce don de ¦la nature ne l'acquerra jamais. Il y a bien des
gens qui n'ont pas le talent de mettre à profit une expérience ;
aussi y a-t-il une grande différence entre savoir beaucoup, et
pouvoir beaucoup, et c'est pour cela que les médecins les plus
instruits sont souvent les plus mauvais praticiens. Mais le talent
peut être ou cultivé ou négligé, et il y a une foule de règles générales pour en tirer tout le profit possible.

Beaucoup de maladies offrent des symptômes objectifs si distincts, qu'on les reconnaît sur-le-champ. L'hydropisie générale,
par exemple, ne sera jamais confondue avec une autre maladie,
non plus qu'un hydrothorax très-développé, où l'œdème des pau-
pières, la bouche ouverte, la lèvre inférieure bleue et pendante,
la respiration pénible avec épaules ramenées en avant, annoncent
assez clairement l'espèce d'affection qu'on a sous les yeux. Mais des
observateurs exercés ont le talent de reconnaître du premier coup-
d'œil une foule de maladies, qui ne sont pas, à beaucoup près, ca-
ractérisées aussi bien. Ce talent est d'une immense ressource dans
les maladies de l'enfance; quand il nous laisse en suspens, la
description superficielle de l'affection soit par le malade, soit par
les personnes qui l'entourent, suffit ordinairement pour donner au médecin une idée de son caractère générique et pour le
diriger dans ses questions subséquentes. Autant qu'il est possible, on doit tâcher de voir et d'examiner soi-même les malades.
En entrant dans la chambre d'un malade, le premier regard jeté
sur lui m'a convaincu souvent que la description qui m'avait
été faite de sa maladie, soit par écrit, soit de vive voix, en of-
frait une peinture absolument fausse. Les descriptions sont souvent très-inexactes. On m'a souvent vanté l'air de santé d'un
malade que je trouvais ensuite avec une rougeur des joues hecti-
que, omineuse. Si des gens de campagne se plaignent de douleurs de poitrine, c'est ordinairement une cardialgie, et sous le
nom collectif de douleurs de matrice, ils entendent toutes espèces de sensations morbides des femmes adultes. On doit

connaître aussi les provincialismes pour en apprécier la valeur.

Il est bon de savoir le caractère et le tempérament du sujet soumis à l'examen, afin de ne pas attribuer trop ou trop peu d'importance à la description de ses sensations subjectives. Des personnes inquiètes et sensibles font toujours une peinture terrible de leurs maux et sont très-disposées à leur appliquer les noms les plus redoutables. D'un autre côté, les individus flegmatiques, torpides, prennent tout trop légèrement et regardent souvent les perturbations les plus graves de leur santé comme trop peu de chose pour appeler un médecin.

§ XLI.

Hahnemann désire que l'on rédige l'examen d'une maladie à la manière d'un procès-verbal, qu'on en couche aussitôt le résultat par écrit, et avec une telle exactitude que ce procès-verbal renferme littéralement la réponse à toutes les questions. Je ne veux pas contester l'utilité d'une semblable pratique, qui est d'une grande importance quand le médecin ne sait que chercher le remède d'après la comparaison des symptômes de la maladie avec ceux des médicamens. J'avoue du reste que je ne suis pas cette méthode; d'abord parce que j'évite volontiers tout ce qui pourrait me donner l'apparence d'une exactitude affectée, et en second lieu, parce que je ne crois pas nécessaire de m'y soumettre. Ne serait-ce pas se rendre ridicule que de vouloir dresser un procès-verbal de chaque cas dans une épidémie de coqueluche? Mais il est très-utile, dans une maladie obscure et difficile à reconnaître, de prendre note de tout ce qui peut avoir rapport à la disposition morbide, aux développemens et au progrès postérieur du mal, et même de tout ce qui donne au tableau de cette maladie ses couleurs particulières, afin d'arriver à une conclusion aussi certaine que possible par le rapprochement et la comparaison de toutes ces données.

§ XLII.

L'examen d'une maladie ne doit pas commencer par la tête et finir par les pieds, selon la marche que recommande Hahnemann. Qu'on se fasse donner par le malade, s'il est en état de le faire, ou par ses alentours, dans le cas contraire, une description historique, exacte de son état, qui commence aux premiers indices d'indisposition et qui présente autant que possible les phénomènes dans leurs développemens successifs. Ce récit fournit déjà au médecin un point d'appui; il fait naître en lui l'idée de certaines vraisemblances relativement au caractère dynamique et à l'espèce de l'affection des organes et des systèmes, et le porte à adresser ensuite des questions qui le conduisent à la connaissance complète de ce qu'il désire savoir ou de ce qu'il est possible d'apprendre par l'examen.

Souvent il ne suffit pas d'examiner une seule fois un malade pour se faire une idée juste de son état. A la première visite, il arrive maintes fois qu'il soit dans un état d'irritation, et qu'il se montre autre qu'à l'ordinaire. Mais cette tension cesse peu à peu, à mesure qu'il s'habitue à la présence du médecin, ce qui met ce dernier à même de se former une image fidèle de la maladie.

Personne n'a recommandé l'observation des symptômes avec plus de soin que Hahnemann; mais il était forcé de le faire, puisque l'ensemble des symptômes dirige seul son traitement. Je nie d'autant moins l'importance de l'observation la plus attentive, que je suis convaincu que dans tous les cas où il nous reste des doutes et des incertitudes sur la cause prochaine de la maladie, les symptômes contribuent à les dissiper plus que toutes les suppositions possibles. A l'ensemble des symptômes appartient tout ce qui annonce une perturbation dans l'état vital antérieur, quand la santé n'était point encore altérée.

§ XLIII.

On doit donc avoir égard 1° aux *symptômes de la sphère sensible*. Je range dans cette classe les modifications relatives aux facultés intellectuelles, à l'imagination, à la pénétration, au jugement, à la mémoire, à l'état des facultés affectives et au tempérament. La vie animale étant une vie sensible, les changemens qui s'opèrent dans sa sphère supérieure, méritent la plus grande

attention. Beaucoup de maladies se caractérisent par la diminution ou l'augmentation de certaines forces intellectuelles, par
une difficulté de conception, ou par des délires. Dans ce dernier
cas, il faut rechercher si ce délire provient du trouble des sens,
ou d'un dérangement intellectuel.

Dans d'autres maladies, c'est le moral surtout qui est affecté. Il
est serein ou sombre, irritable ou chagrin, colérique, méfiant, ja-
loux, méchant, ou indifférent pour tout ce qui lui était le
plus cher. Le changement total de l'humeur et des désirs, une
anxiété excessive ou le dégoût de la vie, l'appétit sexuel anéanti
ou surexcité, la satiryasis, la nymphomanie, etc., sont d'une
grande importance.

On peut ranger dans la même catégorie les perturbations des
fonctions des sens externes, une vue plus forte ou plus faible qu'à
l'ordinaire. J'ai vu une jeune fille hystérique tomber en convulsions à l'aspect d'un objet d'un rouge vif. On doit avoir égard à la
subtilité de l'ouïe ou à la dysécie avec sensation de bruissemens,
de bourdonnemens, de sifflemens, de tintemens dans les oreilles;
à l'impossibilité de supporter certains sons, et aux modifications
pareilles dans les sens de l'odorat, du goût et du toucher.

On doit mentionner aussi les songes. On y a peut-être accordé
trop peu d'attention dans différentes maladies. On sait qu'à l'approche d'un orage on rêve souvent d'hommes morts, ce qui annonce sans doute une influence météorologique sur l'organe de
l'ame. Des rêves anxieux sont la suite ordinaire d'une mauvaise
digestion ou d'une circulation irrégulière. Des songes gais, réjouis-
sans, à la fin d'une grave maladie, sont souvent des prodrômes
d'une mort prochaine.

On n'aura garde de laisser inaperçu la surexcitation ou l'affaiblissement de la sensibilité, tant dans l'organisme entier que
dans des systèmes et des organes isolés, et l'on accordera une
attention particulière aux rapports du système cérébral avec le
système ganglionnaire. Je ne puis m'étendre davantage sur ce
sujet. Le bon médecin doit examiner les symptômes à l'aide de
la physiologie pour être en état d'apprécier leur véritable valeur.

On doit avoir particulièrement égard aux différentes espèces de sentimens auxquelles appartiennent aussi les douleurs, à la facilité ou à la difficulté des mouvemens, à la lassitude générale ou particulière à une seule partie du corps, à la pesanteur, à l'engourdissement des membres, aux titillations et aux prurits, aux dispositions à s'étendre, etc. Quant aux douleurs, on doit en distinguer le siége, la violence, la durée et l'espèce particulière, si ce sont des élancemens, des cuissons, des pressions, des rongemens, des mordications, des térébrations, des déchiremens, des tiraillemens, des battemens, des tranchées, s'il y a sensation de chaleur ou de froid, souvent en opposition avec la température réelle. Tous ces symptômes sont subjectifs, et nous apprenons à les connaître d'après ce qu'on nous en dit. S'il s'agit d'aliénés ou d'enfans qui ne peuvent encore parler, on doit chercher à reconnaître l'existence des douleurs et leur siége, d'après les traits du visage et les gestes, ce qui n'est souvent pas aussi difficile qu'on le croit. Dans des douleurs de poitrine intérieures, la respiration est brève, et de profondes inspirations ou la toux provoquent des plaintes et des gémissemens. Dans de violens accès de cardialgie, le corps est ordinairement dirigé en avant, les genoux fléchis et l'agitation des pieds trahit les maux de ventre. Dans des maux d'oreilles, les enfans ne cessent pour ainsi dire pas de crier, et leurs cris sont toujours d'une force égale. La céphalalgie s'annonce par une augmentation de chaleur et une transpiration; souvent les malades portent la main à l'endroit qui les fait souffrir. La catalepsie, la défaillance, les spasmes, les convulsions, quoique ces dernières se manifestent par des mouvemens musculaires, appartiennent aussi aux affections nerveuses, mais elles ne peuvent être toutes mentionnées ici.

§ XLIV.

2° Les symptômes d'irritabilité.

Comme mon intention n'est pas de faire dans cet ouvrage un cours complet de symptômatologie et de séméiologie, je me bornerai à quelques remarques suffisantes pour les médecins qui ont fait de bonnes études.

L'organe central du système irritable, le cœur, mérite une attention particulière. Ses battemens et la pulsation des artères nous annoncent si les fonctions en sont normales ou non. Il ne peut être question ici d'une artériologie. Les médecins de toutes les écoles doivent posséder parfaitement cette science, et savoir l'importance qu'on doit accorder à la nature du pouls dans certains cas. Pendant quelque temps l'artériologie a été poussée jusqu'aux dernières limites du ridicule. Les Chinois ont parlé d'un pouls de l'estomac, des intestins, du foie, des reins, lequel annonce, selon eux, les maladies de ces organes (1). L'espagnol *Franc. Solano de Luguc* (2) a admis un pouls hémorrhoïdal, ainsi que *Sauvages* (3). *Bordeu* (4) a même noté le rhythme des différentes espèces de pouls comme la musique, ce qui n'est pas dénué de toute raison. *Wetsch* (5) a publié un bon recueil de traités sur l'artériologie. *Delius* (6) appelle pouls intestinal le battement artériel intermittent qui accompagne les affections du bas-ventre. Nous savons au reste que cette propriété du pouls n'est pas le résultat d'obstructions du bas-ventre seulement. On l'a observé fréquemment dans les pneumonies et les maladies du cœur. *Argentier* (7) en a souffert long-temps lui-même, à la suite d'une application trop soutenue, et en a été guéri par une saignée. *Prosper Alpin* (8) parle de ce pouls comme d'un prodrôme d'une crise urinaire. De pareilles subtilités trouvent moins

(1) Andr. Cleyer, Clavis medica ad Chinarum doctrinam de pulsibus. Joh. Bapt. du Halde Bescheibung des chinesischen Reichs, III part., pag. 449 et suiv.

(2) Novæ raræque Observationes circa variam crisium prædictionem ex pulsu. Auct. J. Nihell, ex angl. lat. reddidit Guil. Northwyk. Amstelod, 1748.

(3) Nosologia Method., t. IV.

(4) Recherches sur les pouls par rapport aux crises. Paris, 1756.

(5) Medicus expulsu, sive Systema doctrinæ Sphygmicæ. Vindobonæ, 1770.

(6) Vom aussetzenden puls. Erlangen, 1784.

(7) Commentar. in Galen. Art. med. Venet., 1591.

(8) De Præsagienda vita et morte ægrotantium, lib. IV, cap. IV, p. 240.

de partisans aujourd'hui; mais dans beaucoup de cas on regarde encore la nature du pouls comme beaucoup plus importante qu'elle ne l'est réellement. De nouvelles observations (1) nous ont montré quelle influence peuvent avoir sur lui le jour ou la nuit, le mouvement ou le repos, la position droite ou couchée. Dans les maladies nerveuses le pouls ne nous apprend souvent rien du cœur; de là la vieille maxime, dans la fièvre nerveuse : *pulsus bonus, urina bona, et æger moritur.* Des irrégularités du pouls sont tellement propres à certains individus, que c'est même un indice de santé chez eux. J'ai connu des personnes dont le pouls, ordinairement intermittent, devenait régulier quand elles étaient malades. De pareilles particularités peuvent facilement induire le médecin en erreur, à moins qu'il ne les connaisse d'avance. Si les cas si rares de pulsation des veines se renouvelaient, il serait difficile qu'on ne s'en aperçût pas, et il faudrait admettre nécessairement l'idée d'une artériellité du système veineux.

La doctrine de l'auscultation, qui se perfectionne encore chaque jour, a rendu beaucoup plus facile et plus sûr le diagnostic des maladies du cœur. Cependant elle nous laisse quelquefois dans le doute, comme j'en ai donné un exemple. La connaissance acquise par l'auscultation n'a qu'une valeur subjective parce que beaucoup de personnes n'arrivent jamais à se bien servir du stéthoscope.

Le rapport général de l'irritabilité ne se manifeste pas seulement par le rythme et la force des battemens du cœur et du pouls, mais aussi par l'énergie des réactions de tout le système irritable ou de quelques-uns des organes qui y appartiennent. De pareils changemens échappent difficilement à l'observateur attentif.

§ XLV.

(5) *Les symptômes de la reproduction anormale.*

A ces symptômes appartiennent :

(1) Beobachtungen über die Bedigungen, unter denen die hœufigkeit des pulses im gesunden Zustande verændert wird. Eine gekrœnte preisschrift

(ᴀ) Les indices d'une affection morbide de l'appareil digestif, faim et soif immodérées; diminution de l'appétit et de la soif en général, ou appétit pour certaines choses et répugnance pour d'autres; les différentes espèces d'enduits de la langue, de goût, éructations; en ayant soin de prendre note si elles sont sans saveur ou amères, aigres, douces, putrides ou graisseuses, rances; hoquets; régurgitations; malaises, hauts-le-corps et vomissemens, en ayant égard aux matières vomies; sentiment de vide ou de plénitude dans l'estomac; contraction ou ballonnement gazeux de l'épigastre, du bas-ventre, ou des hypocondres; dureté, élasticité, fluctuation ou mollesse de l'enflure; les différentes anomalies des évacuations alvines, constipation ou diarrhée, excrétions de différentes espèces, relâchement ou constriction spasmodique à l'anus, tenesme, etc.

On ne doit pas négliger l'urine, dont l'évacuation offre divers phénomènes qui ne sont pas sans importance; par exemple, l'émission est-elle involontaire ou supprimée et pénible? Je ne veux pas même prononcer le mot d'uroscopie, mais je dirai qu'on néglige trop souvent cette branche de la science; je rappellerai seulement que dans les maladies aiguës une urine claire comme de l'eau et copieuse enlève tout soupçon d'un caractère inflammatoire, tandis qu'une urine très-peu copieuse, de couleur foncée, et chaude, le confirme; de même qu'à l'aspect d'une urine jaune-foncé on reconnaît la présence d'une jaunisse, sans même avoir vu le malade. Un diagnosticien attentif n'aura garde de mépriser les indices que peut lui fournir l'urine; il saura profiter au contraire de ce qu'il y a de positif dans ces indications. Dans les affections des voies urinaires, l'examen le plus attentif de l'urine se recommande de soi-même. On aura égard:

(ʙ) Aux signes de la respiration troublée des poumons et du système cutané; à une respiration pénible, profonde,

lente, anxieuse, possible seulement dans certaines positions, ou
très-brève et rapide , en examinant en outre si la difficulté se
manifeste plutôt pendant les inspirations que pendant les expi-
rations, s'il y a alors équilibre rythmique' ou non, si l'haleine
est infecte, si l'odeur de la bouche vient de l'estomac ou des
dents cariées, si l'on entend un bruit particulier pendant la respiration, etc. Il faut aussi distinguer les différentes espèces de
toux que nous ne pouvons indiquer ici. On regardera comme
d'une grande importance les symptômes d'une activité anormale de la peau, par exemple une transpiration plus forte ou
moins copieuse qu'à l'ordinaire, la sécheresse ou la moiteur de
la peau, les altérations de la sueur générale ou partielle qui peut
être froide ou chaude, aqueuse ou grasse, huileuse ou même sanguinolente, aigre, âcre, mordicante, rance ou putride, et prendre même une couleur particulière qu'elle communique au linge.
On considère encore :

(c) Les signes d'une métamorphose anormale générale, et que
l'on peut regarder comme produits par le système capillaire.
Ces signes sont : hypertrophie générale ou partielle , obésité
trop forte ou maigreur , ramollissement des os, rigidité ou
flaccidité des parties molles , changemens des cheveux qui tombent ou croissent plus vite qu'à l'ordinaire , sont secs ou gras,
deviennent subitement gris ou blancs, etc.

Je dois parler ici de la sanguinification, objet de longues et
amères discussions entre les partisans et les adversaires de la
méthode spécifique, auxquelles je n'aurai cependant aucun
égard, parce que mon seul but est d'arriver à la vérité. Quand
Hahnemann a prétendu *que depuis la création du monde personne
n'a jamais eu une goutte de sang de trop dans les veines* , cette
assertion a dû exciter d'autant plus d'étonnement que nous vi-
vons dans un temps où une grande partie des médecins tiennent
pour impossible de guérir autrement que par des évacuations sanguines une maladie avec surexcitation de l'activité vasculaire, ou
avec caractère inflammatoire, dans un temps enfin où l'abus des
sangsues est si grand qu'elles menacent de disparaître de dessus la
terre. Hahnemann, du reste, n'a rien dit de nouveau. *Chrysippe de*

Gnide (1), *Erasistrate* (2), *Baptiste Van Helmont* (3), *Cornelius Van Bontekoe* (4), et beaucoup d'autres écrivains anciens et modernes l'avaient dit avant lui. Je m'abstiens à dessein de rapporter les nombreuses raisons pour ou contre cette assertion, et je n'ai garde de fouiller dans la littérature médicale pour y trouver des autorités. Car il n'y a pas d'absurdité, pour ainsi dire, qui n'ait eu ses défenseurs, et qui ne puisse s'appuyer sur des autorités. Je ne veux pas même rechercher si les accidens qu'on attribue à la pléthore peuvent être enlevés sans évacuation sanguine; je me bornerai à résoudre cette question : Y a-t-il une pléthore?

Aucun observateur impartial ne pourra nier que le développment organique de la vie ne puisse devenir excessif dans chacune de ses différentes directions, qu'il ne puisse y avoir surexcitation de la sensibilité, de l'irritabilité ou de l'activité reproductive. Si cela n'était pas, il n'y aurait pas de maladie. La reproduction peut devenir excessive dans la formation de toutes les parties solides et liquides, et l'on ne peut trouver dans l'organisme un point où il n'y ait déjà eu hypertrophie. On a observé de même des sécrétions trop copieuses de mucosité, de suc gastrique, de bile, de semence, de cérumen, de sueur, d'urine, de serum; qui pourrait le nier pour le sang? Le sang pourrait, dans le fait, faire seul exception; mais cette exception ne reposerait sur aucune raison physiologique. L'expérience nous apprend qu'il y a des hommes qui se distinguent par une grande richesse de sang, par une richesse excessive même, tandis que d'autres souffrent d'en avoir trop peu. Souvent cela vient d'une prédisposition héréditaire. Il y a des familles entières qui se transmettent de génération en génération une disposition à la pléthore qu'on remarque déjà dans les enfans au berceau. Je citerai ces familles, où la moindre blessure donne lieu à une hémorrhagie dangereuse qu'on a peine à arrêter, sans qu'on puisse affirmer du

(1) Galenus, de Vene sectione.
(2) *Ibid.*
(3) Ortus medicinæ, pag. 319.
(4) Abhandl. vom menschl. Leben. Buddissin 1685. pag. 163.

reste, d'une manière positive, qu'une hématose exubérante en soit la cause. Mais la pléthore peut, même sans grande prédisposition, provenir d'une nourriture trop succulente, la force digestive étant en bon état et la consommation des forces physiques étant trop peu considérable, de l'usage de la bière, de l'habitude de dormir trop long-temps; elle peut aussi être le résultat d'émissions sanguines répétées, qui diminuent, il est vrai, pour un moment la masse du sang, mais qui provoquent dans l'organisme une tendance à une sanguinification plus active. Il est donc très-difficile de renoncer tout d'un coup à l'habitude des saignées.

Les symptômes de la pléthore sont : vif éclat des yeux, fréquens obscurcissemens de la vue avec vertiges, surtout en se baissant ou en s'échauffant de quelque manière que ce soit, sentiment de plénitude dans la poitrine , respiration pénible, battemens du cœur et des artères lents, pleins, élévation de la température du corps, sensation de pesanteur et de paresse, fréquens engourdissemens des membres, ronflemens en dormant , avec respiration difficile et rêves anxieux, fréquens saignemens de nez goutte à goutte, grand soulagement après une perte de sang soit accidentelle soit autre, soulagement en s'abstenant de mets succulens, en buvant de l'eau, de la limonade, ou d'autres boissons rafraîchissantes; mais surtout continuité de ces symptômes, car lors même qu'ils existeraient tous, s'ils cessent pendant des journées et reviennent subitement ensuite, ils n'annoncent pas une pléthore, mais un état passager d'irritation et de congestion. Cet état peut se manifester tout à coup et disparaître de même. La pléthore, au contraire, se forme peu à peu , et les symptômes s'en développent lentement, pour devenir constants. La distinction entre ces différens états est, pour le praticien, d'une grande importance, et doit avoir une influence décisive sur sa détermination de pratiquer ou non une saignée. Nous reviendrons là-dessus dans la suite.

Nous avons parlé de l'augmentation de la sécrétion des autres humeurs. Il est ordinairement facile de la reconnaître, quand elle se manifeste par des excrétions. Les signes d'une surabondance ou d'un défaut de bile sont déjà moins clairs, et il faut beaucoup plus de soin pour reconnaître ces anormalités. Il n'est pas besoin d'insister sur la nécessité d'examiner aussi les changemens de qualité des matières excrétées.

§ XLVI.

Un grand nombre de symptômes de maladies offrent un caractère d'incertitude tel que l'on doit être en doute s'ils sont engendrés par des altérations de la sensibilité, de l'irritabilité ou de la reproduction, la liaison de ces trois facteurs de la vie étant si intime que beaucoup de phénomènes doivent moins être attribués à une manifestation isolée qu'à une manifestation commune de la vie.

A cette catégorie appartiennent l'augmentation ou la diminution de la chaleur vitale de tout le corps ou de quelquesunes de ses parties, depuis la chaleur mordicante jusqu'au froid glacial, la décomposition des traits du visage, le changement d'éclat des yeux, du teint et de la couleur d'autres parties, surtout des lèvres, de la langue, du palais et des gencives, la nature des différens enduits de la langue, dont on doit considérer aussi l'humidité ou la sécheresse, avec gerçures et crevasses, les modifications de la voix, de la faculté d'avaler, les altérations des fonctions sexuelles, chez les femmes principalement, sous le rapport de la menstruation, la première apparition ou la cessation des règles, les troubles très-divers qui l'accompagnent avec différens symptômes, et enfin tout ce qui est relatif à la grossesse, aux couches et à l'allaitement. Il serait superflu de parler d'une manière spéciale des diverses formes des maladies hémorrhoïdales. On doit accorder la plus grande attention aux éruptions cutanées, à leur forme extérieure, à leurs modifications dans certaines périodes, ainsi qu'à tous les phénomènes d'une affection générale ou locale, tels que prurit, cuissons, etc., qui s'y joignent. On peut en dire autant des excoriations, des vésicules, des nodosités, des aphthes et des croûtes dans la bouche et les narines, dans les oreilles, aux parties génitales, à l'anus, etc. Chez les enfans, les observations répétées, attentives, sont nécessaires pour découvrir leur maladie. On ne doit pas négliger la dentition, quoiqu'en général on, lui attribue une influence pathogénétique trop grande. Enfin on doit avoir égard aussi aux nombreux phénomènes qui se manifestent à l'âge de puberté, et surtout à l'influence de l'âge et du sexe.

On doit accorder une attention particulière aux différens rapports sous lesquels s'opèrent les changemens, aux exacerbations ou aux améliorations qui ont lieu aux différentes époques de la journée, quand l'estomac est vide ou quand on mange et qu'on boit, quand on se donne du mouvement ou qu'on reste en repos, au froid ou au chaud, au grand air ou dans la chambre, par un temps humide ou sec, dans le lit ou hors du lit, quand on est assis, debout, qu'on marche, qu'on va en voiture ou à cheval, ou qu'on est couché. Il faut aussi observer avec soin les changemens des symptômes morbides, surtout le type plus ou moins prononcé de la fièvre, ainsi que la disparition de certains symptômes lorsque d'autres se manifestent, par exemple l'alternation de la goutte et des douleurs hémorrhoïdales, de la diarrhée et de la migraine, du rhumatisme et de l'asthme, etc. Quand il existe en même temps des symptômes de différentes affections morbides, il est nécessaire de s'assurer de la priorité des uns ou des autres, comme par exemple quand il y a à la fois céphalalgie et malaise , lesquels peuvent réciproquement dépendre l'un de l'autre.

§ XLVII.

Ce n'est pas sans raison qu'on a mis beaucoup d'importance à rechercher *quels symptômes morbides sont essentiels ou non essentiels*, il n'est pas aisé de les distinguer convenablement.

L'idée de *symptômes essentiels* est relative proprement au genre de la maladie, c'est-à-dire à un certain développement de la maladie qui, chez tous les individus, en conserve le caractère commun, et se manifeste par des symptômes analogues. C'est pour cela qu'on appelle aussi ces symptômes *pathognomoniques*.

Les symptômes *non essentiels*, au contraire , sont ceux qui, chez chaque individu , diffèrent selon sa disposition différente à des affections sympathiques, et qui par conséquent peuvent manquer ou être tout différens. Ils sont produits par une complication purement accidentelle, sont absolument indépendans de la marche de la maladie, et deviennent essentiels à leur tour, relativement à la complication.

Si un individu est atteint à la fois d'une fièvre intermittente et d'une gale, les symptômes fébriles typiques sont seuls essentiels par rapport à la première de ces maladies, de même que l'exanthème, avec son prurit insupportable, l'est par rapport à la gale. Les symptômes d'une complication qui ne mérite dans le traitement qu'une attention secondaire, pourraient recevoir le nom de *symptômes accidentels*. Les affections sympathiques ne sont pas accidentelles. Elles le sont relativement au caractère générique, dans le système nosologique, mais non relativement à l'individu, qui doit être soumis à un traitement médical, parce qu'un traitement convenable doit avoir égard aux individualités de toute espèce pour trouver les indications de guérison.

On ne peut arriver à une certitude complète que dans la mathesis pure, et non dans la médecine. L'acquérir autant que possible, telle doit être la tâche du praticien; et quand il a mis en œuvre tous les moyens auxiliaires qui peuvent le conduire à cette certitude relative, il a fait son devoir. Je n'ai pas besoin de dire quelles connaissances préliminaires, quelles facultés intellectuelles, quelle exactitude scrupuleuse il lui faut pour cela. L'observateur léger, superficiel, restera un gâte-métier aussi certainement que celui à qui sa mémoire seule aura valu le bonnet de docteur, et avec lui le pouvoir d'écrire des ordonnances pour le bonheur ou le malheur de l'humanité souffrante.

La plupart des erreurs en diagnostic viennent de ce qu'on n'emploie qu'une partie des différens auxiliaires de cette science.

En examinant avec soin les rapports constitutionnels de l'individu à traiter, en recherchant les influences étiologiques, en suivant historiquement les développemens de la maladie, en prenant note de tous les symptômes, supposé que nous n'ayons rien négligé de ce qui pourrait nous en faire sentir l'importance, nous arriverons, dans la plupart des cas, à la connaissance de la cause prochaine, du véritable objet du traitement, et quand nous ne

le pourrons pas , l'ensemble des symptômes nous fournira encore le moyen de résoudre le problème thérapeutique.

§ XLVIII.

Enlever la maladie dans sa totalité est le dernier but de la
thérapeutique.

Quand la médecine était encore au berceau, on n'avait égard
qu'aux symptômes les plus inquiétans des maladies, contre lesquels on dirigeait tous ses efforts. Comme ils en annoncent fréquemment le caractère essentiel, on ne pouvait manquer de toucher juste souvent, malgré l'imperfection de la méthode, et d'enlever toute la maladie avec les symptômes les plus importans,
les plus caractéristiques. Voilà pourquoi la tradition et les écrits
de tous les empiriques nous ont transmis une foule de remèdes
contre le mal de tête, contre les maux de dents, contre les vomissemens, contre les douleurs d'enfantement, etc., et que dans
notre pratique domestique on persiste toujours dans cette voie
purement empirique. Mais on s'est aperçu depuis long-temps que
la disparition de certains symptômes ne suffit pas, la plupart du
temps, pour rétablir la santé générale, tout aussi peu qu'on sauverait une maison dévorée par les flammes en dirigeant les pompes
sur les combles seuls. Les tentatives, ordinairement infructueuses,
de combattre tout un groupe de symptômes par différens moyens,
ce qui ne pouvait réussir, à cause du mélange de plusieurs substances souvent contraires dans leurs effets, ont fait comprendre
enfin qu'il faut attaquer chaque maladie dans sa racine, si l'on
veut la détruire et opérer une guérison radicale. C'est ainsi qu'est
née l'idée d'une médecine rationnelle, et malgré tout ce qu'on
entreprendra pour la renverser, elle n'en conservera pas moins
toute son importance.

§ XLIX.

Le fondement de la thérapeutique est la connaissance de l'objet
à guérir, et la connaissance du remède.

Nous sommes déjà entré, en parlant du diagnostic, dans tous

les détails nécessaires sur la première; nous arrivons donc de suite à la *matière médicale*, nom sous lequel on désigne tout ce qu'il nous est nécessaire de savoir sur les médicamens. Elle se divise en *pharmacognosie*, doctrine des propriétés physiques et des caractères extérieurs des corps médicamenteux, en *pharmacie*, doctrine de la préparation et de la composition des médicamens, en *pharmaco-dynamique*, doctrine des effets des médicamens sur l'organisme vivant, la branche de la pharmacologie la plus importante sans contredit pour les médecins.

§ L.

Quand on veut opposer une force à une autre, il faut les connaître. Dans notre tendance au rationalisme, nous ne pouvions nous contenter de savoir quels phénomènes sont la suite ordinaire de l'administration de tel ou tel médicament; il fallait aussi s'enquérir des lois d'après lesquelles se manifestent ces phénomènes. De là un plus grand essor donné, d'un côté à l'étude de la physiologie, doctrine des forces de l'organisme vivant, et de l'autre à celle de la physique, afin de découvrir le rapport des puissances en lutte. Car, quelque soin qu'on ait pris pour déduire rigoureusement de la forme extérieure, de la cohésion chimique des substances, des propriétés physiques des corps naturels, leurs relations dynamiques avec l'organisme vivant, nous ne sommes pas arrivés à un résultat satisfaisant, et nous nous sommes aperçu depuis long-temps qu'il est impossible d'élever la pharmaco-dynamique au rang de science *à priori*.

Cependant elle doit être plus qu'un recueil inerte des faits observés, accumulés par la mémoire. L'esprit doit par ses combinaisons et ses réflexions, arriver à l'idée des différentes espèces d'effets que les médicamens exercent, tant sur la vie dans sa totalité que sur ses divers systèmes ou organes de l'organisme. On ne s'est pas contenté de prendre simplement note des effets cardinaux les plus remarquables des médicamens en tant qu'ils produisent des vomissemens, des effets purgatifs, sudorifiques, ischurétiques, etc. On distingue leurs effets sur des organes déterminés et l'espèce particulière de ces effets, par exemple, sur le cœur et les artères, où l'on reconnaît à l'augmentation ou à la diminution des battemens une élévation ou une diminution de l'irritabilité. Les phénomènes d'augmentation ou de diminution de la secrétion des matières séreuses ou muqueuses; de provocation ou de cessation d'une hémorrhagie, de rétrécissement ou de dilatation des vaisseaux par l'administration de certaines substances, ont conduit à l'idée des vertus contractives et expansives. On distingue les effets sur les organes qui secrètent les humeurs, des moyens *eucratiques* (§ 17) qui améliorent les altérations de la secrétion et de composition; on en distingue d'autres qui augmentent ou diminuent surtout l'activité reproductive, et d'autres encore qui élèvent ou abaissent immédiatement et de préférence la sensibilité, et qui, par conséquent, guérissent ou provoquent tantôt un érétisme nerveux, tantôt une torpeur. On a étudié avec soin, au moyen de nombreuses expériences, les différences d'effets qui se manifestent après l'administration de doses fortes, moyennes et légères, et la manière dont ils se font sentir le plus distinctement tantôt dans un organe tantôt dans l'autre, selon la grandeur de la dose.

Un grand nombre de médicamens agissent immédiatement sur un certain organe et étendent de là leurs effets sur les autres dans une progression presque toujours égale, d'une manière si marquée qu'il est assez facile de déterminer les effets comme constants. Mais souvent il est extraordinairement difficile de déterminer les changemens dynamiques qui causent les accidents. On a voulu le faire, mais ces tentatives n'ont jeté que trop souvent l'imagination dans le vague, et ont donné lieu à des explications dignes en tous points du roman. Loin de moi la pensée de vouloir déprécier les services des autres. Je m'abstiens donc à dessein de citer des exemples de pareilles rêveries; on les trouvera d'ailleurs facilement, si l'on consulte nos meilleurs traités sur cet objet.

§ LI.

Les lacunes qui existent dans nos connaissances sur les effets des médicamens, proviennent de plusieurs causes, savoir :

1° *De la différence des opinions sur ces effets.*

Pendant long-temps on les a regardés comme purement mécaniques, et l'on ne rêvait que atténuation, condensation, résolution, coction, infiltration, rétention, expulsion des humeurs, etc., sans accorder la moindre attention à l'action de la force vitale. On a changé d'avis dans les vingt dernières années du siècle passé, cependant, comme il en est du souvenir d'un conte de nourrice, il reste encore des traces de cette opinion qui, quoique confuses, exercent toujours quelque influence sur le génie de notre époque.

On n'a pas encore renoncé entièrement, comme nous l'apprend la méthode d'*Eisenmann*, à l'opinion de l'effet chimique des médicamens, quoique l'essence du chimisme consiste à détruire la vie elle-même dans chacune de ses opérations.

Ce que l'on dit des phénomènes chimico-vitaux, n'a de sens qu'autant qu'on entend par là une domination commune des lois chimiques et vitales, mais cela n'est pas clair encore, puisque ces lois se distinguent entre elles par une tendance à se neutraliser réciproquement et que la vie ne se soutient qu'autant qu'elle tient le chimisme dans une position subordonnée.

On a été moins heureux encore en cherchant à expliquer les effets des médicamens d'après des lois stœchiométriques, qui ne peuvent s'appliquer qu'à la mort et que repousse la vie.

Nous avons cherché à sortir d'embarras en appelant à tort les effets des médicamens *dynamiques*, dénomination qui présuppose l'idée d'une force occulte, seule condition de l'existence et de l'activité spontanées. Nous ne voulons pas nous perdre dans des rêveries en tâchant d'expliquer cette force. Nous ne la connaissons que par ses manifestations, lesquelles nous ont fait voir comment toutes les autres forces sont unies sous l'autocratisme de la vie. Il faut donc rejeter toute considération isolée des lois mécaniques, chimiques, électro-galvaniques et stœchiométriques, quoique l'autocratisme vital les emploie toutes, sans permettre toutefois à une d'elles une manifestation isolée, indépendante. L'idée d'effets dynamiques des médicamens est la plus large en tout cas, parce qu'elle ne perd pas de vue le principe des sensations et des fonctions.

2° *L'impossibilité, dans l'état actuel de la science, de pouvoir expliquer convenablement tous ces phénomènes.* Cette cause s'applique aussi bien aux objets de la physiologie et de la pathologie, qu'à ceux de la pharmacodynamique. Qui pourrait, par exemple, dire d'une manière certaine pourquoi un seul et même individu est souvent attaqué à la fois d'une incontinence d'urine et d'une cataracte, d'une phthisie pulmonaire et d'une fistule à l'anus? — Pourquoi certains médicamens, comme la belladone entre autres, qui, d'après maintes expériences, affecte la vie sensible, ou bien la térébentine (1) et le baume de copahu (2), dont les effets cardinaux agissent sur le système uropoétique, provoquent-ils en même temps une rougeur inflammatoire de la peau? Il serait difficile de l'expliquer d'une manière satisfaisante, et l'on n'y a pas encore réussi, malgré toutes les tentatives qu'on a faites. Si l'on étudie les effets des remèdes spécifiques, on trouvera un grand nombre de symptômes dont la dépendance causale ne peut être ni démontrée ni expliquée.

3° *Les observations incomplètes des effets des médicamens dans les états morbides où*, à cause des changemens de la sensibilité, de l'élévation ou de l'abaissemment de la faculté conductrice de certains nerfs, ou d'anomalie de la réaction, il se manifeste souvent des effets tout différens; de là vient qu'un même médicament produit les phénomènes les plus divers dans les diverses maladies. Ainsi le quinquina, par exemple, provoque tantôt la diarrhée, tantôt la constipation; le mercure, tantôt une salivation, tantôt des vomissemens et une diarrhée, etc. C'est aussi la cause pour laquelle les résultats des essais des médicamens sur les malades sont si souvent opposés. On s'épuise en éloges sur la vertu curative d'un médicament dans certaines formes de maladies; on l'emploie dans des cas pareils, et il ne produit rien. Si quelque

(1) Sundelin Handbuch der speciellen Heilmittellehre. 2 vol. Berlin, 1827. Pag. 163.

(2) Desruelles, Mémoire sur le Traitement saus mercure contre les maladies vénériennes. Paris, 1835.

nouveau remède est découvert, on en fait l'essai en aveugle, pour
voir quels en sont les effets dans les maladies, et des années s'é-
coulent avant qu'on sache positivement ce qu'on doit en attendre.
C'est ce qui a lieu actuellement avec le *créosote*, que l'on a administré dans les formes de maladies les plus différentes, la plupart du temps pour se convaincre que l'on n'en obtient rien, et
que l'on aurait mieux fait de donner un remède plus connu et
d'un effet plus certain.

4° *L'habitude de mêler ensemble plusieurs médicamens*, habitude qui a mis de grands obstacles aux progrès de nos connaissances. Cette coutume est très-ancienne; on doit en chercher l'origine
dans le penchant qui nous est naturel, de vouloir atteindre tout
d'un coup à plusieurs buts. On fait une mixtion d'après le vieux
principe : *corpora non agunt nisi soluta*, de substances solides
avec des liquides, afin de pouvoir les administrer à l'état de dissolution. On cherche à augmenter l'énergie de certaines substances médicamenteuses, en y ajoutant des médicamens analogues. On cherche à neutraliser des effets accessoires que l'on re-
doute, par le mélange d'autres. Mais on veut en même temps
régulariser l'activité vitale altérée, dans différentes directions,
faire disparaître les symptômes d'affections sympathiques, enfin
diminuer par l'addition de quelques substances plus agréables
le mauvais goût d'un grand nombre de médicamens.

Il est superflu de montrer que parmi les anciens médecins eux-
mêmes, plusieurs se sont élevés contre les mixtions. Ils ont trouvé
des imitateurs dans le moyen-âge et dans les temps modernes, et
il est notoire que beaucoup de praticiens célèbres se distinguent
par la simplicité de leurs prescriptions. Cependant les mélanges
ont aussi leurs partisans. *Hufeland* (1), entre autres, était du
nombre de ces derniers.

Quant à moi, je pense

(A) Qu'il serait étonnant de ne vouloir attribuer des propriétés
médicamenteuses qu'aux substances simples. L'excellent effet

_____

(1) Die Vortheile der Zusammensetzung der Arzneimittel. Dans son Journal der Prak. Heilk. Vol. LXXI, 1 cah., pag. 7 à 14.

des eaux minérales, dans lesquelles la chimie a découvert plusieurs substances , nous offre déjà une preuve suffisante de la
vertu curative de pareils mélanges. Les plantes et les sels ne sont
pas non plus des substances simples , et nous employons avec
succès un grand nombre de préparations artificielles, telles que
le foie de soufre, plusieurs oxides métalliques, etc., dont de
nombreuses expériences nous ont fait connaître les effets, et dans
lesquels, si nous n'y joignons pas arbitrairement d'autres mélanges, nous pouvons voir un remède simple, qu'ils soient chimiquement simples ou non.

(B) Nous possédons plusieurs compositions pharmaceutiques
qui ne doivent nullement être rejetées; supposé qu'elles soient
toujours préparées de la même manière, et qu'on ait fait toutes
les expériences convenables sur leurs effets.

(c) Il y a aussi plusieurs compositions qui chaque fois doivent
être fraîchement préparées d'après la prescription du médecin,
et qui conservent toute leur autorité , parce que de nombreuses
observations sur leurs effets salutaires leur ont donné en quelque sorte droit de bourgeoisie. Je citerai les mélanges de calomel et d'opium, d'ammoniac et de tartre stibié, de nitre et d'eau
de laurier-cerise , de quinquina et d'acide sulfurique, etc. On
peut employer aussi plusieurs mélanges lors même qu'ils ne répondent pas exactement aux lois de la chimie, pourvu que l'effet
salutaire en soit prouvé par un nombre suffisant d'expériences.

(D) Mais c'est une grande erreur que de regarder une composition médicinale comme un exemple d'addition, et de vouloir y re-
trouver réunis les effets des différens ingrédiens. Plusieurs de ces
effets peuvent bien quelquefois ne pas s'être entièrement perdus,
mais nous n'y pouvons compter avec certitude, parce qu'un nouveau mélange forme un nouveau corps qui, comme tel, a aussi ses
effets particuliers. Nous savons comment les acides et les bases se
neutralisent; mais nous ne le savons pas pour la plupart des autres substances. Celui qui a occasion de voir un grand nombre
d'ordonnances peut se convaincre que l'on fait des fautes énormes
dans les prescriptions médicinales. Je ne citerai que celles qui
m'ont frappé le plus souvent.

L'*opium* est décomposé par l'addition de l'*ammonium* et privé de la partie extractive qui se dépose et du narcotine.

Les sels de *cuivre* sont décomposés par le *sirop de sucre*, et plus sûrement encore par le *miel*. Le cuivre se précipite, et l'effet qu'on se promettait est manqué.

Le *calomel* est transformé par l'*acide prussique*, et même par l'*eau de laurier-cerise*, en mercure cyanique, poison violent qui peut-être a déjà conduit bien des gens au tombeau.

On prescrit souvent le *calomel* avec la *magnésie*, sans se douter qu'il cesse d'être calomel pour devenir mercure oxydulé ou mercure gris.

On doit aussi rejeter le mélange très-ordinaire du *calomel* avec l'*oxide d'antimoine*, qui forme le mercure sulfureux ou œthiops minéralis.

Le mélange si vanté de l'*acide tartareux* avec du *nitre* ne vaut rien non plus. On ne retrouvera pas au moins en lui les effets de chacune de ces substances, parce qu'il se forme un acide sulfurique libre et un tartre qui se précipite sous la forme de dépôt blanc.

On ne sait pas assez généralement que l'effet de la *noix vomique* et des fleurs de *camomille* est détruit en grande partie par l'usage simultané du *café,* ni que celui de la *belladone* est augmenté par le *vinaigre.* Les chimistes attribueront sans doute ce phénomène à ce que les acides dissolvent facilement l'atropine, de même que l'acide sulfurique le quinine, raison pour laquelle un peu de cet acide joint à une décoction de quinquina le rend beaucoup plus efficace. Cependant l'alcool est aussi un bon dissolvant du strychnine, et néanmoins la noix vomique et les spiritueux se maintiennent dans une opposition comme puissances neutralisantes. Malgré ses immenses progrès, la chimie ne peut tout expliquer. Hahnemann a recommandé de petites doses du suc exprimé de la *belladone* comme préservatif contre la fièvre scarlatine lisse, et plusieurs médecins l'ont employée dans ce cas avec succès; d'autres n'en ont rien obtenu ; ce qui n'étonnera pas, si l'on réfléchit que l'on s'est souvent servi pour ces essais prophylactiques, non du suc pur, mais d'un extrait de belladone dissous dans de l'*eau de canelle.*

Il est donc certain que plusieurs médicamens perdent leur efficacité par les mélanges sans qu'on puisse expliquer ce fait par
les lois de la chimie, ni en donner de motif, ou qu'au moins les
effets en sont modifiés. Si l'on accordait à cette vérité toute l'attention qu'elle mérite, on ne se hâterait pas tant de publier des
observations prétendues sur l'*effet curatif d'un médicament qui a
été donné en même temps que plusieurs autres,* parce qu'il est impossible alors de savoir lequel d'entre eux a été réellement efficace. Raconter de pareilles observations, c'est une véritable déri-
sion, et cependant nos journaux en sont remplis.

Les médecins habitués aux mixtions ne savent pas quelle efficacité extraordinaire possèdent les substances médicamenteuses
non mélangées, même à très-petites doses; mais on peut facilement s'en convaincre. Nous mangeons, par exemple, tous les
jours, du sel avec nos alimens, sans être affectés d'une manière
notable par ce mélange, parce qu'il forme alors un composé nouveau dans lequel les effets médicamenteux spécifiques du sel
semblent être différenciés. Mais qu'on prenne une très-petite partie d'une dissolution de sel de cuisine dans de l'eau pure, sans
autre mélange, et l'on sera étonné de ses effets énergiques. Ce
sont précisément ces phénomènes, aussi observés dans d'autres
médicamens, qui ont fait croire à une augmentation d'énergie
produite par une atténuation continue. Nous reviendrons sur ce
sujet.

§ LII.

Hahnemann s'est déclaré positivement contre toute espèce de
mixtions, sans regarder cependant comme substances simples cel-
les-là seules qui le sont chimiquement. Il a eu parfaitement raison,
parce que dans un traitement d'après la méthode spécifique la spécificité des symptômes des médicamens joue un très-grand rôle, et
que cette spécificité serait nécessairement détruite par un mélange
avec d'autres substances. Quelques partisans de cette méthode ont
essayé de mêler ensemble plusieurs moyens, mais sans résultat
brillant, et leur exemple a trouvé peu d'imitateurs. On ne peut douter qu'un grand nombre de compositions ne puissent être très-ef-

ficaces ; mais on ne peut juger de leur efficacité d'après la force curative des ingrédiens, et aussi long-temps que nous ne la connaîtrons pas, au moyen d'expériences répétées, ce sera une entreprise vaine que de faire des essais sur les malades et de s'exposer au danger de perdre les avantages que nous offre cette méthode curative. La pharmacie de cette méthode, quelque simple qu'elle paraisse, offre tant de particularités relativement à la partie technique et aux principes qui lui servent de base, qu'il faut dire quelques mots sur ce qu'elle présente d'essentiel.

§ LIII.

Le but principal de la préparation des remèdes spécifiques est la division et la solution. Les corps secs, tels que les terres, le sel, le soufre, les métaux, le charbon animal ou végétal, le lycopode, et quelques substances liquides, qui ne sont solubles ni dans l'eau ni dans l'esprit de vin, comme le baume de copahu , l'huile de térébenthine, sont divisés par la trituration avec du sucre de lait. On mêle un grain des corps solides, une goutte des corps liquides avec quatre-vingt-dix-neuf grains de sucre de lait pur dans un vase de porcelaine , et on triture le tout pendant une heure avec un pilon également en porcelaine. Je ne parle pas du nombre de minutes que l'on doit employer , selon Hahnemann, à gratter les parties qui se sont attachées au vase , parce que je hais le pédantisme. On obtient ainsi la première trituration. Pour avoir la seconde, il faut prendre un grain de la première, et le triturer de nouveau pendant une heure avec quatre-vingt-dix-neuf grains de sucre de lait. Une nouvelle trituration, faite de la même manière, donne la troisième trituration. On en prend un grain que l'on agite dans un flacon avec cent gouttes d'esprit de vin ou d'eau , et les dilutions subséquentes se font de la même manière.

Hahnemann a établi en thèse générale que la force médicamenteuse des substances est augmentée par l'atténuation, le broiement et les secousses qu'on leur imprime; il a prescrit aussi de ne donner que dix secousses modérées pour la préparation de la première dilution, et deux seulement pour les suivantes. Des se-

cousses trop fortes rendraient, selon lui, les dilutions trop énergiques; il va même jusqu'à prétendre que l'on pourrait tuer un
enfant avec la trentième dilution de la *drosera* qui aurait été agi-
tée vingt fois. Cette assertion avait tellement inquiété quelques
uns de ses partisans à foi robuste, qu'ils osaient à peine poser sur la
table le flacon qui contenait le médicament, et encore moins le
porter sur eux quand ils allaient en voiture, dans la crainte
que le remède ainsi agité ne devînt si énergique qu'il finît par
se changer en poison. On est revenu assez généralement de
cette terreur, depuis que l'on a vu qu'elle est purement imaginaire.

§ LIV.

*Il est certain que les vertus médicamenteuses de beaucoup de
corps se développent par la division.*

Ce fait est confirmé d'une manière indubitable par un grand
nombre de médicamens employés dans le traitement spécifique,
nommément par l'usage médical des écailles d'huîtres, des métaux et de plusieurs autres substances qui, prises en assez grande
quantité même, à l'état naturel, ne provoquent que peu ou point
d'effet sur l'organisme vivant, ou y déterminent des phénomènes
tout autres que ceux qui se manifestent quand on les administre à
l'état d'atténuation ou de dilution. Le fait est trop remarquable
pour que nous ne cherchions pas à l'expliquer. Les résultats de
la trituration et du secoûment des substances sont :

1º L'accélération du mouvement des molécules ;

2º La rupture des rapports de cohésion.

L'expérience nous a appris que ces deux phénomènes, et surtout le premier, sont propres à produire les effets des impondérables, tant la lumière et la chaleur, que l'électricité et le magnétisme. On obtient de la lumière et de la chaleur par une rapide compression de l'air. Le frottement détermine souvent une
phosphorescence, et les effets s'en manifestent de la manière la
plus claire dans l'inflammation des roues d'une voiture qui roule
rapidement. Le frottement et une rapide compression, comme
nous pouvons le voir dans les fusils à percussion, causent une

explosion de l'oxide fulminant , et , dans les fusils à pierre, l'étincelle se développe également par un rapide frottement.

Les corps idioélectriques acquièrent par le frottement la propriété d'attirer les corps légers, et la friction fait sortir de grosses étincelles du cylindre de verre et du disque.

On magnétise des barres de fer par le frottement. La secousse produite par la foudre a le même effet, et l'étincelle électrique traversant un corps dans une direction qui coupe les pôles magnétiques lui enlève de nouveau son magnétisme. *Becquerel* (1) a démontré que le verre pilé dans un mortier d'agate teint en vert le suc de violette, que l'électricité devient libre quand on frotte une plaque de cristal de roche avec un tampon imbibé de deuto-sulfure d'étain.

Cet état latent des forces est un phénomène remarquable dont les lois ne nous sont pas toujours bien démontrées. Mais nous observons la même chose dans la nature animale. Le frottement de la main du magnétiseur dans une seule direction produit des effets calmans , assoupissans , et finalement le somnambulisme. Un frottement en sens inverse enlève tous les accidens.

Nous ne pouvons décider quelle influence constante aura sur l'effet des médicamens le mouvement imprimé aux particules par la trituration ou le secoûment, et on y a accordé une importance certainement trop grande, peut-être même imaginaire. Des essais fréquemment répétés m'ont convaincu qu'une seule trituration d'une substance médicamenteuse avec du sucre de lait est parfaitement suffisante pour rendre libres les forces latentes, et que les dilutions subséquentes dans de l'eau ou de l'esprit de vin donnent des préparations aussi efficaces que si l'on faisait trois triturations. Il est donc vraisemblable que la condition principale est la rupture de la cohésion , ce qui nous rappelle l'influence des rapports d'agrégation sur l'électricité et le magnétisme, dont la première représente la séparation , l'extension, et le second le rapprochement, la contraction.

Nous pouvons admettre, à peu d'exceptions près, comme une

(1) Dans un rapport à l'Académie des Sciences de Paris. 2 juin 1838.

règle générale, que les substances solides, difficilement solubles
et les moins oxydables, telles que les terres, l'or, l'argent, le platine, dans leur état naturel de cohésion, sont celles qui manifestent le moins d'effets médicamenteux. On pourrait presque en
dire autant du charbon, dans lequel les propriétés d'un produit
organique ont disparu en grande partie par la combustion. Les
métaux oxidables, le cuivre, l'étain, le fer, le plomb, l'arsenic,
l'antimoine, le mercure, le phosphore, le soufre, le pétrole, l'iode
même, sont plus efficaces, et les substances organiques tirées du
règne animal et du règne végétal, qui, comme produits d'une
activité formatrice supérieure, paraissent posséder une plus
grande affinité dynamique pour la vie organique, le sont encore
davantage. Cependant il y a aussi plusieurs substances organiques dont les forces latentes doivent être développées par la division, par exemple le lycopode, qui n'acquiert une efficacité
complète, malgré son peu de densité, que par la trituration et la
dilution.

Des faits que mille observations ont prouvés, ne peuvent être
révoqués en doute, et celui qui veut les nier doit, pour être conséquent, ne reconnaître aucune vérité empirique; mais alors il ne
trouvera jamais le fil d'Ariane qui l'aiderait à sortir du labyrinthe
d'un doute éternel.

L'ancien précepte empirique *corpora non agunt nisi soluta* sert
d'abord à expliquer ces faits. La chimie ne se doute pas que le
platine, l'or, l'argent, la silice, et plusieurs autres substances se
dissolvent dans l'esprit de vin et l'eau, lorsqu'ils ont été réduits
en la plus fine poussière et mêlés avec d'autres substances facilement solubles; c'est un fait cependant. On peut s'en convaincre
chaque jour, à toute heure. Trois grains de la première trituration
de ces substances dans du sucre de lait se dissolvent dans cent
gouttes d'eau distillée ou d'esprit de vin étendu d'eau ; il suffit
d'agiter le flacon pendant quelques minutes, et la dissolution est
si parfaite que l'on obtient un liquide d'une transparence étonnante sans la moindre trace d'opacité, et que la loupe même n'y
fait découvrir ni trouble ni sédiment Les effets médicamenteux
de ces dilutions ne peuvent être méconnus. Il en est de même des

substances résineuses et oléagineuses, telles que le baume de copahu, l'huile de térébenthine, le pétrole, et quoi que les chimistes puissent dire, le fait n'en est pas moins constant, comme le
prouve l'expérience. Beaucoup de substances subissent des changemens pendant la trituration, par suite de leur combinaison
avec l'air atmosphérique, et s'oxydent plus ou moins, comme le
fer, l'étain, le plomb, le cuivre, le zinc, etc., ce qui les rend plus
solubles. Cela n'a pas lieu pour la silice et pour les autres métaux
appelés nobles, ou s'il s'y opère des changemens, nous ne nous
en apercevons pas, et nous ne pouvons les expliquer d'après les
lois de la chimie.

Le temps nous apprendra encore bien des choses.

LV.

Hahnemann applique à toutes les atténuations de médicamens
le nom beaucoup trop général de *puissances*, parce qu'il y attache
l'idée d'un développement absolu d'énergie et d'un accroissement
des forces. Mais cette dénomination ne convient qu'aux atténuations des substances dont la division et la dissolution développent les forces latentes, comme cela a lieu pour les terres et pour
les métaux difficilement oxydables. Je crois pouvoir affirmer que
ce développement est complet déjà dans la première dilution liquide, claire, transparente. Alors il en est de ces substances comme
d'autres médicamens qui, même dans leur état naturel, possèdent la propriété de provoquer des perturbations dans les rapports
dynamiques de l'organisme. Cette propriété est telle dans certains
corps, que l'on n'ose en administrer qu'une très-petite partie, de
peur de nuire, et même que dans le traitement antipathique, qui
exige de plus fortes doses, on doit les soumettre à de fortes atténuations pour pouvoir s'en servir. Cela seul suffit pour prouver
qu'une force déjà développée est affaiblie par la division et que
c'est à tort qu'on appelle ces atténuations des dynamisations. Si
l'idée sur laquelle on s'appuie était juste, toute espèce de médicamens pourrait devenir un poison absolu par l'atténuation.

En admettant avec Hahnemann des effets spirituoso-dynami-
ques des médicamens, on cesse de regarder chaque force comme

ayant nécessairement un substratum matériel. On se représente
une force comme réellement séparée de son substratum et devenue
libre dans le liquide dilué. La physique nous offre sans doute beaucoup d'exemples semblables. La chaleur est produite par des corps
échauffés et se communique à d'autres corps. L'électricité passe
du plateau de la machine dans le conducteur, et de celui-ci dans
une bouteille de Leyde. Une barre de fer est magnétisée par le
frottement d'un aimant. La lune réfléchit la lumière qu'elle reçoit du soleil et la répand, la nuit, sur la terre. Plusieurs substances ont la propriété d'absorber la lumière et d'éclairer dans
l'obscurité. Mais nous ne devons pas oublier que nos connaissances sont encore très-imparfaites relativement aux impondérables, que nous n'avons pas encore la certitude absolue qu'une matière particulière, volatile, leur serve de base, ou qu'ils ne soient
que le résultat de qualités inconnues des substances dans lesquelles ils se manifestent activement. On pourrait donc s'être
trop hâté en expliquant l'effet des remèdes dynamisés par une
analogie avec les impondérables, puisque surtout nous avons la
certitude qu'il y a dans ces derniers une communication matérielle, de même qu'il y en a une quand des vieillards se renfor-
cent en couchant avec des jeunes gens.

Ce qu'il y a de certain en tout cas, c'est qu'on s'est trop em-
pressé de déclarer des atténuations une négation médicamenteuse,
parce que ce qu'elles contiennent est si peu de chose, qu'il ne réagit pas chimiquement. Le fer magnétisé a tous les caractères
chimiques de celui qui ne l'est pas, et cependant on n'en nie pas
les effets, et le miasme pestilentiel qui a infecté une balle de co-
ton et l'a rendue contagieuse est tout aussi peu perceptible chimiquement que l'atôme d'arsenic dans une dixième dilution, qui
peut être un moyen très-efficace lorsqu'on l'administre à propos.
Je dis à propos, car les hautes dilutions ne sont efficaces que quand
le nerf mis à l'unisson est capable d'en recevoir l'impression, de
même que la corde ne résonne au murmure de deux sons que
quand elle est d'accord avec eux. Quand il y a opposition dynamique et relation polaire, c'est alors que les forces déploient le
plus d'énergie. L'aimant ne réagit pas contre le grain d'or, mais

il attire l'atôme de fer caché dans un monceau de poudre d'or. Le multiplicateur ne sera mis en mouvement ni par la lumière ni par le calorique, mais bien par le plus petit courant galvanique. L'argent chlorique ne sera noirci ni par un courant électrogalvanique ni par la chaleur, mais par le rayon lumineux, et l'hydrogène sulfuré cherche à s'approprier la moindre parcelle d'arsenic ou de sucre de saturne dans une dissolution. Prétendrait-on, parce que l'acide nitrique ne transforme pas le mercure cyanique, que ce n'est pas un réactif? — Ou voudrait-on refuser au sperme de grenouille, qui féconde même à une haute atténuation, cette vertu qu'on lui connaît, parce qu'elle ne féconde pas d'autres animaux?

On ne peut nier qu'on ne soit allé quelquefois trop loin. On a prétendu que beaucoup de médicamens sont encore actifs à la quinze centième dilution. Il faut une grande force d'imagination pour découvrir de pareils effets. L'efficacité de la trentième dilution de plusieurs médicamens a été confirmée par trop d'observations pour qu'on en puisse douter, et j'ai eu l'occasion de m'assurer, dans de nombreux cas d'encéphalite, que la quarante-cinquième et même la soixantième dilution de *belladone*, possèdent encore une force curative manifeste. Je dois faire observer ici que l'on emploie les mots *haute* et *basse dilution* dans un sens tout-à-fait contraire. Des différences de cette espèce conduisent à des malentendus. J'appelle basses les premières dilutions et hautes les autres, parce que ces dénominations me semblent les plus naturelles.

§ LVI.

On sait depuis long-temps que les fortes doses agissent autrement que les faibles. Avec les fortes, on provoque plus vite et plus distinctement les effets primitifs, et cela d'autant mieux que la substance médicinale et l'organisme sont plus hétérogènes. La vie reproductive est alors excitée, par la difficulté de l'assimilation, à de violentes réactions qui n'ont pas lieu quand on emploie de faibles doses, suffisantes cependant pour affecter dynamiquement l'élément sensible.

Je ne veux pas dire avec Hahnemann : spirituoso-dynamique-
ment, parce que je ne puis comprendre cette expression. Ce qui
est spirituel est quelque chose d'immatériel, par exemple une
impression purement psychique ; mais ici il y a quelque chose de
matériel, quelque petit que cela soit. On a comparé ces effets à une
contagion (1), et il n'y a rien à objecter à cela, car dans la contagion
aussi il y a action d'une substance, que nous puissions ou non en
prouver l'existence. L'atome de la peste qui se dégage sous la
forme de gaz au seul contact d'un vêtement infecté, et qui communique à un homme bien portant toute la maladie, ne peut agir
que comme une substance hétérogène sur la masse du sang et la
modifier chimiquement. Il est certain qu'il s'opère un changement pareil, non pas primairement, mais par l'intermédiaire de
l'élément sensible qui, troublé dynamiquement de prime abord,
force les autres sphères de l'organisme à une activité anormale.
Schnurrer (2), connu pour ne pas être un partisan de l'école spécifique, dit que les médicamens produisent des effets très-énergiques, effets trop peu observés, quand on les administre à petites
doses. Dans ce cas, leur action immédiate sur le canal intestinal
est presque nulle; ils sont véritablement incorporés dans l'organisme, et agissent proprement sur les secondes voies, c'est-à-dire
sur le sang, où ils deviennent latens et causent des accidens que
l'on peut comparer à un acte de formation. Ceci nous ramène invo-
lontairement à ce que *Berzélius* appelle effets de contact, lesquels
consistent en ce que le simple contact de deux substances détermine dans l'une des changemens d'après les qualités différentes qui
existent dans l'autre, sans la changer cependant elle-même, ou sans
qu'il s'établisse entre elles des rapports intimes. D'après les découvertes de *Runge* (5), le plomb a la propriété de rendre plus difficile
et plus lente la dissolution de quelques autres métaux, surtout du
zinc dans l'acide sulfurique, et sans changer lui-même. *Drayer* (4)

(1) Von Korsakoff, im Archiv für die Homœopatische Heilk. Vol. II, 2 cah.
(2) Allegemeine Krankkeitslehre. Tubingen, 1831. Pag. 293, 294.
(3) Annalen der Physik und Chemie. 1838. N⁰ 3.
(4) Uber die Wirkung der Chemischen Anwesenheit; im American
Journal of Medical Sciences. Oct.—Dec. 1837.

fait la remarque que les affinités de la chimie inorganique n'ont aucune valeur dans la chimie animale. Les reins séparent l'urine du sang sans apporter de réactif dans la liquidité. La chimie n'agit qu'en substituant un élément à un autre. Il en est tout autrement dans la chimie organique. Les décompositions s'effectuent par l'arrangement des tissus organiques ou par l'énergie d'une substance qui y est contenue, et qui, sans se soumettre à de nouveaux rapports, opère par sa présence la décomposition. L'influence de cette présence est donc en tout la même que celle qui, selon Berzélius, a lieu par l'effet du contact, et dont on ne connaît pas encore les lois. Il n'y a pas de doute que l'atôme contagieux et la trillionième dilution d'un grain de médicament ne peuvent avoir un effet analogue à un réactif chimique, et qu'ils n'ont d'autre importance que celle d'un stimulant dynamique par lequel il s'introduit dans la sphère sensible une désharmonie qui se propage de là dans tout l'organisme.

§ LVII.

La préparation des divers médicamens doivent autant que possible être homogènes. On sait que nos médicamens offrent souvent de grandes différences selon les pharmacies où ils sont préparés ; aussi les effets n'en sont-ils pas toujours les mêmes. Celui qui connaît la chimie sait que la moindre faute dans la préparation change souvent entièrement une préparation, et en fait tout autre chose que ce qu'elle devait être. Le degré de chaleur de l'eau dans une infusion, la durée d'une décoction, ou de l'évaporation et de la coction d'un extrait, la différence du bouchon employé, et qui, en ne fermant pas bien, permet aux parties volatiles de s'évaporer ou à l'air de pénétrer dans le vase et d'en troubler le contenu ; toutes ces causes exercent une grande influence ; aussi n'entend-on que trop souvent se plaindre de l'incertitude des effets des médicamens. Hahnemann a cherché à y remédier en recommandant de préparer de la manière la plus simple les remèdes, et l'on a ajouté une foi entière à son assertion que les remèdes préparés comme il l'indique, peuvent se conserver des années sans subir de changement. Il n'a pas craint

d'affirmer qu'une poudre de sucre de lait imbibée d'une haute dilution de phosphore resterait des années sans altération aucune,
et serait en état, après ce laps de temps, de provoquer encore les
effets purs du phosphore. Il faudrait avoir une foi bien robuste
et ignorer complétement les lois de la nature pour le croire. On
ne peut concevoir qu'une force enlevée à une substance devenue
indépendante, passe dans une autre, et reste indépendante de ses
qualités. Les impondérables mêmes sont dépendans de leurs porteurs : et le sucre de lait seul absorberait et conserverait la force
médicinale, sans que celle-ci fût modifiée par les altérations du
porteur ? — Qui pourrait concevoir cela ?

La raison nous dit que la force et la matière se déterminent réciproquement, et l'expérience nous montre que les changemens
qui s'opèrent dans toute substance sont d'accord avec ceux qui se
manifestent dans ses forces. Mais la vie de la nature elle-même
consiste en un échange perpétuel et non interrompu des substances
et des forces, échange qui ne peut être arrêté ou suspendu que
dans certaines circonstances, comme par exemple par l'isolement dans un vase bien fermé où ne puissent pénétrer ni la lumière ni la chaleur. Autrement tout se modifie : seulement le
changement est plus prompt et plus facile dans une substance
que dans une autre ; dans l'une, il s'opère déjà par suite des rapports atmosphériques et telluriques ordinaires, tandis que dans
l'autre, il n'a lieu que lorsque cette substance est en contact avec
d'autres substances et d'autres forces moins répandues.

Le pharmacien doit donner les médicamens prescrits par le médecin, dans un état aussi pur que possible ; il doit donc connaître les conditions sous lesquelles ces corps subissent des altérations nuisibles, et il doit, autant qu'il est en lui, chercher à les
en garantir. Hahnemann et quelques auteurs de pharmacopées
homéopathiques ont regardé comme impossible que les médicamens préparés à leur manière pussent rien perdre de leurs propriétés ; et cependant un grand nombre sont soumis aux plus
fortes altérations. Plusieurs mêmes ne sont nullement ce qu'on
les prétend être, ce qui, du reste, n'est pas fort important. Ainsi,
par exemple, la substance que Hahnemann appelle *calcarea car-*

bonica, et qu'il tire de l'écaille d'huître, n'est rien moins qu'une chaux pure, mais une phosphate de chaux. Cependant on l'a employée comme telle pour médicament, et ce serait être injuste que de lui substituer une chaux chimiquement pure, dont on n'aurait pas à attendre les mêmes forces médicamenteuses.

Je veux citer à l'appui de ce que je viens de dire quelques remarques relatives à plusieurs remèdes fort importans, qui détermineront peut-être un médecin versé dans la chimie à nous enrichir d'une pharmacopée qui réponde mieux aux justes exigences du temps, que toutes celles qu'on a publiées jusqu'ici.

Les *métaux* des différentes mines contiennent divers alliages dont on doit se débarrasser si l'on veut obtenir des effets médicamenteux analogues.

L'or et *l'argent* en feuilles dont les artisans se servent pour dorer et argenter, sont purs', et, triturés avec le sucre de lait, il donnent des préparations toujours homogènes.

Il est plus difficile d'obtenir pur le *platine*. On y parvient cependant en soumettant à l'action du feu de la chlorure de platine et de l'alcool. Le métal pur se précipite. Après avoir été lavé plusieurs fois dans de l'eau distillée, il est parfaitement convenable.

Il est difficile de réduire le *zinc* en une poudre fine. On a prescrit de le frotter sur un polissoir dans de l'eau, puis de recueillir et de faire sécher la poudre qui tombe à terre. Mais cette poudre est mêlée de débris de la pierre sur laquelle on l'a frottée, et il n'est pas facile de l'en séparer : il vaut beaucoup mieux limer un morceau de zinc pur avec une fine lime anglaise. Je me suis convaincu qu'il ne se détache aucune parcelle de lime ; au moins un aimant plongé dans la poudre n'a attiré aucune particule d'acier. Cette poudre se triture avec du sucre de lait jusqu'à ce qu'elle forme la poussière la plus fine, et se dissout ensuite dans de l'eau. Il est difficile de purifier le zinc de l'alliage de l'arsenic; on y réussit le mieux en le réduisant en poudre fine en le mêlant avec du nitre, et en le faisant détonner. Il se forme un kali arsenical que l'on enlève par de fréquens lavemens; on obtient un zinc métallique pur en faisant rougir le résidu dans un creuset.

On se procure du *plomb* pur en faisant chauffer dans une cornue de verre de l'acétate de plomb, et en l'agitant : le métal pur se précipite.

Il est facile d'obtenir le *cuivre* pur. La partie réguline se sépare de tout alliage quand on chauffe de l'oxide de cuivre, et qu'on fait passer dessus un courant d'hydrogène.

Le *fer* pur est fourni par l'oxide brun, dont un courant d'hydrogène a enlevé le cuivre. Cette préparation est tellement oxidable qu'elle s'enflamme d'elle-même, si on ne la met à l'instant dans un flacon qu'on bouche avec soin.

Le *mercure soluble* est une préparation excessivement variable ; il diffère toujours de quelque manière qu'on le prépare.

Le *sublimé*, trituré avec des substances organiques, se change en calomel. Il ne faut donc pas le préparer avec du sucre de lait, mais seulement le faire dissoudre dans de l'eau distillée.

L'*iode* subit également par le mélange de l'alcool des altérations essentielles ; il en est de même lorsqu'on le triture avec du sucre de lait : il faut donc simplement l'administrer en solution aqueuse ; il est du reste peu soluble dans l'eau : mille gouttes de la solution la plus saturée ne contiennent qu'un grain d'iode.

Le *foie de soufre* se décompose très-facilement, attire l'oxigène et se change en kali sous-sulfate, puis en sulfate de potasse.

Il en est de même du *foie de soufre calcaire*. J'ai observé qu'une solution alcoolique de cette substance se conserve très-long-temps sans altération dans de petits flacons de verre à cou étroit fermés hermétiquement.

Le *phosphore* est une substance sujette à de fort grandes altérations. Trituré avec du sucre de lait, il se change en peu de minutes en acide phosphoreux. C'est dans une solution avec des huiles grasses qu'il se conserve le plus long-temps ; mais il n'est plus bon alors pour des atténuations subséquentes : Je me sers d'une dissolution dans l'éther, conservée dans des flacons fermés hermétiquement, et je fais une nouvelle atténuation chaque fois que j'en ai besoin. Dans la plupart des cas où l'on croit avoir donné du phosphore, on n'a administré que de l'acide phosphoreux. Mais comme il est plus que vraisemblable que les observations recueillies sur les effets du phosphore, ne se rapportent qu'à cet acide, on ne peut condamner l'emploi de cette préparation.

Les *acides minéraux* doivent être dilués dans de l'eau distillée et non dans de l'esprit-de-vin.

L'*acide sulfurique* avec l'alcool se change en sulfure tartareux.

L'*acide muriatique* avec l'alcool devient de l'éther muriatique.

L'*acide nitrique* avec l'alcool donne de l'éther sulfurique.

L'*acide phosphorique* se change promptement en phosphure tartareux par son mélange avec l'alcool.

Il est impossible qu'en broyant les substances avec du sucre de lait dans un creuset de porcelaine, il ne se détache pas quelques parcelles de ce dernier : *Gutta cavat lapidem.* Au reste, j'y attache peu d'importanc, parce que toutes les expériences étant faites avec des médicamens ainsi préparés, les effets doivent aussi par conséquent être toujours les mêmes. Cependant j'approuve fort la proposition ingénieuse de *Messerschmidt* (1), de faire les triturations dans des vases de sucre de lait, ce qui préviendrait assurément tout mélange de substance étrangère.

On ne doit pas se fier à l'eau distillée des pharmaciens, parce que toutes les eaux distillées sont préparées dans un seul et même appareil. Le pharmacien qui veut avoir des médicamens purs, doit avoir un appareil particulier pour préparer l'eau distillée et l'alcool chimiquement pur, sans aucune odeur, en un mot ne négliger aucun soin dans la préparation des médicamens. Il sera plus que payé de sa peine par la certitude qu'il aura d'arriver plus sûrement au résultat. Il n'est pas nécessaire de dire qu'il ne faut employer que du sucre de lait purifié.

On peut pousser à l'excès les soins qu'on met à la préparation des médicamens. Hahnemann recommande de prendre un autre verre pour chaque nouvelle atténuation, et de ne jamais se servir

_____

(1) Archiv. für die Homœopath. Heilkunst. , vol. XIV, 1 cah., pag. 89 et suiv.

du même vase pour la préparation d'autres médicamens. Je me
sers de flacons cylindriformes, coniques à la base, de quatre pouces
de longueur et de la grosseur du petit doigt. Après avoir été lavés
plusieurs fois, lorsque je m'en suis servi, puis nettoyés dans de
l'eau bouillante, puis, lavés de nouveau, essuyés avec une petite éponge bien nette attachée à une baleine, et enfin chauf-
fés pendant quelque temps dans un poële, ces flacons sont parfaitement purs et peuvent fort bien servir encore.

Je dois faire observer qu'il est difficile de trouver du papier
non blanchi au chlore et ne sentant pas la pâte pourrie, pour
y envelopper la poudre ; c'est cependant absolument nécessaire.

Je dois dire un mot aussi des globules dont Hahnemann a introduit l'usage. Ce sont de petits grains de sucre et de mucilage
de gomme adragante, qu'on peut se procurer chez tous les confi-
seurs sous le nom de nonpareil. On les imbibe du liquide médicamenteux, et on en remplit un flacon où on les conserve jusqu'au moment de les administrer. Les pharmacies portatives ne
contiennent ordinairement que des globules pareils. On les a beaucoup attaqués ; plusieurs objections sont justes, d'autres n'ont aucun fondement. Les corps fixes, tels que les terres, les métaux,
les kali, le natrum, plusieurs sels, différens végétaux, de la solution desquels ces globules ont été imbibés, se conservent pendant
des années sans altération. Mais les substances volatiles perdent
indubitablement de leur force, et il serait ridicule d'affirmer
que les globules imbibés d'esprit de camphre ou d'ammoniac, ou
d'huile de térébenthine ou d'une dissolution de musc, ne subissent aucun changement. Il faut donc, pour pouvoir compter sur
leur efficacité, humecter fréquemment, et plus souvent en été qu'en
hiver, les globules qui ont été saturés de substances volatiles, et
avoir soin de munir les flacons de bouchons qui les ferment exactement. En prenant ces précautions on retirera beaucoup d'a-
vantages des globules médicamenteux ; mais j'avoue que je ne
les compte pas à un près ; j'en donne souvent de vingt à trente
à la fois, et même, lorsque je suis en course pour visiter mes
malades, je ne les emploie pas généralement, parce qu'il est im-

possible de porter avec soi un grand nombre d'atténuations dont il faut donner tantôt une basse et tantôt une haute. Quant à la forme sous laquelle le remède doit être administré, c'est une affaire d'assez peu d'importance, pourvu qu'il soit mêlé à une substance aussi indifférente que possible. Quand on répète la dose du médicament, la méthode de le faire dissoudre dans de l'eau et de le faire prendre par cuillerée n'est pas désagréable pour le malade.

§ LVIII.

L'expérimentation des médicamens sur des personnes bien portantes est d'une haute importance.

La médecine aurait beaucoup gagné si l'on avait donné de bonne heure plus de soins à cette espèce d'expérimentation. Mais, à peu d'exceptions près, elle a été entièrement négligée, et tout ce qu'on en savait se rapportait presque uniquement aux effets pernicieux des substances les plus nuisibles, effets que des empoisonnemens avaient fait connaître. Mais il est indispensable pour la méthode spécifique, comme Hahnemann l'a fait voir, de bien connaître les changemens que les médicamens produisent chez des personnes bien portantes, et tout effet curatif qui se manifeste distinctement est une preuve de la justesse des observations. Au reste il n'est pas facile de recueillir ces observations, et on doit observer bien des règles pour ne pas être induit en erreur. Je crois nécessaire de faire connaître ces règles en peu de mots.

§ LIX.

1º *Les expériences doivent être renouvelées souvent.*

Les vérités empiriques, et il n'y en a pas d'autres, n'ont de valeur qu'autant qu'elles ont été confirmées souvent. On se tromperait grandement si l'on regardait tout changement qui survient dans l'état général, après la prise du médicament, comme un effet de ce dernier. Car chaque jour voit naître de légères altérations produites par des causes accidentelles. *Widumann* (1), un jour qu'il se portait parfaitement bien, a pris note

(1) In Hufelands Journal der Prak. Heilk. 1823. Nov.

des changemens qui s'opéraient en lui, et il croit qu'on n'aurait pas manqué de les compter parmi les symptômes si on les avait remarqués pendant une expérimentation. C'est fort possible. Aussi est-il nécessaire de répéter fréquemment les expériences et d'indiquer fidèlement tous les symptômes, en éliminant toutefois ceux qui ne sont qu'accidentels et qui ne se renouvellent pas à plusieurs reprises.

§ LX.

2° *Les médicamens doivent être expérimentés sur des personnes des deux sexes.*

Cette règle est importante, si l'on veut apprendre à connaître l'action des médicamens sur les sensations et les fonctions dépendantes de la différence des sexes, nommément de la menstruation, etc.

§ LXI.

3o *Les expériences doivent être renouvelées sur des individus d'âge différent.*

Il est à peine nécessaire d'en dire la raison. Les cantharides et l'agnus castus n'agissent certainement pas sur le vieillard épuisé comme sur le jeune homme ardent, et la sabine produit d'autres effets sur une femme réglée que sur une enfant ou sur une matrone.

§ LXII.

4o *Il est bon d'avoir égard à la différence des tempéramens et des dispositions.*

Nous savons qu'un grand nombre de médicamens produisent des effets différens chez des personnes d'un tempérament différent. Je citerai la noix vomique et la pulsatille. Ce serait une excellente chose que de savoir comment tous les médicamens se conduisent sous ce rapport. Il en est de même des dispositions à différentes perturbations. Certaines personnes sont prises de maux de tête à la moindre indisposition, de quelque espèce qu'elle soit. D'autres sont enclins aux coliques, à la diarrhée, aux coryzas, aux catarrhes, etc. De semblables particularités ont certainement une grande influence sur l'effet des médicamens.

§ LXIII.

Les effets des médicamens doivent être observés dans différentes circonstances de la vie.

On sait que le genre de vie augmente ou diminue, et détruit même l'effet des puissances extérieures. Plus d'un individu qui a bu un verre de vin de trop ne tomberait pas dans l'ivresse s'il se tenait en repos au lieu d'aller courir à cheval, au grand air. D'un autre côté, bien des savans ne seraient pas pris d'une indigestion aussitôt après un écart de régime, s'ils faisaient une partie de billard après le dîner, s'ils se livraient à quelque occupation qui les agitât un peu et les échauffât, au lieu de se remettre de suite à leur travail. Il en est de même des effets des médicamens. Les uns se manifestent de préférence le matin, d'autres après midi, quelques-uns le soir, quelques-uns dans la nuit ; ceux-ci en repos, ceux-là dans le mouvement, parfois au grand air ou bien dans la chambre ; d'autres enfin ne se montrent qu'à un degré plus ou moins haut de la température ou dans d'autres circonstances de différente espèce. Il faut noter avec soin ces différences, sans donner cependant dans le pédantisme. Si nous trouvons, par exemple, parmi les symptômes qu'on dit avoir observés après la prise d'un médicament : maux de dents en jouant du violon. —Il serait ridicule de demander si c'est en jouant un adagio ou un allegro qu'on a ressenti cette douleur, et l'on attribuera l'odontalgie au seul mouvement du bras, qui chasse le sang vers le haut. Au reste, plus on observe avec soin, mieux cela est, et il serait bon que l'on pût répéter maintes fois l'expérience, pour voir quels changemens produisent dans l'état général les médicamens pris à différentes heures de la journée, de quelle manière ils agissent quand on est d'une humeur gaie ou sombre, etc. Il ne faut donc pas non plus négliger certaines négations, par exemple l'absence des symptômes ordinaires à la suite d'une frayeur, d'un chagrin, d'un refroidissement, etc.

§ LXIV.

Les personnes soumises à l'expérimentation doivent, autant que possible être bien portantes.

Une santé absolue, parfaite, n'est qu'un état idéal. Cependant celui qui veut faire sur lui-même des expériences ne doit pas se trouver dans un état notable d'indisposition, et surtout ne pas souffrir d'une dyscrasie. Car quand un médicament se trouve en présence d'une différence qui le neutralise, il n'en résulte que des négations, et nullement des symptômes de perturbation. Je compte aussi l'état serein de l'âme parmi les conditions de santé nécessaires. La prédomination de l'imagination est nuisible, parce qu'elle donne trop d'importance à des sensations accidentelles ou légères.

§ LXV.

Il faut éviter autant que possible que d'autres puissances troublent les effets des médicamens.

Les individus qui veulent expérimenter sur eux l'effet des médicamens doivent observer un régime sévère, ne faire usage ni de café, ni de thé, ni de liqueurs spiritueuses, ni d'épices, ni d'autres substances médicamenteuses, telles que les asperges, le céleri, le persil, le cerfeuil, les oignons, les aulx, les radis, les fromages forts, les acides, les eaux minérales, etc. Ils doivent s'abstenir de fumer et de priser, vivre dans un air aussi pur que possible, éviter toute tension d'esprit, toute émotion, mais aussi ne pas trop s'éloigner de leur genre de vie habituel, afin que la privation de certains alimens ne les indispose pas. Voilà pourquoi les personnes habituées aux stimulans, au café, au thé, au vin, à l'eau-de-vie, aux épices, etc., ne sont pas propres à de semblables expériences.

§ LXVI.

Les médicamens doivent être donnés à une dose assez forte pour que leurs effets primitifs puissent se manifester distinctement.

Il est bien entendu que la vie ne doit courir aucun danger, et qu'il ne faut pas se jouer des substances dont les effets sont très-

violens. Mais comme la vertu curative spécifique des médicamens consiste en ce qu'ils provoquent des réactions de l'organisme vivant contre les effets primitifs, il est nécessaire de bien
connaître ces effets pour pouvoir juger en même temps de ces
réactions. Il faut donc que la dose soit assez forte pour produire
dans tout organisme normal des altérations qui se manifestent
distinctement par des symptômes. Il faut renoncer à faire les expériences avec de très-hautes atténuations, car elles n'agissent
pas sur les personnes bien portantes, ou si elles semblent agir,
c'est l'effet d'une illusion, ou bien la cause doit en être cherchée
dans une perturbation accidentelle des rapports dynamiques,
peut-être dans une idiosyncrasie dont on ne peut déduire une
règle générale.

§ LXVII.

La connaissance parfaite des effets des médicamens repose sur la
connaissance exacte de la perturbation dynamique qu'ils produisent.

Si l'on ne se borne pas à comparer machinalement les symptômes, pour trouver le remède qui convient à chaque cas, on doit
connaître autre chose encore des effets des médicamens que les accidens qu'ils provoquent. Les résultats des expérimentations faites
par Hahnemann et plusieurs de ses partisans après lui ne nous ap-
prennent cependant que cela. Ce sont de simples nomenclatures
de symptômes dans un ordre particulier, je pourrais dire géo-
graphique, commençant par la tête et finissant par les pieds. Bon
ou mauvais, tout y est pêle-mêle. Ce qu'il y a de bon, ce sont d'excellentes parties, surtout dans les premiers volumes de la matière
médicale pure, où l'on est forcé d'admirer le rare talent d'observation de l'auteur ; ce qu'il y a de mauvais, c'est la confusion des effets
primitifs et secondaires, sans parler d'un grand nombre de symptômes qui s'y trouvent indiqués, quoique purement accidentels
et indépendans de l'effet du médicament, comme prurit à la lèvre
supérieure, apparition d'un bouton, bâillemens après le dîner,
engourdissement des pieds, etc. De pareils accidens, qui se manifestent même chez l'homme le mieux portant ne prouvent ab-

solument rien. Ils auraient quelque importance s'ils apparte-
naient aux symptômes constans, se répétant à chaque nouvelle
expérimentation ; mais ce n'est pas le cas la plupart du temps,
car si on fait une seconde expérience, ils ne se représentent pas
ordinairement, tandis qu'on observe plusieurs phénomènes qui
ne disent pas davantage, et qui sont également accidentels. Ils
peuvent dépendre quelquefois, il est vrai, de l'effet du médicament, provenir d'affections sympathiques auxquelles donne lieu
l'individualité ; mais ils n'en sont pas moins accidentels, et doivent être séparés avec soin des effets *positifs* qui se manifestent
par les mêmes phénomènes à chaque expérimentation.

Ce sont précisément ces effets positifs que nous devons avoir
en vue pour trouver, avec le secours de la physiologie et de la
pathogénésie la clef de l'état dynamique anormal. Pour éviter des
répétitions, je renverrai à ce que j'ai dit sur le diagnostic des maladies, et qui peut s'appliquer ici.

§ LXVIII.

Il faut observer particulièrement la succession des symptômes.

Il est nécessaire de savoir quels sont les effets primitifs, les
effets sympathiques et les effets réactifs. Les premiers sont ordinairement les plus constans; les seconds le sont moins, parce
qu'ils dépendent davantage de l'individualité. Les derniers sont
une négation, la disparition des deux premiers, provoquée par
les efforts de l'organisme pour exercer son activité dans une direction opposée. Une dose convenable de rhubarbe a pour effet
primitif une diarrhée, suite de l'irritation de la membrane muqueuse des intestins. Si à ce symptôme se joint une constriction de la poitrine, c'est un effet sympathique et dépendant seulement de la sensibilité du nerf sympathique et du nerf vague,
laquelle n'est pas la même chez tous les individus. La constipation qui se déclare ensuite est une réaction que l'on désigne
sous le nom d'effet secondaire.

§ LXIX.

*Il n'est pas moins important d'observer les effets des médicamens
sur des parties déterminées de l'organisme.*

Qu'on n'attende pas ici la critique d'une ancienne hypothèse d'une irritabilité spécifique des organes, d'après laquelle ces derniers sont affectés d'une manière particulière par certaines puissances. Je ne veux pas essayer d'expliquer par de nouvelles hypothèses ce qui a été inexplicable jusqu'à présent, et je m'en tiens uniquement au fait. Une observation attentive est le seul moyen d'y arriver. Nous savons que le camphre agit sur le cerveau, la noix vomique sur le système ganglionnaire, l'ipécacuanha sur l'estomac, le jalap sur le canal intestinal, le mercure sur les glandes, la digitale sur le cœur et le système urinaire. Plusieurs médicamens ne paraissent pas agir de préférence sur certains organes, mais sur un système organique entier, et alors les affections locales dépendent des dispositions individuelles. L'esprit de vin, par exemple, augmente l'activité de tout le système artériel, et s'il détermine une hémorrhagie, l'espèce d'hémorrhagie dépend de l'état accidentel de l'organe où elle a lieu. La sabine, au contraire, se distingue par son effet spécifique sur l'utérus. Mais comme nous devons, quand un organe est affecté, agir directement sur lui, il est nécessaire que nous connaissions aussi exactement que possible les effets des médicamens sur des organes déterminés. Les expériences faites jusqu'à présent sur des personnes bien portantes nous ont appris bien des choses, et l'avenir nous en apprendra encore beaucoup.

§ LXX.

Il est indispensable de rechercher de quelle manière s'opère l'effet dynamique des médicamens.

C'est là le point le plus difficile, et cette difficulté même a engagé le fondateur de la méthode spécifique à renoncer à toute recherche. Mais notre tendance au rationalisme se révolte contre un empirisme pareil dans la médecine, où l'on oppose des forces à des forces sans les approfondir, et l'on ne peut se dispenser de rechercher de quelle manière elles agissent les unes contre les autres. Nous ne sommes pas en état de tout expliquer, mais n'est-ce pas notre devoir que de développer et de perfectionner nos connaissances autant que possible ? Heureusement bien des choses ont été éclaircies déjà : marchons en avant sans nous rebuter, jusqu'à ce que nous atteignions la limite des connaissances humaines.

Il ne suffit pas de savoir qu'un médicament agit sur tel ou tel système ou organe ; nous devons examiner aussi quels changemens dynamiques il y opère ; et les moyens à mettre en usage pour cet effet, c'est l'intelligence qui compare l'ensemble des symptômes perçus, et la raison par laquelle nous cherchons à nous former l'idée de leur nécessité. C'est ainsi qu'en liant le réel à l'idéal, nous arrivons à une connaissance rationnelle, qui nous conduit à l'idée de la sensibilité, de l'irritabilité et de la reproduction. Ces trois dimensions, dans lesquelles se manifeste la force vitale inconnue, ne sont pas, il est vrai, matériellement saisissables, et ne peuvent être soumises à l'œil du corps ni par le pouls, ni par le stéthoscope, ni par le scalpel de l'anatomie ; l'idée en est aussi nécessaire que celle de la loi de la pesanteur et de la force centrifuge avec laquelle nous construisons le système solaire. Nous avons appris à connaître empiriquement les sphères de ces trois facteurs de la vie, et ce n'est pas un rêve que de regarder les manifestations de l'activité vitale comme ayant leurs racines dans ces trois sphères différentes, mais unies de manière à ne former qu'une unité. Cette union intime nous empêche précisément de nous représenter toutes les fonctions comme partant isolément de tel ou tel système. Or, de même que nous considérons les fonctions de la sensibilité, de l'irritabilité et de la reproduction séparément sous les rapports physiologiques, nous devons aussi accorder notre attention aux perturbations qui se manifestent de préférence dans ces différentes dimensions. Il suit de là que nous ne devons pas négliger de juger d'après leurs qualités dynamiques les puissances qui provoquent des altérations morbides dans ces dimensions. Puisque les médicamens appartiennent à ces puissances, il est donc nécessaire d'en distinguer les effets sur les différentes sphères. Mais nous devons y joindre en même temps l'idée des effets reconnus empiriquement qu'ils exercent sur des organes déterminés, et distinguer autant que possible le changement dynamique qu'ils provoquent dans chacun d'eux immédiatement d'une manière directe ou d'une manière sympathique. Avec ces moyens auxiliaires, nous arriverons à posséder une pharmaco-dynamique. On ne peut nier que nous sommes encore très-arriérés sous ce rapport, et nous devons le regretter d'autant plus que cette partie de la médecine est précisément le sol dans lequel la pratique doit prendre racine pour produire des fruits salutaires. Cependant nous irons bientôt plus loin si nous suivons la route tracée, et si nous continuons à expérimenter les médicamens sur des personnes bien portantes avec tout le soin et toute l'impartialité nécessaires. Ces expérimentations sont d'une nécessité indispensable pour la méthode spécifique, et toutes les autres écoles ont aussi à en attendre une riche moisson.

§ LXXI.

Une véritable pharmaco-dynamique, c'est-à-dire un recueil des moyens spécifiques connus avec l'indication de leurs vertus, c'est un travail qui reste encore à faire. Dès que cette grande lacune sera remplie, la méthode spécifique sera assurément plus qu'une méthode. Sans parler de sa valeur pratique, elle pourra se placer à côté de tout autre système scientifique, et les partisans du dogmatisme sévère ne regarderont plus comme un crime de traiter un malade par les moyens spécifiques.

Nous ne possédons jusqu'à présent que des fragmens sur les sphères d'activité dynamique de quelques médicamens, et le médecin qui tend au rationalisme, a la tâche difficile de débrouiller le chaos des descriptions de symptômes, de séparer l'essentiel, le constant de l'accidentel, et, par les combinaisons et la réflexion, de se faire une idée de l'espèce d'action dynamique propre à chaque remède. Cela nous sera possible, en tant que le permettent les bornes restreintes de la science, si nous procédons systématiquement d'après certaines règles que l'on trouvera peut-être avec plaisir indiquées ici.

Pour arriver à quelque certitude il faut :

1° Rapprocher tous les symptômes qui se sont manifestés chez des personnes bien portantes après la prise d'un médicament, et noter comme constans ceux qui se sont répétés partout ;

2o Suivre la succession des phénomènes dans chaque expérience particulière, et chercher, en les comparant, à découvrir quels symptômes constans se sont toujours manifestés dans le même ordre ;

3o Examiner ceux-ci avec l'œil du physiologiste, et rechercher s'ils indiquent surtout une anormalité de la sensibilité, ou de l'irritabilité, ou de la reproduction ;

4o Avoir égard aux symptômes qui annoncent une action prédominante sur une certaine partie de l'organisme ;

5o Séparer les symptômes qui ne sont pas répétés toujours, mais souvent cependant, de ceux qui n'ont paru que quelquefois.

6o Enfin estimer d'après leur importance les symptômes qui annoncent une affection générale de l'organisme.

En suivant ces règles, nous arriverons à reconnaître assez bien les effets cardinaux des différens médicamens, et à expliquer physiologiquement la marche réelle de la maladie, déterminée par de fortes doses.

L'*aconit*, par exemple, augmente l'activité des artères et du système fibreux, et provoque par cela même qu'il n'agit pas en même temps sur le système veineux, une passivité relative dans ce dernier, laquelle a pour résultat la stagnation de la circulation avec le caractère de l'inflammation.

La *belladone* produit des phénomènes analogues, mais d'une manière indirecte ; elle excite la vie nerveuse générale, augmente l'expansibilité du dedans au dehors, et a pour résultat une inflammation périphérique.

La *bryone* agit comme stimulant sur le système nerveux périphérique et le système capillaire, ce qui explique des symptômes qui trahissent une fluctuation entre l'état inflammatoire et l'état nerveux.

La *noix vomique* excite immédiatement le système ganglionnaire, et provoque dans les organes qui en dépendent des congestions, des stagnations et des symptômes de pléthore locale, tandis qu'elle surexcite la sensibilité dans le système nerveux périphérique et le système cérébral.

La *pulsatille* produit, outre ses effets spécifiques sur l'appareil digestif, une sensibilité extrême du système nerveux périphérique et augmente la vénosité.

La *digitale* diminue les battemens du cœur et élève par antagonisme l'activité sécrétoire des reins.

Je me bornerai à ce petit nombre d'exemples. Si nous observons avec attention, nous apercevrons que tous les médicamens, les uns plus distinctement que les autres, produisent des effets souvent opposés dans les organes et les systèmes qui ont entre eux quelque relation sympathique, sans que nous puissions cependant expliquer les effets particuliers, je pourrais dire spécifiques. Nous ne savons pas pourquoi la belladone engendre un exanthème lisse, érysipélateux ; l'aconit un exanthème miliaire; le rhus un exanthème vésiculaire, et la douce-amère un exanthème purulent et croûteux. Nous ignorons pourquoi l'aconit, la belladone et la noix vomique agissent ordinairement en même temps sur les parties intérieures du cou, etc. Comme nous ne pouvons rien admettre de contraire aux lois de la nature, nous devons regarder tous ces phénomènes comme y étant conformes, et en chercher la cause dans l'action primitive qui leur est propre, et qui fait qu'ils produisent justement ces phénomènes et pas d'autres. Mais toutes les explications qu'on a cherché à donner sur la dépendance causale, sont peu satisfaisantes et ne nous sont d'aucun secours dans la thérapeutique. Il nous suffit d'avoir appris à connaître les effets cardinaux des médicamens par l'expérience, et de savoir que l'iode agit sur les glandes, les cantharides immédiatement sur le système uropoétique, l'agnus castus sur les organes de la génération, le persil et le chanvre sur la membrane muqueuse de l'urètre, le rhododendron sur les membranes synoviales et les aponévroses, le stramonium et l'or sur l'humeur, etc.

Je n'examinerai pas si, dans l'avenir, il sera possible de classer les médicamens d'après leur caractère dynamique fondamental, mais je désire que l'on rassemble autant de matériaux que possible, pour faciliter au praticien la recherche de ce qu'il y a d'essentiel au milieu du chaos des symptômes des médicamens rangés à la suite les uns des autres, sans aucun ordre, afin qu'il puisse en profiter pour les indications thérapeutiques.

§ LXII.

Si nous connaissons les effets primitifs que les médicamens produisent sur les personnes bien portantes, nous sommes autorisés à en déduire l'effet curatif spécifique, nommément la réaction de l'organisme, qui tend à faire cesser par une opposition dynamique l'anomalie artificielle provoquée dans son intérieur. Beaucoup de partisans de la méthode spécifique auront fait, comme moi, l'expérience que certains cas de maladies, qui jusqu'à présent n'ont jamais été traités heureusement, sont cependant guéris parfaitement et rapidement, si l'on choisit le remède dont les effets primitifs correspondent à la maladie. Hahnemann n'avait jamais traité un cholérique, cependant la comparaison des données nosographiques avec les symptômes du camphre, l'a conduit à proposer ce moyen, dont l'utilité a été prouvée maintes fois dans la forme du choléra, qui répond précisément à ses symptômes. *Hufeland* (1) a demandé si l'on ne pourrait pas guérir homéopathiquement le choléra avec l'arsenic. Il n'en connaissait que les effets primitifs, et ce sont eux qui l'ont engagé à faire cette question. Beaucoup de cholériques doivent en effet la vie à ce remède.

Des résultats heureux fournissent la preuve de la justesse de nos calculs, et aucun médecin ne négligera de profiter du résultat de ses propres expériences ou de celles des autres, pour enrichir la matière médicale.

§ LXXI.

Le *but de la thérapeutique est d'éloigner la maladie.* Ce but ne peut pas s'atteindre toujours, sans doute ; plusieurs raisons s'y opposent, entre autres :

1° Des vices de conformation organique qui produisent des sensations douloureuses ou des irrégularités de certaines fonctions. La céphalalgie qui provient d'exostoses dans la cavité du

(1) Dans son Journal der Prakt. Heilk. 1830. 2ᵉ cah.

crâne, l'épilepsie qui est provoquée par des tubercules du cerveau, la stagnation du sang qui résulte de polypes au cœur, la cardialgie et les vomissemens qui sont causés par un cancer du pylore, sont des maladies incurables contre lesquelles l'art lutte en vain;

2º L'épuisement de la force vitale, à la suite soit de la vieillesse, soit d'efforts excessifs, soit d'évacuations profuses, soit de douleurs excessivement violentes ;

3º Une faiblesse relative de la force vitale qui ne peut opposer une résistance suffisante aux violentes attaques de la puissance morbifique, comme dans les cas de typhus, de peste ou de choléra qui tuent en une demi-heure, de morsures de serpens venimeux, etc.;

4º L'effet pernicieux constant de puissances nuisibles qui finissent par abattre la force vitale, par exemple, le chagrin causé par un amour malheureux, la nostalgie qui attaque un banni, les remords de conscience ou le séjour forcé dans un pays dont le climat est funeste à l'individu souffrant, etc. Mais quand il n'existe pas de circonstances pareilles, il faut chercher à extirper la maladie dans sa totalité, et il ne suffit pas d'opérer seulement contre certains symptômes prédominans, particulièrement pénibles, ou contre le caractère générique de la maladie; il faut considérer aussi l'espèce du mal qu'on doit faire disparaître dans sa totalité.

C'est sans aucune raison que l'on a reproché à la méthode spécifique de n'éloigner que les symptômes et non la maladie. Si c'était possible, il faudrait qu'ils fussent indépendans entre eux ; mais les symptômes ne sont que le reflet nécessaire d'un état anormal de la vie, et ils ne peuvent exister sans lui ni disparaître autrement que par sa guérison ou son retour à un rapport normal. Quand il n'y a plus de symptômes, il n'y a plus de maladie. Mais ce qui mérite d'être blâmé, c'est l'ancienne maxime que l'on observe encore, d'admettre deux espèces d'indications, et tout en combattant la cause prochaine, de combattre aussi certains symptômes. Les symptômes sont des rayons qui jaillissent de la cause prochaine, et qui doivent disparaître avec elle; ce n'est que quand cette dernière a été mal connue et mal combattue, que les phénomènes extérieurs persistent, et il est rare qu'en opérant contre eux on arrive à un résultat favorable ; on risque plutôt de nuire à l'organisme, surtout si l'on emploie des médicamens qui ne répondent pas à l'état dynamique général. Je n'en citerai qu'un exemple : quel mal ne fait-on pas en administrant l'opium contre des diarrhées, des spasmes ou des douleurs symptomatiques ? il n'est pas rare qu'à force de répéter des doses de plus en plus fortes, on ruine entièrement la sphère sensible.

§ LXXIV.

La première règle générale de thérapeutique, c'est d'éloigner toutes les puissances morbifiques. Cette règle est reconnue par toutes les écoles et par les partisans de toutes les méthodes. La seule différence, c'est que, dans l'application, on l'étend ou on la restreint plus ou moins ; quant à la nécessité d'éloigner les influences nuisibles, aucune diversité d'opinion n'est possible. Beaucoup de maladies disparaissent d'elles-mêmes quand l'organisme possède assez de force vitale pour rétablir l'équilibre de ses fonctions. Énumérer toutes les puissances morbifiques, ce serait allonger inutilement notre travail ; nous en avons déjà indiqué quelques-unes (§§ XXIII, XXV), et il suffira de faire observer qu'une seule visite ne nous met pas en état de découvrir toutes les circonstances qui, tant qu'elles persistent, rendent la guérison impossible. On comprend toute l'importance qu'il y a pour le médecin d'être ami du malade, lequel hésite moins alors à lui confier la cause la plus secrète de ses chagrins. Quelquefois un mot de consolation, une marque d'intérêt, un bon conseil, une réconciliation qui termine des querelles domestiques funestes pour la santé, deviennent un véritable baume. Un peu d'argent, un peu de bois, quelques alimens ont souvent plus de prix pour le pauvre que toutes les pilules et toutes les drogues du monde. Il n'y a pas long-temps que j'ai traité un individu qui avait été arrêté par méprise et que le chagrin avait privé de sa raison. Je n'aurais certainement pas réussi à le guérir, si je n'avais obtenu du juge d'instruction et d'autres personnes qui lui voulaient beaucoup de bien qu'ils lui parlassent avec bienveillance et qu'ils

essayassent de le tranquilliser par quelques marques d'intérêt.
Dans d'autres cas, l'abandon d'une demeure malsaine, le changement de chambre à coucher, sont des conditions du rétablissement de la santé; quelquefois il faut renoncer à des vête-
mens incommodes, cesser, par exemple, de porter un corset ou
quitter une habitude mauvaise, telle que celle de manger trop
vite, d'avaler les alimens brûlans, de se tenir ployé en étant assis,
de se baigner en temps inopportun, de trop fumer ou de trop
priser, de chiquer surtout, comme le font principalement les gens
du commun et les anciens militaires. *Frænzel* (1) a observé une
céphalalgie opiniâtre qui disparut après qu'on eut extrait un
noyau de cerise de l'oreille du malade. Il n'y a pas long-temps
que j'ai délivré un jeune garçon de quatorze ans de fréquens et
violens accès de céphalalgie, en lui défendant de se laver la tête
avec de l'eau froide aussitôt après son lever, comme il en avait
l'habitude, et en lui prescrivant de ne le faire qu'un quart
d'heure plus tard. J'ai traité, il y a quelques années, un paysan
de ces environs qui avait chaque matin des haut-le-corps et des
vomissemens, et toujours un très-mauvais goût dans la bouche;
ce n'était pas un buveur, mais un fumeur déterminé. Après lui
avoir fait prendre pendant plusieurs semaines, sans aucun résultat, toutes sortes de remèdes, je découvris enfin qu'il se servait
d'une pipe de bois à tuyau très-court, dont la tête était garnie
de cuivre; je lui fis jeter cette pipe pénétrée d'oxide de cuivre, et
dont l'odeur était insupportable, et je lui en fis prendre une en
porcelaine munie d'un long tuyau; huit jours après il était guéri.
Bien des dames qui se plaignent de rhumatismes, ne peuvent en
être délivrées par cela seul qu'elles ne veulent pas cesser de s'as-
seoir près de la fenêtre à travers les fentes de laquelle passe un
léger courant d'air. Je pourrais citer bien d'autres observations
semblables, mais ce que j'ai dit suffit pour attirer l'attention sur
la nécessité de pareilles recherches.

§ LXXV.

Les puissances morbifiques internes doivent être éloignées

(1) Med. Zeitung. Berlin, 1835, n° 24.

également. Nous entendons par là toutes les substances nuisibles
à la santé qui se trouvent dans le corps, peu importe qu'elles y
aient pénétré de l'extérieur ou qu'elles s'y soient formées. Le
fondateur de la méthode spécifique a reconnu la nécessité d'expulser aussi promptement que possible par un vomitif les poisons
avalés; mais il n'admet pas cette nécessité dans les cas d'indigestion,
parce que la nature cherche, dans ce cas, à se soulager elle-même,
et qu'elle rejette les substances nuisibles par des vomissemens
volontaires. Si les envies de vomir ne sont pas assez fortes, on
peut chatouiller le gosier avec une plume, afin de provoquer le
vomissement, et faire boire du café pour chasser vers le bas ce
qui reste dans l'estomac ; mais il faut ordinairement attribuer à
un désaccord dynamique l'indigestion même qui résulte d'une
surcharge de l'estomac, et alors la plus faible dose d'un médicament spécifique, de la pulsatille, par exemple, suffit pour guérir
en peu d'heures.

Cela est vrai en grande partie. C'est un bonheur pour nous d'a-
voir appris à connaître des médicamens qui, dans la plupart des
cas d'indigestions très-graves même, accompagnées de nombreux
symptômes d'une turgescence vers le haut, avec langue fortement
chargée, mauvaise odeur par la bouche, éructations dégoûtantes,
malaise pénible et haut-le-corps sans résultat, enlèvent en peu de
temps tous ces accidens comme par enchantement, et cela par le
seul motif qu'ils excitent d'une manière spécifique la force vitale
de l'estomac, et accélèrent la marche de la digestion troublée. J'ai
fait trop d'expériences de cette nature pour ne pas ressentir un
juste mécontentement de l'impudence avec laquelle certains adversaires de la méthode spéficique proclament erreur et mensonge
tout ce qui a été dit en sa faveur. Souvent, après la guérison d'une
indigestion opérée en très-peu de temps par des médicamens spécifiques, on m'a demandé où avaient passé les substances nuisibles
qui semblaient jouer un rôle si important quelques instans auparavant, et dont on n'apercevait plus aucune trace. Il est vrai aussi
que le café se montre très-efficace quand la digestion est paresseuse et les selles supprimées; seulement il n'agit pas homéopathiquement, mais uniquement d'après l'ancienne maxime : *con-*

traria contrariis. C'est là un fait que je signale à ceux qui, avec une servilité peu louable, manifestent un zèle passionné contre tout traitement antipathique.

La recommandation de chatouiller le gosier avec une plume, quand les envies de vomir ne sont pas assez fortes, trouvera peu d'approbateurs. Pour mon compte, je la rejette entièrement, parce que j'ai appris par expérience que de pareilles irritations mécaniques sont trop violentes, et que je les ai vues provoquer souvent des vomissemens de mucosités sanguinolentes. L'irritation de l'estomac est propagée vers le bas par les nerfs œsophagiens, et perd en route une partie de sa force; voilà pourquoi de violens mouvemens anti-péristaltiques de l'œsophage ne déterminent souvent aucun vomissement. Pourquoi différer alors à administrer un vomitif qui agira d'une manière certaine? Je n'en vois pas la cause. Si nous avons mangé de quelque mets qui nous répugnait, ou pris quelque aliment que nous ne pouvons digérer, ce qu'il y a assurément de mieux à faire, c'est de nous en débarrasser le plus tôt possible: il suffit souvent pour cela de boire quelques verres d'eau chaude où l'on a mis un peu de beurre frais; si ce moyen n'agit pas, quelques doses d'ipécacuanha, à des intervalles de dix à quinze minutes, et plusieurs verres d'eau chaude, seront plus efficaces; le dérangement qui reste dans l'estomac cédera immanquablement à un peu de café noir pris quelques heures après. J'ai parlé ailleurs d'un cas où un paysan fut délivré d'une cardialgie opiniâtre par un vomitif qui expulsa un morceau de couenne de lard visqueuse qui séjournait dans son estomac depuis long-temps. Si l'on me demande si une telle cure est homéopathique, je répondrai que non; cependant elle n'est pas non plus en contradiction avec la méthode spécifique ou avec tout autre, car elle a pour fondement ce principe généralement admis: *tolle causam*. Mais si nous y restons fidèles, nous nous garderons de tomber dans la tentation d'abuser des vomitifs, et de les administrer quand les crudités ne sont que la suite d'une force digestive affaiblie. Dans ce cas, ils ne seraient d'aucun secours; car alors même que le malade rend des matières visqueuses, le soulagement n'est que de peu de

durée, parce que les crudités recommencent à se former immédiatement après. On ne guérira pas non plus un coryza en se
mouchant ni un catharre en crachant, il faut pour cela diminuer
la sécrétion excessive de mucosités. De même aussi, la fièvre muqueuse ne cédera jamais à des vomitifs; il faudra faire disparaître
le désaccord de la vitalité affectée des membranes muqueuses.

Doit - on débarrasser l'estomac d'une surabondance de
bile? — Sans doute; mais non par un vomitif. Je renverrai
à ce qu'ont dit *Domling* (1), *Van Hoven* (2) et surtout *Reil* (3),
pour combattre l'opinion qu'un épanchement bilieux est une
cause de la fièvre. On a considéré le vomissement d'une bile
aigre, âcre, excessivement corrosive, et l'on en a conclu la nécessité d'évacuations artificielles pour délivrer l'estomac d'un
fardeau qui le détériore chimiquement , pour en prévenir
l'absorption dans le canal intestinal et pour garantir les humeurs
d'une corruption générale. Mais il ne faut chercher que dans une
activité anormale de la sécrétion du foie la cause d'une qualité
vicieuse de la bile, et tant que cette activité ne sera pas redevenue
normale, la source du mal ne sera pas tarie. D'ailleurs la vitalité de l'estomac est le meilleur préservatif contre l'action chimique du produit de la maladie. Ce produit sera neutralisé sur-
le-champ d'une manière vraiment étonnante, dès que la sécrétion aura été améliorée, et les effets de la matière âcre ne sont
nullement à craindre, puisque la nature elle-même s'efforce de
l'expulser par le bas. *Reil* convient d'avoir guéri sans vomitifs
un grand nombre de maladies contre lesquelles il avait coutume
d'en administrer. Le succès, dans ce cas, dépend uniquement
de l'éloignement de l'anormalité dynamique. C'est le seul moyen
d'exciter l'estomac à se débarrasser lui-même de son pénible
fardeau.

(1) Dissertatio, Sistens morborum gastricorum auctorum pathologiam.
Wurzburg, 1797.

(2) Versuch über das Wechselfieber. Winterthur , 1789. 1re part., p.
143 et suiv.

(3) Fieberlehre, 3 vol., § 175.

§ LXXVI.

Il en est de même des obstructions des intestins. Les médicamens dont l'effet primitif est purgatif, soulagent ordinairement très-vite, mais le plus souvent il s'opère un effet secondaire
contraire, et il se déclare une nouvelle constipation. Cependant
nous ne voulons pas nier qu'il y ait des cas où l'on doit, même
à ce prix, chercher à produire un prompt effet. Il y a deux ans
que j'ai traité un individu de mon voisinage qui souffrait depuis
cinq jours d'une constipation avec ballonnement du ventre, douleurs et angoisses mortelles de plus en plus grandes. Plusieurs
médicamens spécifiques ne produisirent rien, et les symptômes inquiétans allaient en s'aggravant. Je lui fis prendre en
deux fois une once d'huile de ricin dans l'espace de six heures
de temps ; il eut une selle énorme contenant des milliers de
noyaux de cerises qui n'auraient pas été rejetés vraisemblablement si j'avais fait la folie de pousser la conséquence jusqu'à l'extrême en continuant l'emploi des moyens homéopathiques. Dès
le lendemain, cet homme était guéri. J'ai combattu maintes fois
avec succès des constipations opiniâtres avec de petites doses d'o-
pium, de soufre, de noix vomique, de veratrum, d'alumine ou d'autres médicamens, sans ou avec le secours des lavemens d'eau. Cependant il s'est présenté aussi des cas où tous ces remèdes ne produisirent rien, où le météorisme, la douleur et l'anxiété aug-
mentèrent sans cesse, et où, ayant à craindre une entérite, je
dus aviser au moyen d'enlever promptement un danger imminent.
Alors l'huile de ricin m'a rendu les plus grands services en provoquant quelquefois des selles aussi dures que de la pierre. La
disposition aux obstructions cède ensuite au traitement homéopathique. Loin de moi la pensée de vanter l'ancienne méthode
évacuante ; mais je consentirais tout aussi peu, par esprit de
système, à laisser parvenir le danger que court le malade, à son
plus haut degré, quand je puis le faire cesser. Je conviens volontiers qu'avec le temps nous apprendrons peut-être à connaître des
médicamens spécifiques dans des cas analogues ; mais tant que

nous ne sommes pas sûrs de notre fait, nous devons éviter le reproche de sacrifier à un système la vie de nos semblables.

Les *vers*, dans le tube intestinal, sont la plupart du temps regardés comme des puissances morbifiques, mais ils ne sont que les produits d'un état anormal. Je ne veux pas toucher à l'obscur chapitre de la génération spontanée, je me contenterai d'examiner les faits. Il y a des cas de véritable helminthiase, où des vers, souvent en très-grand nombre, se trouvent dans le canal intestinal avec leurs prétendus nids, qui ne sont autre chose que des amas de mucosité. Les enfans atrophiques, à ventre gros, sont ordinairement sujets à cette maladie. Elle est la suite, et non la cause de l'atrophie, et il est très-vraisemblable que les vers ne se nourrissent pas de chyme, mais de mucosité, et qu'ils ne sont pas aussi nuisibles à l'organisme qu'on se l'imaginait, en admettant qu'ils lui enlèvent les substances nourricières. Il n'est pas vrai qu'ils puissent percer les intestins, car l'organe nécessaire pour cela leur manque, et si l'on a trouvé des trous dans les intestins, c'était la suite du ramollissement provenant de l'état maladif de la vitalité, cause de la maladie, ou plutôt sa cause prochaine. Mais il est vrai que les entozoaires par l'irritation qu'ils provoquent, peuvent occasioner différens accidens désagréables, surtout s'ils sont en grand nombre et s'ils remontent jusque dans l'œsophage.

Les purgatifs ne guérissent pas, ils éloignent seulement une partie du produit. Je ne veux pas condamner absolument la méthode d'après laquelle on cherche à débarrasser d'abord le canal intestinal de la présence des vers, et ensuite à relever la vitalité. Chez les enfans qui ne sont pas trop affaiblis, ce traitement peut quelquefois être employé sans suite funeste. Cependant je me suis convaincu depuis nombre d'années que l'on atteint plus vite et plus sûrement le but sans purgatifs, par des moyens qui répondent d'une manière spécifique à l'affection du canal digestif, en soumettant en même temps le malade à un régime convenable et sévère. Un des phénomènes thérapeutiques les plus remarquables, c'est que l'emploi de pareils médicamens enlève en peu de temps les symptômes prédominans de la maladie, et que s'il y a

des vers, ils sortent ensuite d'eux-mêmes. Puissent s'en convaincre ces médecins qui opèrent contre les vers dans toutes les maladies de l'enfance accompagnées de symptômes gastriques, et qui,
lorsqu'il n'en sort aucun, se plaignent de l'opiniâtreté du mal et
y trouvent un motif pour renforcer leurs purgatifs et occasioner
ainsi de la faiblesse dans l'organisme ! Il y a plus de constitutions
qui ont été ruinées par les vermifuges héroïques ordinaires, que
d'individus guéris par eux. Mais qu'on puisse éloigner les accidens inquiétans causés par les entozoaires sans le secours de remèdes drastiques, c'est là ce qui malheureusement n'est pas
encore assez connu.

§ LXXVII.

Il y a encore beaucoup d'autres influences nuisibles matérielles, qui ne sont qu'en partie les produits de la maladie elle-
même, et qui doivent être éloignées à cause de leur réaction sur
l'organisme. Je ne dois ni ne puis essayer de les énumérer toutes, parce qu'il est impossible de concevoir tous les cas de cette
espèce. Mais j'en citerai quelques-unes, telles que les abcès qui
entretiennent la douleur et la fièvre, et qui doivent être ouverts
par conséquent; les grandes accumulations d'eau dans les cavités,
dont la pression trouble les fonctions et rend la guérison plus
difficile; les épanchemens sanguins dans les cavités ou dans le
tissu cellulaire, qui ne peuvent disparaître assez promptement
par la voie de la résorption pour ne pas avoir des suites funestes;
les restes de l'arrière-faix, les calculs urinaires, etc.

Je dois aussi dire un mot de la *pléthore* que ne guérissent jamais les saignées, parce qu'elles ne peuvent en détruire la cause
prochaine ; c'est-à-dire la sanguification trop active. On voit
pourtant des cas où un orgasme excessif dans des parties nobles,
comme dans le cerveau, dans les organes de la poitrine, devient promptement menaçant, et où il faut saigner pour prévenir l'apoplexie ou la suffocation. De pareils cas sont très-rares
sans doute. Hahnemann et plusieurs de ses plus fidèles partisans
ne les nient pas entièrement ; mais s'ils se sont fait une loi de
ne jamais dévier de leurs principes, ils s'exposeront infaillible-

ment quelquefois au reproche mérité de n'avoir pas sauvé un malade qui pouvait l'être.

§ LXXVIII.

La seconde règle de la thérapeutique consiste à *faire cesser les désaccords dynamiques*. La maladie en elle-même, comme nous l'avons déjà dit, ne peut pas être considérée comme l'opposé de la santé. Cependant la cause prochaine en est toujours une anomalie dynamique qui doit être compensée par un opposé. Quand nous avons affaire à une très forte expansion, nous cherchons à produire une contraction, nous cherchons à diminuer la sensibilité là où l'irritabilité est surexcitée, à opposer à l'hypertrophie une diminution de l'activité reproductrice, etc. Faire cesser les anomalies en provoquant des états opposés, tel est donc le but de la médecine dans tous les systèmes et dans toutes les écoles. Seulement pour y arriver on suit différentes routes, en ayant égard toutefois à la force vitale de l'organisme. Après ce que j'ai déjà dit (§ XXV, XXVI) du rapport de cette force vitale avec les puissances extérieures, il ne me reste plus qu'à faire remarquer que l'effet des médicamens est soumis aux mêmes lois, et que l'on doit considérer les effets *primitifs* et *secondaires* du médicament, les *réactions*, et les *oppositions* de l'organisme comme des opérations vitales essentiellement différentes. De tout temps les effets primitifs ont le mieux répondu au désir d'obtenir instantanément un résultat, d'où la maxime *contraria contrariis sananda*, d'après laquelle on a administré des médicamens capables de faire cesser par leurs effets primitifs l'opposition dynamique. Des observations ont appris que :

1_0 L'excitation primaire de l'organisme doit être assez forte pour produire une réaction suffisante contre la puissance morbifique, et que

2^0 Il faut nécessairement que cette réaction ait une durée suffisante pour prévenir l'effet secondaire opposé et contraire au but du traitement. On a donc été forcé, pour répondre à ces indications, d'administrer de fortes doses de médicamens et de les répéter souvent.

Pendant près de trois mille ans, on a traité d'après ces principes et souvent avec le plus heureux résultat. Tout homme impartial et juste doit le reconnaître. Mais d'un autre côté les plus ardens défenseurs de l'ancienne maxime de Galien ne peuvent nier ni la justice des plaintes que les médecins les plus instruits et les plus habiles ont élevées contre le manque de certitude, ni celles des vœux formés pour que nous arrivions à donner aux règles de la thérapeutique des bases plus solides. Nous ajouterons quelques mots encore à ce que nous avons déjà dit (voyez l'*Introduction*) sur les causes de l'incertitude du traitement dominant jusqu'à ce jour. Ces causes sont :

1° La difficulté de découvrir dans tous les cas la cause prochaine des maladies ; difficulté que personne ne pourrait nier ;

2° L'impossibilité de trouver toujours le contraire qui doit rétablir l'équilibre. A proprement parler, cette cause rentre dans la première et n'a pas besoin d'autres explications ;

3° La nécessité d'administrer des médicamens de plus en plus héroïques, ce qui produit souvent des résultats funestes, nommément :

A. Un effet positivement nuisible dans les cas malheureusement trop fréquens d'une erreur dans la recherche de la cause prochaine;

B. Une réaction trop forte de l'organisme qui détruit l'utilité temporaire du médicament le mieux choisi et exacerbe même la maladie. Voilà pourquoi bien des personnes doivent prendre sans relâche des médicamens, afin que les effets primitifs de ces derniers ne cessent pas d'agir, si elles veulent se délivrer de quelque maladie; mais elles sont aussi souvent forcées d'augmenter les doses, parce que l'usage prolongé d'un médicament diminue la réceptivité;

C. Des effets accessoires, désagréables, d'un grand nombre de médicamens énergiques d'où résultent des complications et d'où naissent de nouvelles indications. Aussi le traitement devient-il de plus en plus compliqué et incertain. On est forcé d'opérer contre ces effets que l'on a provoqués soi-même; d'administrer remèdes contre remèdes et de se combattre par ses propres armes.

L'insuffisance de ce traitement oblige souvent à recourir encore à d'autres moyens auxiliaires, aux adjuvantia, par exemple, pour apaiser certains symptômes inquiétans, et même aux dérivatifs pour transporter l'affection d'un organe noble sur un organe qui l'est moins. Si, en agissant ainsi, on ne tue pas la maladie avec le malade, on n'a finalement que la triste consolation d'avoir administré une foule de médicamens énergiques. Nous avons déjà cité quelques-uns des funestes résultats de l'abus des médicamens (§ XXXVI). J'en donnerai encore quelques exemples. Dans un cas de tétanos léger, *Dehane* (1), prescrivit une décoction d'une demi-livre de quinquina avec cent gouttes de teinture d'opiat, deux onces de poudre de quinquina et autant de carbonate d'ammoniac, dont il fit prendre une once toutes les deux heures. L'état s'étant exacerbé, il administra en un seul jour une livre de carbonate de fer avec de la thériaque, sans parler de frictions, de teinture d'opiat et de l'huile de ricin qu'il donna intérieurement pour ouvrir le ventre. *Hutchinson* (2), dans un cas de chorée, commença par faire prendre toutes les trois heures six grains de calomel et autant d'extrait de coloquinte, puis toutes les quatre heures six gros de carbonate de fer ; ensuite, toutes les cinq heures, une once de ce dernier médicament, et, enfin, de la morphine à la dose d'un huitième de grain avec de l'essence de térébenthine. Du 2 juillet au 12 août, le malade reçut onze livres et sept onces de fer. *Stokes* (3) vit chez un homme qui avait été traité d'une ophthalmie par de fortes doses de tartre stibié, les accidens de la respiration diminuer, mais pour faire place à des vomissemens et à des hoquets qui durèrent jusqu'à la mort. L'autopsie montra une inflammation du cardia. *Berndt* (4), a observé des cas d'empoisonnement après l'emploi endermatique de l'acétate de morphine contre la coqueluche. Il recommande en même temps de se tenir

(1) London Medical Gazette, 1833, sept.

(2) The Lancet, 1833, sept.

(3) Uber die Heilung der inneren Krankheiten von dem Standpunkte der neuesten Erfahrung am Krankenbette.

(4) Klinische Mittheilungen, 2 cah. Greifswald, 1834.

en garde contre l'usage général des vésicatoires, surtout dans les inflammations des organes digestifs, où ils causent une trop grande irritation et exacerbent évidemment l'état. *Weisse* (1), raconte un cas de diabétès provoqué par un emplâtre de cantharides. *Spence* (2) donne dans le délire tremblant trente grains de tartre stibié toutes les demi-heures. *Lisfranc* (3), a prescrit dans un tétanos huit saignées de seize onces, puis l'application de huit cents sangsues sans parler de fortes doses d'opium. *Ollivier* (4), a proposé pour guérir les télectiangésies d'inoculer la gangrène des hôpitaux. !!! *G. Hamilton* a traité de la manière suivante une jeune fille de seize ans qui souffrait depuis quelques semaines des symptômes d'une fièvre continue, qui tenait des discours sans suite, et qui depuis quatre jours poussait fréquemment les hauts cris à cause d'une grande sensibilité du bas-ventre.

20 Décembre. Saignée de douze onces, fomentations chaudes du ventre; clystères de sel et de séné; intérieurement, un grain d'opium toutes les quatre heures.

30 Décembre. Pas de changement. Saignée de huit onces; sangsues et fomentations chaudes; un fort clystère et intérieurement un grain d'opium toutes les quatre heures.

31 Décembre. Pas de selle. Deux pilules d'opiat seulement à cause de la somnolence continuelle. Etat soporeux; si on lui parle, elle ouvre pour un instant les yeux et retombe dans un état léthargique. Plus de plaintes. On prescrit trois gouttes d'huile de croton. Le soir, la somnolence a augmenté; la malade a perdu tout sentiment; respiration râlante; déglutition pénible; pouls faible donnant cent quarante pulsations par minute. Une tasse à

---

(1) Medicinisch praktische Abhandlungen von deutschen, in Russland lebenden Aerzten. 1 vol. Hamburg, 1835.

(2) Beantwortung der Frage: an welchen Maengeln leidet die Medicin unserer Zeit. etc., von Dr. Burkhardt Eble; in Henkes Zeitschrift für die Staatsarzneikunde, 1837, 3 livrais.

(3) *Ibid.*

(4) Frorieps Notizen. Febr. 1837, p. 160.

thé pleine de vin et d'eau toutes les minutes. La malade mourut le lendemain à cinq heures du matin.

Cette histoire aurait mieux été placée dans un recueil satirique que dans le *Nouveau recueil de Traitemens choisis* (1), dont elle déshonore le titre. A l'hôpital de Dublin, tout nouveau-né bien portant reçoit un grain de calomel quatre ou cinq heures après sa naissance ; et huit ou dix heures plus tard, quelques doses d'huile de ricin pour expulser le méconium (2). *Zeroni* (5) a montré, en citant un grand nombre de faits, à quelles conséquences funestes peuvent conduire des préjugés opiniâtres. Je m'arrête, mais on pourrait remplir des in-folio de toutes les fautes qui ont été commises. Ce que j'ai dit est plus que suffisant poure xciter la méfiance contre l'ancienne médecine rationnelle si vantée ; il n'est pas nécessaire d'insister davantage auprès des hommes impartiaux et instruits pour les engager à accorder à la méthode spécifique toute l'attention qu'elle mérite.

§ LXXIX.

La nature, notre grande institutrice, nous indique elle-même la route à suivre pour guérir heureusement les maladies sans l'emploi de moyens aussi cruels et aussi dangereux. Il suffit que nous l'observions et que nous la comprenions bien. Ce qui est surtout instructif, ce sont les phénomènes qui se manifestent quand un seul et même individu est attaqué en même temps de plusieurs maladies différentes.

Des maladies dissemblables peuvent exister simultanément dans certaines circonstances, et principalement quand elles sont très-différentes, quand elles ont leur siège dans différentes parties de l'organisme, et quand il n'y a pas une grande sympathie ni par conséquent un grand antagonisme entre les organes affectés. Des individus atteints de la gale peuvent devenir hydropiques, syphilitiques ; les personnes hystériques ou épileptiques peuvent

(1) XVII vol., 4 cah., pag. 716.

(2) A Practical Greatise on midwifery, by Robert Collins. London, 1836.

(3) Med. Annalen, 3 vol. 1 cah. 1837.

être attaquées de toute espèce de maladie inflammatoire. Mais souvent les complications ne sont qu'apparentes, comme, par exemple, lorsque la maladie qui s'est déclarée postérieurement n'est qu'une continuation, une modification dynamique ou un développement de la première. Ainsi l'encéphalite ou méningite se change en hydrocéphale, l'inflammation du foie en ascite, la fièvre nerveuse en apoplexie, et les maladies inflammatoires prennent souvent un caractère nerveux à la suite des évacuations sanguines. On entend dire souvent : Ce malade aurait été sauvé s'il ne s'était pas déclaré une fièvre nerveuse, s'il n'avait pas été frappé d'apoplexie, et l'on va jusqu'à parler de trois ou quatre maladies différentes qui doivent s'être manifestées successivement, tandis qu'elles ne sont en réalité que le développement d'un seul et même acte vital anormal, auquel malheureusement l'art n'a que trop souvent contribué.

Souvent des maladies dissemblables ne peuvent pas se développer simultanément, comme quand le mal attaque des systèmes ou des organes qui sont dans un rapport sympathique intime. Voilà pourquoi une maladie préserve d'une autre. Les scorbutiques n'ont pas à craindre la peste d'orient (1). *Pittschafft* (2), rapporte, d'après la description du voyage d'Azabas, qu'au Paraguay la morsure des serpens venimeux n'est pas mortelle pour les vénériens, et il ajoute que les individus atteints d'une gonorrhée ne sont pas facilement infectés du typhus ; de pareilles observations sont trop connues pour qu'il soit de quelque utilité de multiplier les exemples. Je renvoie à *Klose* (3) qui a fort bien expliqué ces phénomènes par les lois de l'antagonisme; cependant il arrive parfois qu'une maladie se joigne à une maladie dissemblable et la suspende, mais sans l'enlever pour tout le temps de sa durée. En 1799, la variole disparut des endroits où sévit la grippe alors régnante ; mais elle revint dès que cette dernière eut cessé (4).

(1) Larrey, Description de l'Egypte, t. r.

(2) In Hufelands Journal , 1819, sept., p. 17.

(3) Uber Krankheiten als Mittel der Verhütung und Heilung von Krankeiten. Breslau, 1826.

(4) Richters specielle Therapie, 2 vol. Berlin, 1821, pag. 273.

Glehn (1) a observé un individu atteint à la fois de la petite vérole et de la scarlatine. Il était en proie à une fièvre violente qui menaçait de devenir typhoïde. La scarlatine parut alors, mais elle cessa dès le lendemain et fit place à la variole. On a observé que l'épilepsie est suspendue par la teigne (2) et les hémorrhoïdes (3) ; la gale par le scorbut (4) ; la goutte par les hémorrhoïdes (5) : les observations de cette espèce sont innombrables. On prétend qu'une maladie légère est toujours chassée par une plus grave : on doit en convenir. Mais il n'est pas possible d'estimer la force prédominante d'une maladie d'après son caractère générique. Ici tout est individuel ; ce dont on peut déjà se convaincre par cela même que certaines formes se succèdent souvent. Si l'une d'elles était plus forte absolument, elle ne pourrait faire place à l'autre. Mais il est tout aussi peu possible dans des cas particuliers de dire pourquoi des maladies dissemblables existent l'une à côté de l'autre, tandis que chez un autre individu, elles se chassent et se suspendent réciproquement, que d'expliquer en général pourquoi certains systèmes ou organes gardent une indépendance relative et ne prennent que peu ou point de part aux perturbations générales, tandis que chez d'autres individus, ou en d'autres temps, ils se distinguent par une conduite opposée, par une sympathie très-vive.

Une observation fort importante, c'est que des maladies très-analogues, quand elles se rencontrent dans le même sujet, ne se suspendent pas ; mais la plus faible est détruite par la plus forte. Les adversaires de la méthode spécifique se sont donné bien de la peine pour trouver des exemples de la simultanéité de ma-

(1) Zeitschrift für die gesammte Medicin, herausgegeben von Diefenbach, etc. 3 vol., 3 cah.

(2) Tulpii Observat., lib. I, obs. 28.

(3) Zacut Lusitan. in prax. hist., lib. I, obs. 28.—Ideler über die Krisen in den Krankheiten. Leipzig, 1796.—Reils Fieberlehre, 3 vol., pag. 154.

(4) In Hufelands Journal der Prak. Heilk., 15 vol., 2 cah.

(5) Forest. Observat., lib. III, obs. 4. — Storck. prax. med. casual, t. I, pag. 453. — Fr. Lossius, lib. III, obs. 24.—Alberti Tract. de hemorrh., p. I, pag. 224.

ladies analogues ; par exemple, de la rougeole et de la variole ;
de la petite vérole inoculée et de la naturelle. On pourrait au reste
nier la grande analogie des premières de ces affections, car leur
unique ressemblance consiste en la présence d'un exanthème
aigu qui se manifeste au milieu d'accidens fébriles, tandis que la
source et l'ensemble des symptômes généraux présentent la plus
grande différence. La rougeole a son siége dans l'épiderme; la variole dans le réseau muqueux de malpighi, elle pénètre plus
profondément dans la peau, selon *Sacco* (1), ce que je crois
aussi. En outre, le cours de ces deux maladies n'est jamais simultané, comme l'ont déjà observé des médecins anciens (2) et des
modernes (3) ; mais l'une reste suspendue, jusqu'à ce que l'autre diminue. Il en est de même de la petite vérole inoculée et
de la naturelle , entre lesquelles cependant il existe encore cette
différence importante,que celle qui s'est montrée la première acquiert son entier développement, tandis que celle qui n'a paru
que plus tard, porte en elle les indices de la variole modifiée, d'où
il résulte évidemment que la maladie la plus forte a presque
éteint la maladie semblable plus faible.

Hahnemann a recueilli un grand nombre d'observations qui
prouvent qu'une maladie est guérie par une maladie semblable.
Dans plusieurs de ces maladies, la ressemblance extérieure n'est
pas grande. Car de ce que la variole est accompagnée ou suivie
quelquefois d'enflure du bras, de tuméfaction des testicules, de
diarrhée dyssentérique, d'ophthalmie ou de cécité, on ne peut pas
encore en conclure que ces anormalités ont avec elle une analogie formelle. On peut regarder comme plus instructifs et plus convaincans les cas où une céphalalgie habituelle est enlevée pour jamais par un typhus accompagné d'une affection pareille, où une

---

(1) Memoria sul vaccino, etc. Milano, 1805.
(2) Act. Natur. Curios., vol. vi, pag. 370.
(3) Hufelaeds Bemerkungen über die natürlichen und geimpften Blat-
tern zu Weimar im Jahre, 1788, pag. 174. — Journal de Médecine conti-
nuat., vol. xv, pag. 206. — Schultze in der Wochenschrift für die ges.
Heilk., 1837, n° 17.

paralysie restée après un typhus disparaît au bout de plusieurs années dans le cours d'une seconde maladie typhoïde. Il y a trois ans
que j'ai vacciné un enfant qui avait eu plusieurs fois, et huit jours
auparavant encore, un érysipèle vague. La rougeur inflammatoire
périphérique se montra le neuvième jour et s'étendit depuis la
place où j'avais déposé le vaccin jusqu'aux épaules et jusqu'au
bout des doigts. Les bras enflèrent énormément et la fièvre fut
violente. Avec l'inflammation disparut toute disposition à l'érysipèle.

J'ai donné tant d'attention à cet objet depuis nombre d'années
que je crois être en droit d'affirmer qu'il n'y a d'extinction réci-
proque qu'entre les maladies qui offrent non seulement une
grande analogie relativement aux rapports dynamiques, mais
qui ont leur siége dans des systèmes et des organes semblables.
Cette remarque fera sentir encore davantage la nécessité qu'il y a
d'avoir égard dans chaque traitement non seulement au caractère dynamique des maladies, mais aussi à leur siége, et de ne
pas s'en tenir exclusivement aux symptômes extérieurs.

§ LXXX.

Si des observations de cette espèce font pressentir déjà le principe : *similia similibus curanda*, c'est la pratique qui le confirme
plus particulièrement. On peut prouver par l'histoire que, sans se
douter de cette loi, on a guéri long-temps par des médicamens
spécifiques et que chaque jour encore les partisans de toutes les
écoles en administrent en grand nombre. Hahnemann et ses
disciples ont recueilli une foule d'observations à l'appui de la
justesse de leur principe. Je ne citerai que quelques faits particulièrement convaincans.

La *belladone*, qui provoque une perturbation fort semblable à
l'hydrophobie, est connue depuis long-temps pour un excellent
remède contre cette maladie.

Le *mercure*, avec lequel on guérit la syphilis, produit des
ulcères qui ressemblent tellement aux ulcères syphilitiques qu'on
les confond souvent.

L'*huile de térébenthine*, remède célèbre contre les brûlures, cause une brûlure douloureuse sur la peau. Je dois faire remarquer que j'ai trouvé bien plus efficace encore l'*acide sulfurique* dissous dans de l'eau, dont les propriétés caustiques bien connues surpassent de beaucoup celles de l'huile de térébenthine. L'on a recommandé dernièrement une dissolution de phosphore dans de l'huile, en s'appuyant sur le même principe.

Le *stramonium* guérit les dérangemens d'esprit et il les provoque chez les personnes bien portantes.

La *mille-feuille* a été administrée maintes fois avec succès contre certaines espèces d'hémorrhagies, et elle possède aussi la propriété de provoquer des accidens pareils.

La *douce-amère*, remède très-connu contre les exanthèmes dartreux, a provoqué, d'après les observations de *Carrères* (1), un exanthème semblable qui s'étendit sur tout le corps.

Le *soufre*, avec lequel on guérit plusieurs maladies exanthématiques, a la propriété d'engendrer des exanthèmes. On a voulu le nier; mais celui qui veut s'en convaincre n'a qu'à visiter des eaux sulfureuses et il verra que la plupart des baigneurs sont couverts d'une éruption. Je rappellerai l'observation de *Krimer* (2), que les bains sulfureux produisent souvent le mal qu'ils doivent guérir. On peut citer encore la remarque d'un médecin (3) qui a écrit contre l'homéopathie, que des individus qui avaient pris comme préservatifs contre le choléra de trop fortes doses de médicamens homéopathiques, en ont été attaqués plutôt que d'autres; remarque qui ne prouve pas ce que l'auteur veut prouver, car elle parle évidemment en faveur de la méthode spécifique.

Bird (4), raconte une observation d'après laquelle le soufre a provoqué une ophthalmie, et nous savons que c'est un excellent spécifique dans un grand nombre d'inflammations d'yeux.

Le *thé de la Chine* cause, surtout chez les personnes qui n'y

(1) Uber die Eigenschaften des Nachtschattens. Iena, 1786, p. 10 à 13.
(2) Loco citato.
(3) Homœopathie und alloopathie, ihre vorzuge und **Mangel von Dr.** Funk. Leipzig, 1834.
(4) In Rusts Magazin, 38 vol., 3 cah.

sont pas habituées, des battemens de cœur, de l'anxiété et de l'a-
gitation. *Kremers* (1) a vu des individus pris d'une ivresse complète pour en avoir trop bu. On a guéri à l'hôpital de Londres un
empoisonnement par l'opium au moyen de thé vert (2). On connaît
assez son efficacité dans l'ivresse.

La *coloquinte* produit des diarrhées avec coliques. *Ehremberg*
et *Hemprich* racontent que pour se préserver de la dyssenterie, les
Arabes du désert boivent du lait de chameau qui est resté pendant une nuit dans une coloquinte vidée à cet effet, et *Léon
Wolf* (3) a guéri des dyssenteries à New-York avec cette plante.

On sait que les *cantharides* causent une violente irritation de la
membrane muqueuse des intestins avec diarrhée. Une femme
qui depuis long-temps était traitée sans succès d'une diarrhée
chronique, fut guérie par des pilules de cantharides en quinze
jours (4).

L'*opium*, qui arrête les diarrhées, a été administré avec un
grand succès contre des hernies incarcérées et l'iléus.

J'ai choisi à dessein des expériences faites par des médecins
d'autres écoles, parce qu'on n'est que trop enclin à suspecter tout
ce que des homéopathes ont observé. Mais celui qui a assez d'intelligence pour ne pas se laisser aveugler par les attaques dirigées
contre la nouvelle doctrine, celui qui se donnera la peine de
l'examiner avec conscience, verra bientôt sur quel excellent principe elle repose.

§ LXXXI.

*Il faut choisir un médicament capable de provoquer chez une
personne bien portante un état très analogue à la maladie qu'on
veut guérir.*

Nous devons renoncer à démontrer ce principe curatif d'après
des raisons *à priori*. Tous les préceptes de la médecine ont une
base empirique, et ils ne peuvent acquérir d'importance scienti-

(1) Wochenschrift für die ges. Heilk., 1838, n° 49.
(2) The Lanzet, 1833, nov.
(3) Heckers literar Annalen, 20 vol., pag. 406.
(4) Frorieps Notizen, 45 vol., n° 7.

fique qu'autant que nous parvenons, en analysant les phénomènes de la guérison, à démontrer qu'il y a accord entre eux et
les lois de la nature déjà connues. Hahnemann a posé son principe comme une vérité trouvée empiriquement, et il a pensé
qu'on devait l'adopter sans rechercher la cause des guérisons
obtenues par son application. S'il avait émis une hypothèse, quelque fausse qu'elle fût, et s'il en avait déduit par syllogismes un
système de médecine auquel il eût donné une forme scientifique, ce système, quoique sans la moindre valeur pratique, aurait
gagné plus de partisans parmi les sévères dogmatistes que le
principe simple qu'il n'a pas *inventé*, mais qu'il a *trouvé* par
l'observation de la nature.

L'organisme vivant possède, comme nous l'avons dit, la faculté de s'opposer directement aux puissances nuisibles et de les
neutraliser. Si la force vitale est assez puissante, il ne se déclare
pas alors de maladie. Mais si la puissance nuisible est relativement
plus forte que la force vitale, elle acquiert une influence positive
et ses effets se manifestent par des sensations et des réactions
anormales qui persistent tant que la puissance morbifique agit
avec une force égale. Voilà pourquoi les maladies engendrées par
un contagium fixe incorporé dans l'organisme, contagium qui ne se
consume pas soi-même et qui ne subit pas de modification, ne sont
jamais vaincues par la seule force médicatrice de la nature. Mais si
la puissance morbifique a été éloignée ou affaiblie, ou si la force
vitale de l'organisme a encore assez d'énergie, cette dernière
s'oppose aux effets persistans de la puissance morbifique, et
cherche, par une réaction idiocratique, (c'est-à-dire par la provocation d'un état en opposition polaire absolue) à rétablir
l'équilibre des rapports dynamiques. *La guérison s'opère ainsi
d'elle-même. Ferdinand Jahn* (1) nous avertit d'être en garde contre la confusion qu'on pourrait établir entre les symptômes de la
force médicatrice de la nature et ceux de la maladie primitive.
Car si on les confond, et si par des mesures inopportunes on détruit
les réactions salutaires, on enlève en même temps toute possi-

---

(1) Loco citato.

bilité d'une guérison spontanée, ce qui n'arrive malheureusement que trop souvent. *Henri Halfords* (1), a publié de belles
observations sur ce sujet. S'il n'y a pas d'amélioration, c'est un
signe de l'insuffisance relative de la force vitale pour opérer des
réactions salutaires. Tel est le cas dans de violentes maladies inflammatoires où il y a exacerbation extensive et accélération des
activités, et où la force vitale, si elle avait assez d'énergie, met-
trait un terme à ces perturbations. C'est ce qui a souvent lieu
en apaisant la surexcitation et en plongeant l'organisme dans un
état de repos qui semble trahir de l'épuisement, mais qui en
effet n'annonce qu'une faculté très-grande de s'aider à soi-même.

Exciter la force vitale à provoquer des réactions salutaires, tel
est le but d'une médecine fidèle aux lois de la nature.

On a émis l'opinion qu'il ne fallait pas employer la dénomination d'homéopathie et celle de médecine spécifique comme équi-
valentes, parce qu'il y a des médicamens spécifiques dont les effets ne peuvent s'expliquer par la loi *similia similibus*. On a dé-
fini les médicamens spécifiques des remèdes qui sont dans un
rapport curatif très-rapproché avec la maladie. C'est bien là la
définition de l'ancienne école, mais d'après cette définition, tout
médicament antipathique et révulsif qui agit promptement et
d'une manière salutaire, peut être appelé spécifique. Si nous
l'admettions, nous nous servirions d'un mot qui n'explique rien,
comme cela arrive si souvent. Il serait bien temps cependant de
ne plus jouer avec les mots et *de n'appeler spécifiques que les
médicamens qui opèrent d'après la loi de l'homéopathie.*

§ LXXXII.

Si l'on désire reconnaître la justesse d'une vérité trouvée à
l'aide de l'expérience, il faut examiner aussi les objections qu'on
a élevées contre elle. Je m'y sens d'autant plus engagé que certains reproches qu'on a adressés à la méthode empirique,

(1) Uber die Nothwendigkheit, die symptome im letzten stadium der
Krankheiten gehorig zu würdigen, überselzt von Michaelis in von Graffe
und von Walthers Journal, 21 vol., 2 cah.

ne sont pas sans importance. Il s'agit de répondre aux questions
suivantes :

1° Si l'organisme vivant a une tendance à se mettre dans un
état opposé à celui qui est le résultat des puissances morbifiques, pourquoi la guérison ne s'opère-t-elle pas toujours d'elle-
même ?

Que la guérison spontanée soit impossible, tant que la cause
de la maladie continue à agir, c'est ce qui n'a pas besoin d'être
démontré. Si la cause a cessé d'agir et si la santé ne revient pas
encore, la maladie ne porte plus le caractère d'une réaction
contre une influence nuisible extérieure. La vie elle-même
étant affectée dans sa totalité, elle ne peut par conséquent réagir.
Mais les organes moins affectés réagissent contre les fonctions
anormales des autres organes, et il en résulte un trouble pendant lequel les parties attaquées les premières se montrent souvent les plus tranquilles : tranquillité qui n'est qu'apparente pour
que l'organe puisse gagner du temps et reprendre des forces nouvelles pour réagir; de même que le muscle galvanisé jusqu'à l'é-
puisement a besoin de repos pour recueillir les forces nécessaires
à de nouvelles réactions. C'est ainsi que la nature établit souvent d'une manière spontanée l'équilibre par des phénomènes
critiques.

2° Si l'on administre un médicament qui possède la propriété
de provoquer des symptômes fort analogues à ceux de la maladie
à guérir, il doit nécessairement causer dans l'organisme une
perturbation également analogue à celle qui existe déjà ; il doit
donc acquérir l'importance d'une nouvelle puissance morbifique
et par conséquent exacerber l'état. Comment se fait-il qu'il
guérisse ?

On a cherché à expliquer ce fait de la manière la plus simple
possible, et l'on a répondu : la maladie et le médicament qui
déterminent les mêmes accidens, sont en opposition polaire, de
même que deux électricités semblables se neutralisent lorsqu'elles se rencontrent. Nous ne voulons pas critiquer cette spirituelle
explication, ni nous perdre dans des hypothèses, nous nous bor-
nerons toujours à examiner les faits par la voie de l'analyse. L'ex-

périence a prouvé qu'en augmentant la puissance nuisible, la maladie augmente aussi. Les médicamens spécifiques ont le même résultat, et d'autant plus sûrement, qu'on les administre à une dose qui est déjà pathogénétique par elle-même. Il n'est pas rare de voir des exacerbations homéopathiques qui peuvent devenir très-inquiétantes. *Léon Wolf* (1), par exemple, a observé chaque fois avant la guérison une aggravation importante dans le traitement de la dyssenterie par la coloquinte. *Bartels* (2) recommande contre les affections chroniques du foie des bains de pieds avec de l'eau régale, lesquels causent toujours une exacerbation considérable des symptômes, et dont l'effet curatif n'est bien sensible que quand on en cesse l'usage. Les médecins homéopathes ont fait si souvent des observations pareilles que l'on a prétendu maintes fois qu'une certaine exacerbation est nécessaire pour provoquer les réactions. *Henschel* (3) remarque donc, avec quelque fondement, que le principe de la méthode spécifique est très-héroïque, quoique, dans l'application, on n'emploie que de très-petites doses. *Hahnemann* (4) a fait ses premiers essais avec des doses beaucoup plus fortes, mais l'apparition fréquente de symptômes d'exacerbations inquiétantes, l'ont amené peu à peu à administrer les médicamens à une atténuation inouïe jusqu'alors, afin de prévenir ces aggravations. Il faut en effet les prévenir, et pour cela, rester fidèle à cette règle :

Il ne faut administrer les médicamens spécifiques qu'à une dose suffisante pour porter l'organisme à des réactions salutaires.

3o La réaction est la négation de l'effet primitif. Mais si cet effet est si faible qu'on le remarque à peine, comment est-il possible que la réaction soit assez forte pour éteindre la maladie?

Hahnemann répond à cette question en très-peu de mots ; il prétend que les puissances morbifiques ne possèdent qu'une

(1) Loco citato.

(2) Im Journal für Augenheilkunde und Chirurgie, 23 vol., 3 cah.

(3) Kritische Bemerkungen über die neueren theoricen, die Kraft der arzneimittel betreffend, in Rusts Magazin für die gesammte Heilkunde, 27 vol., 3 cah.

(4) Kleine Medicin, Schriften, 1 vol. Dresde et Leipzig, 1839.

force subordonnée et conditionnelle , tandis que les médicamens en ont une absolue , et bien supérieure aux puissances morbifiques, pour porter la perturbation dans la santé de l'homme. Mais il est difficile de se contenter de cette explication, qui est détruite par le fait même que nous pouvons guérir des maladies occasionnées par l'abus des médicamens au moyen de petites doses des médicamens antidotaires, sans qu'il reste une maladie médicamenteuse. On n'est pas satisfait davantage de cette autre explication que la quantité et la qualité sont dans des rapports inverses et que c'est pour cela que les très-hautes atténuations produisent des effets plus énergiques (1). L'expérience prouve le contraire, et si nous atténuons les médicamens , c'est uniquement pour prévenir des effets trop héroïques. L'expérience est encore ici notre seul guide. Elle nous apprend que l'organisme affecté d'un trouble dynamique est plus fortement attaqué par des puissances qui produisent une perturbation à peu près semblable. Je pourrais l'appeler une irritation homogène. La réceptivité pour une irritation contraire ou hétérogène, est diminuée en même temps dans la même proportion. Voilà pourquoi il faut avoir recours à des oppositions primitives très-fortes , d'après le principe de Galien, *contraria contrariis*, tandis que les *similia*, même administrés en très-faible quantité, déterminent de violentes réactions; le nerf sensible, une fois altéré d'une certaine manière, étant surtout disposé à s'affecter de la même manière, de même qu'un son faible ne produit des vibrations que dans la corde analogue, et de même que la boule en mouvement reçoit une plus forte impulsion d'un choc qui n'aurait pu la faire changer de place étant en repos. Une humeur chagrine sera excessivement affectée de la plus légère contrariété, et le buveur le plus intrépide sera enivré par un verre de vin qu'il boira en colère, la colère étant un état qui ressemble déjà beaucoup à l'ivresse. On ne peut admettre dans ce cas une saturation du sang par l'alcool, laquelle irrite le cerveau , et l'on

(5) Die Alloopathie und Homoopathie , verglichen in ihren Principien von C. A. Eschenmayer. Tübingen, 1834.

ne peut regarder cet effet violent que comme un effet purement
dynamique. C'est de cette manière qu'agissent aussi les petites
doses homéopathiques, analogues aux substances qui, dans certaines opérations chimiques, ne manifestent que par le contact
leur influence sur les modifications des rapports d'affinité. Celui
qui est à moitié ivre de vin, tombera ivre-mort s'il boit un
ou deux verres de rhum, tandis que son ivresse se dissipera s'il
n'en prend qu'une cuillerée. On doit rejeter absolument l'idée
d'un effet chimique des médicamens incorporé dans l'organisme,
à l'aspect des changemens que produisent les plus petites doses.
Le médecin qui traite par les moyens spécifiques, ne peut considérer les maladies que sous leur côté dynamique, et rien ne
pourra plus ébranler l'idée que les différences matérielles incontestables sont les produits de la force vitale troublée dans sa direction végétative, si nous ne perdons pas de vue qu'un millio-
nième, un septillionième même de grain d'un médicament est en
état de guérir les vices d'organisation les plus considérables. S'il y
avait des maladies dont on pût démontrer la formation et l'existence comme étant indépendantes de la force vitale, la méthode
spécifique ne pourrait rien contre elles ; mais alors malheur aussi
à la misérable vie qui, dans la dépendance des lois physiques, chi-
ques ou mécaniques, n'aurait pas le pouvoir de faire valoir le
principe égoïste pour le but de son existence individuelle. *Beil* (1)
dit avec beaucoup de vérité que nos connaissances des effets des
médicamens sont empiriques. « En parlant d'effets altérant, pu-
rifiant le sang, améliorant les humeurs, dissolvant, etc.,
nous ne faisons que transporter à la nature vivante des dénominations qui ne conviennent qu'à la nature morte. Nous ne savons
pas quels changemens les médicamens opèrent dans le mélange
et la forme de la matière animale, etc. » Aussi est-ce sans aucun
résultat utile que l'on s'est efforcé jusquà présent de trouver un
principe d'après lequel puissent s'expliquer les effets des médicamens. Personne n'hésitera à approuver ces paroles d'un grand savant, autant qu'elles se rapportent aux tentatives vaines de vou-

(1) Fieberlehre, 1 vol.

loir expliquer des changemens dans l'intérieur de l'organisme, changemens absolument inexplicables. Nous n'avons pas d'autre règle pour juger les effets des médicamens que les indices d'une perturbation de l'activité vitale auxquels nous devons avoir égard pour en déduire les règles d'après lesquelles ces modifications doivent se manifester. Sous beaucoup de rapports, nous ne sommes pas plus avancés que ne l'étaient Platon et Aristote, et quelques progrès que la physiologie, l'histoire naturelle et la chimie aient faits, la connaissance des effets des médicamens n'a pas fait un pas, pour ainsi dire, depuis trois mille ans. C'est en vain que la spéculation a pris un essor hardi au-dessus du cercle de l'empirisme, elle ne nous a livré que des suppositions et des hypothèses.

§ LXXXIII.

L'application du principe curatif spécifique exige le choix d'un médicament dont les effets répondent autant que possible à la maladie.

Le médicament doit être tel qu'il puisse provoquer chez des personnes bien portantes un état extrêmement semblable à la maladie. A quoi le reconnaître? C'est là une question d'une grande importance. Hahnemann prescrit de comparer l'ensemble des symptômes de la maladie avec les symptômes que nous avons appris à connaître par des expériences réitérées, et de choisir toujours le médicament qui offre la plus grande analogie symptomatique.

Ce précepte a été le champ de bataille choisi par les défenseurs de l'ancien dogmatisme médical pour combattre la nouvelle thérapeutique, purement phénomonologique et symptomatique. L'affaire est trop importante pour qu'il me soit permis de ne pas l'éclaircir. Ce serait une peine inutile que de repousser le reproche adressé à l'homéopathie de n'éloigner que les symptômes, et non la maladie. Maladie et symptômes sont inséparables, comme cause et effet, et quand il n'existe plus de symptômes, il n'y a plus de maladie. Nous convenons du reste que, si dans une multitude de cas, il est possible d'éteindre entièrement, promptement et heureusement la maladie, dans d'autres, le traitement symptomatique n'est pas aussi efficace, et cela pour plusieurs raisons :

(1) *Il y a des maladies qui ne s'annoncent que par un petit nombre de symptômes*, quelquefois par un seul, qui se trouve parmi les effets de plusieurs médicamens. Il est alors impossible, sans recourir à tous les auxiliaires indiqués au chapitre du diagnostic, de nous former une juste idée du trouble dynamique, et de nous fixer sur le choix du médicament. Je citerai, par exemple, un accès de névralgie faciale qui doit être traitée tout différemment selon sa cause occasionelle. Si la névralgie est la suite d'un refroidissement, nous administrerons la *noix vomique*, l'*aconit* ou le *foie de soufre;* si le mal s'est déclaré après une fièvre intermittente, nous aurons à choisir entre le *quinquina* et l'*arsenic,* et si nous avons quelque motif de supposer un abus du mercure, l'*or* ou le *foie de soufre* sera le médicament convenable. Hahnemann prescrit de donner quelque remède qui réponde aux symptômes, et s'il ne produit pas d'effet, d'observer quels sont les nouveaux accidens qui se manifestent ensuite. On doit alors faire une seconde fois le tableau de la maladie et choisir le médicament qui répond le mieux aux symptômes déjà plus nombreux, en continuant ainsi jusqu'à ce que tous les symptômes disparaissent. Mais qui voudrait, quand il est possible d'opérer d'après le principe *tolle causam,* consentir à de pareils tâtonnemens? — J'ajouterai encore que, comme on le pressent du reste, la même règle doit être suivie dans les soi-disantes *maladies locales*, qui, lorsqu'elles ne sont pas le résultat d'une lésion locale, doivent toujours être considérées comme le reflet d'un mal intérieur général, et n'ont besoin, pour guérir, que de moyens intérieurs, administrés contre cette perturbation générale. Je ne veux pas fatiguer le lecteur en citant un grand nombre d'exemples des suites fâcheuses de la dessiccation des ulcères, de la cautérisation des excroissances, de l'extirpation des tumeurs et des nodosités, etc; de pareilles affections locales proviennent ordinairement d'une dyscrasie et ne se guérissent radicalement que par la diminution graduelle de cette dyscrasie. Un traitement de semblables accidens, qui évite bien des opérations chirurgicales, est une des

conquêtes de la méthode spécifique. Depuis huit ans, j'ai eu deux fois le plaisir de voir des personnes condamnées à l'amputation d'une jambe par suite de la carie des os , guérir assez bien pour leur permettre de se livrer à leurs travaux. On ne peut nier . cependant qu'on est allé quelquefois trop loin en ne permettant ni d'ouvrir un abcès , ni d'appliquer un cataplasme, ni de changer une fistule en une plaie ouverte, ni d'extirper un cancer de la lèvre, ni de lier un polype. On n'a déjà que trop reconnu les funestes effets de pareilles négligences dans le traitement des maladies locales.

(2) *La prédomination des symptômes sympathiques,* dont nous avons déja parlé. *Werber* (1) observe avec raison que notre but doit être d'agir sur l'organe malade et d'attaquer la maladie dans son foyer primitif. Mais si des organes très sensibles sont affectés sympathiquement, si leurs symptômes sont tellement prédominans qu'ils obscurcissent entièrement les indices déjà peu distincts du siège de la maladie, on choisira certainement, en comparant les symptômes , un médicament qui n'exercera aucun effet sur le foyer du mal, et l'on tâtonnera long-temps jusqu'à ce que le hasard finisse par faire trouver le médicament convenable, ou bien l'on n'obtiendra aucun résultat. Il n'en est que trop souvent ainsi, et non seulement dans le traitement spécifique, mais aussi dans tous les autres. Seulement, dans un traitement purement symptomatique, on se prive des moyens auxiliaires du diagnostic de l'emploi desquels dépend la possibilité d'une cure causale heureuse. Mais toutes les méthodes curatives peuvent et doivent jouir de ces avantages; et la méthode spécifique s'élève par là à la dignité d'une méthode rationnelle. C'est surtout dans les fièvres qu'on se convaincra de la nécessité de rechercher le siège du mal, parce que les fièvres ne sont que des réactions générales du système vasculaire contre quelque anormalité locale qui doit être guérie, si l'on veut que le traitement réussisse.

Hahnemann attribue l'opiniâtreté de la fièvre intermittente à

(1) Uber die Entzweiung der medicin in allopathie und homoopathie. In der Hygea, 1 vol., p. 104 et suiv.

la psore; aussi recommande-t-il l'administration d'un antipsorique. On ne peut manquer, en comparant avec soin les symptômes, de trouver quelquefois un médicament qui réponde au siège de la fièvre, si difficile souvent à découvrir, mais ce n'est pas une raison pour en déduire l'existence d'une dyscrasie psorique, parce qu'il n'est pas prouvé que les médicamens antipsoriques ne guérissent que la psore latente. Nous possédons quelques médicamens réputés comme fébrifuges, et employés souvent par la routine. Je citerai le quinquina, ainsi que la chinine et l'arsenic. Ces deux substances médicamenteuses possèdent sans doute la propriété d'agir spécifiquement contre les réactions fébriles du système vasculaire; mais elles ne sont utiles que quand elles enlèvent la cause intérieure de la fièvre; sinon, celle-ci reparait bientôt d'elle-même, ou bien la réaction contre la maladie intérieure qui n'a pas été guérie, se transporte dans un autre organe sympathique. On voit se développer alors une fièvre larvée, une névralgie intermittente, des tumeurs du foie, une hydropisie, etc., et l'on est bien heureux souvent de voir la fièvre reparaître sous sa forme primitive, pour reprendre la place de l'affection beaucoup plus dangereuse qui lui avait succédé.

Outre ces fièvres, il y a un grand nombre de phénomènes morbides qui dans la majorité des cas sont de nature sympathique, comme les affections de la tête. Pour s'en convaincre, on n'a qu'à jeter un regard sur la symptomatologie de la plupart des médicamens. On y trouve presque partout le mal de tête, et cependant il ne faut pas se hâter d'en conclure que les affections de la tête sont partout des effets primitifs. Une céphalalgie sympathique peut être si violente qu'on la prenne pour la maladie principale, parce qu'elle l'emporte sur tous les autres symptômes. Et cependant ce n'est pas à elle qu'il faut avoir surtout égard, car on ne peut la guérir qu'en faisant cesser la perturbation qui l'entretient. Un médecin qui *ne traite* que d'après les symptômes trouvera-t-il jamais cette cause?

§ LXXXIV.

(5) Le traitement symptomatique devient plus difficile encore

par la collision qui s'élève entre lui et la force médicatrice de la nature. En suivant le précepte de faire disparaître l'ensemble des symptômes, on opérera dans bien des circonstances contre des symptômes qui, pour le médecin expérimenté et l'observateur habile, sont des indices heureux d'une force curative spontanée de la nature, c'est-à-dire des réactions de l'organisme contre les effets primitifs des puissances morbifiques. Mais il est impossible d'éloigner les symptômes de ces réactions autrement qu'en empêchant la force vitale de continuer ses effets curatifs spontanés qui, loin d'être comprimés, devraient être secondés si le traitement était conforme à la nature.

On objectera que tant qu'il existe des symptômes de réaction, il y a une anomalie qui détermine l'organisme à ces réactions. Or, si l'on enlève tous les symptômes d'un état anormal, la lutte cesse. Mais cette paix ne s'établit qu'autant qu'on opère, non contre certains symptômes isolés, mais contre tous, et qu'on fait disparaître d'un seul coup toutes les différences. Dans un pareil traitement universel, la nécessité des réactions de certains organes contre d'autres, cesse de se faire sentir, et il n'est nullement besoin des perturbations critiques qui épuisent souvent et ruinent la nature abandonnée à elle-même.

Si les choses se passaient toujours ainsi, il ne resterait plus rien à désirer et nous aurions obtenu le but assigné au médecin par *Loevenhardt* (1), c'est-à-dire que nous aurions rendu inutiles les jours critiques, ou en d'autres termes coupé les maladies plutôt que de laisser à la nature le soin de les guérir par ses crises. Mais l'observation des phénomènes nous apprend ce qui suit :

Il n'est pas rare, quand nous sommes appelés dès le début de la maladie, que nous fassions disparaître si complètement les maladies mêmes qui s'annonçaient comme très-violentes, au moyen d'un ou de plusieurs médicamens spécifiques, que le cours ordinaire en est abrégé d'une manière remarquable et que la guérison s'o-

_____

(1) Diagnostisch praktische abhandlungen aus dem Gebiete der medicin und chirurgie, surch Krankheits falle erlauetert, 1 part. 1835.

père sans manifestation de crises. Mais ce n'est pas toujours le cas, surtout quand les symptômes de la réaction de l'organisme se mêlent aux symptômes primitifs de la maladie; car alors la compensation ne s'effectue plus facilement sans crises. Si la maladie a fait des progrès aussi grands, on ne réussira plus que dans des cas rares à la couper et à rétablir un rapport qui fasse cesser toutes les réactions antagonistiques des organes affectés sympathiquement, en extirpant d'un seul coup jusqu'aux racines du mal. On n'y parvient que quand le médicament choisi d'après l'analogie des symptômes répond parfaitement à l'état morbide. Mais ce qui rend difficile le choix d'un médicament pareil, c'est que les symptômes de la réaction de l'organisme prédominent souvent et peuvent déterminer l'observateur, peu habile, à opérer contre les véritables effets curatifs de la nature. Je citerai quelques exemples à l'appui de ce que j'avance. Supposons le cas que le médecin soit appelé auprès d'un malade qui a souffert longtemps d'affections gastriques avec constipation, mais qui a alors une diarrhée dont il est fort affaibli. S'il traitait d'après l'analogie des symptômes, il administrerait un médicament qui provoque une diarrhée par ses effets primitifs afin que cette diarrhée disparût par l'effet de la réaction.

Son traitement serait-il bon ? — Assurément non. Car cette diarrhée n'est qu'un indice de la faculté réactive devenue agissante, laquelle ne doit point être troublée, et qu'on peut tout au plus modérer, si elle est trop violente.

Un malade respire péniblement, tousse fréquemment et expectore de la mucosité sanguinolente. Il a une forte fièvre et une transpiration générale excessivement abondante. Si nous apprenons qu'il y a sept jours qu'il est affecté d'une inflammation du poumon, qu'il respirait beaucoup plus difficilement, que sa toux était plus violente et que depuis l'apparition de la sueur il s'est déjà opéré une diminution notable des accidens; irons-nous choisir, dans de pareilles circonstances, un médicament qni agisse contre l'ensemble des symptômes, et qui supprime par conséquent aussi cette sueur critique bienfaisante ? — Et cependant Hahnemann affirme qu'il suffit de faire disparaître les symptômes pour guérir toutes les maladies promptement, doucement et sûrement.

Nous voyons par là combien il est impossible , sans l'étude de la pathologie, sans la connaissance de la marche des maladies et de leurs crises et sans la connaissance de l'importance des symptômes, de pratiquer la médecine, pratique qui semble cependant si facile à bien des gens qu'ils s'imaginent avoir une vocation pour cet art dès qu'ils possèdent un répertoire des effets spécifiques des médicamens et une pharmacie portative.

§ LXXXV.

On doit aider et non comprimer la tendance curative de la nature.

Les réactions de l'organisme ou manquent entièrement, ou sont trop faibles ou trop violentes, ou bien enfin , elles répondent parfaitement au but de la guérison. Dans chacun de ces cas, il y a des règles particulières à observer. Nous en examinerons quelques-unes.

(1) Si les réactions manquent entièrement, les symptômes ne subissent aucun autre changement que ceux que la marche de la maladie comporte. Il s'y joint alors :

(a) Ou une diminution de l'activité vitale, dans lequel cas tous les symptômes annoncent la faiblesse, comme, par exemple, dans les fièvres adynamiques, putrides, dans les cachexies, etc. C'est dans des cas pareils que des médicamens excitans ou fortifians sont d'une utilité décisive et que le médecin obtient souvent de brillans succès. Une nourriture plus succulente, un bon consommé, un verre de vin ou de punch, un bain aromatique et d'autres moyens semblables qui, sans agir directement sur l'organe particulièrement affecté, relèvent l'énergie de l'organisme entier, suffisent souvent pour l'arracher à sa passivité et l'exciter à des réactions salutaires. *Rademacher* (1) a guéri une femme réduite à l'état le plus désespéré par une fièvre adynamique, en lui faisant prendre peu à peu en une seule nuit huit onces d'esprit de vin et une once d'éther sulfurique. Dans un cas analogue,

(1) Beschreibung einer neuen Heilart des Nervenfiebers. Berlin, 1803.

Delonnes (1) a sauvé une femme âgée que les saignées, les vomitifs et les purgatifs avaient conduite aux portes du tombeau, en lui administrant de grandes doses d'un vin généreux d'Espagne et en lui faisant appliquer des serviettes chaudes sur le ventre. *Huxham, Pringle et Whytt* ont recommandé le vin dans de pareils états. *Berends* (2) raconte un cas où un enfant scrofuleux fut attaqué de la petite vérole. Tout alla bien jusqu'au second jour; mais tout-à-coup il tomba dans un état d'imbécillité avec pupilles dilatées et insensibles à la lumière, pouls lent et faible. Des bouillons et du vin de Malaga firent cesser cet état ; l'exanthème se développa et la maladie poursuivit son cours sans aucun autre accident.

Notre pratique domestique, quelque grossière qu'elle soit, est riche en pareilles observations. Mais il ne faut pas non plus passer sous silence les résultats souvent funestes d'un traitement semblable. Quelquefois on se laisse entraîner par certains indices de faiblesse à en déduire une faiblesse vitale générale, tandis que dans le fait il n'y a que diminution de l'activité extensive causée par quelque affection d'un organe central. Si l'on se laissait déterminer, par exemple, par des accès de défaillance et par un pouls petit et tremblant, à donner du vin ou d'autres irritans de cette espèce, on ne manquerait pas de tuer le malade. La méthode d'irritation directe n'est applicable que lorsqu'il ne reste aucun doute sur la réalité de la faiblesse vitale. Le médecin qui traite d'après la méthode spécifique, ne doit pas hésiter non plus dans des cas pareils à recourir à une nourriture fortifiante, aux bouillons, au jaune d'œuf, et même à un peu de vin si l'épuisement est grand, et il n'administrera aucun médicament, si le résultat répond à son attente. Rejeter absolument un semblable traitement annonce évidemment de la prévention et des vues étroites. Il en est autrement quand :

(B) L'épuisement de l'activité vitale extensive produit une reaction violente dans un système organique, réaction que des moyens

(1) Struves Triumph der Heilk., 1 vol. Bresl., Hirschberg et Lissa. p. 78.
(2) Vorlesungen über prakt. Arzneiwissenschaft, herausgegeben von C: Sundelin. 2ᵉ édit., 4 vol. Berlin, 1837, pag. 33.

irritans ne feraient que rendre plus orageuse encore. La vivacité
des réactions prouve elle-même dans ce cas que l'organisme ne
manque pas de faculté réactive, et s'il ne s'opère pas de réactions salutaires, il faut admettre comme certain que la puissance morbifique, extérieure ou intérieure, continue à agir. L'affaire principale est donc de la découvrir et de la détruire, et
alors on obtiendra des remèdes spécifiques tout ce qu'on est en
droit d'en attendre.

(2) Si les réactions sont trop faibles, nous voyons une lutte
incertaine de l'organisme contre la puissance morbifique, une
oscillation de la force médicatrice entre un redoublement et un
épuisement complet des forces, et objectivement une alternation
des symptômes de la maladie primitive et de ceux de la réaction,
dont les premiers cependant prennent le dessus. L'ensemble
des symptômes primitifs forme donc la base des indications thérapeutiques. Nous avons, par exemple, à traiter un rhumatisme
aigu. Le malade a une forte fièvre avec peau brûlante et diminution de toutes les sécrétions ; il souffre en outre de violentes
douleurs dans les articulations. Les efforts curatifs de la nature se
manifestent par un léger saignement de nez, par des évacuations
d'urine et par des sueurs plus copieuses, excrétions pendant lesquelles il se sent un peu soulagé. Mais elles ne durent pas long-
temps, et dès qu'elles cessent, il y a de nouveau exacerbation.
D'après les prescriptions de l'ancienne école, on doit observer la
nature, les mouvemens critiques auxquels elle est disposée, et
il faut lui venir en aide dans ce sens. Ce conseil n'est pas mauvais et de bons observateurs en ont retiré une grande utilité. Quand il y a disposition à des crises intestinales, on donne
un apéritif; s'il y a propension à la sueur, un diaphorétique,
et souvent avec succès. Le vulgaire avec son thé de sureau se
guérit si fréquemment et si heureusement d'une fièvre rhumatismale, que nous exciterions un rire de pitié de sa part, si nous
voulions lui en démontrer les funestes effets secondaires dont il
ne s'est pas encore aperçu. Dans les maladies aiguës de peu de
durée, on n'a pas à redouter beaucoup ces effets secondaires. Peu
importe qu'ils se montrent, pourvu que la maladie arrive à une

crise heureuse pendant les effets primitifs. Les effets secondaires du médicament ne tarderont pas à disparaître d'eux-mêmes.

Si l'on se bornait à aider la nature dans ses véritables efforts curatifs, il n'y aurait rien à dire. Mais malheureusement on ne s'en tient pas là. On ne veut pas être le serviteur, mais le maître de la nature, on veut la contraindre à suivre, dans ses crises, une certaine direction déterminée au gré du médecin. Cette manière d'agir a été de tout temps la source de grands maux. Les alexipharmaciens ont voulu guérir toutes les maladies par la transpiration, les gastriciens par les évacuations du tube intestinal, et la pauvre nature, qui se serait peut-être sauvée elle-même d'une autre manière, a été obligée de se soumettre aux prescriptions de l'école à laquelle s'était formé l'Esculape qui lui intimait sa volonté : aussi une foule de maladies ont-elles traîné en longueur, se sont exacerbées et ont fini par devenir incurables.

D'après les règles de la méthode spécifique, on ne donne qu'un médicament, celui qui répond le mieux à l'état morbide général et qui excite la force vitale à des réactions salutaires, en la laissant suivre la direction qui lui plaît. Qu'on ne nuise pas positivement et qu'on atteigne plus sûrement au but, en agissant ainsi, c'est ce dont pourra se convaincre quiconque voudra expérimenter consciencieusement selon cette méthode. J'ajouterai que le médecin peut montrer son savoir précisément, dans les cas pareils, s'il reconnaît bien l'importance des réactions bienfaisantes, s'il leur vient en aide, et s'il les dirige sans comprimer la force curative de la nature.

(3) On observe souvent des réactions trop violentes, soit dans les organes affectés primitivement, soit dans ceux qui ne l'ont été que par sympathie. Dans ce cas, la puissance morbifique primitive est détruite ou rendue inactive, et la force vitale l'a entièrement soumise. Nous remarquons ainsi, après une diarrhée provenant d'un purgatif ou de quelque autre cause, une constipation extrêmement opiniâtre; après une métrorrhée, une suppression des règles; après un amaigrissement subit, une grande propension à la corpulence, c'est-à-dire un renversement complet des rapports polaires. Dans tous les cas où de pareils chan-

gemens ne se compensent pas bientôt eux-mêmes, on doit les
considérer comme des états morbides qui rendent nécessaires
les secours de la médecine. Ils annoncent une faculté de réaction trop active, et exigent une grande circonspection dans le traitement; ils sont un véritable avertissement de ne pas employer
des médicamens très-énergiques qui pourraient facilement produire des effets secondaires opposés et tout aussi opiniâtres. Ces
médicamens dont l'action primaire est antipathique sont le
plus à craindre. Car dès qu'on a commencé à en faire usage, le
malade devient le tributaire perpétuel des pharmaciens. Pour
détruire l'effet secondaire d'un médicament on est obligé de recourir à un nouveau médicament, jusqu'à ce que le malade meure
ou jusqu'à ce que, las d'être tourmenté, il laisse à la force vitale
le soin de le sauver de ce chaos d'excitations hétérogènes.
Dans la méthode spécifique, on n'a pas à craindre de pareils résultats, et dans le cas même où un remède produirait des effets secondaires trop énergiques ou de trop longue durée, il serait facile
d'y mettre un terme.

(4) L'apparition des effets soi-disant alternans est remarquable.
Bien considéré, ce n'est qu'une oscillation entre les effets primitifs et les secondaires. On observe très-souvent quelque chose
de pareil, même sans emploi de médicamens, quand la puissance
morbifique et la réaction de l'organisme prédominent alternativement. L'alternative de frissons et de chaleurs dans les fièvres
pourraient jusqu'à un certain point être regardées comme un
phénomène analogue. C'est ainsi que se montrent alternativement des contractions et des expansions, des coryzas fluens et
des obstructions du nez, des diarrhées et des constipations. On
peut admettre en thèse générale que dans les cas de cette espèce,
les efforts de réaction de l'organisme ne sont pas assez énergiques
pour établir une harmonie complète, et si des phénomènes
pareils se manifestent après la prise d'un médicament, ils annoncent que les effets en sont trop faibles et doivent être augmentés
soit par des doses plus fortes soit par de fréquentes répétitions.
Cependant il faut aussi quelquefois en chercher la cause en ce que
le médicament n'agit pas sur le siège de la maladie, mais seulement

sur un organe affecté sympathiquement, et donne lieu alors à des réactions incomplètes; ce qui indique qu'il faut choisir un autre médicament. Celui qui sait porter un jugement exact sur la nature de ces phènomènes, possède la véritable science pratique.

(5) Quelquefois les réactions sont aussi fortes que nous pouvons le désirer pour opérer la guérison, et c'est pourtant dans des cas pareils qu'on fait le plus de fautes. Le malade ne doit pas se douter que la nature seule aurait pu le guérir, sans le secours du médecin. Pour se faire valoir, on prescrit alors toutes sortes de médicamens devant aider la nature à ce que l'on prétend; mais ce qu'on produit, ce sont des perturbations de l'activité vitale et un retard de la guérison. Les médicamens spécifiques même sont alors nuisibles, car si on les choisit d'après l'analogie des symptômes, leurs effets contredisent les réactions les plus salutaires de l'organisme et deviennent ainsi absolument funestes. Hahnemann a tracé un tableau si triste *de ces vains efforts de la nature*, que des médecins jeunes et inexpérimentés, qui ne se sont pas encore convaincus du contraire par leurs propres observations, peuvent aisément se laisser entraîner à troubler les réactions salutaires. Il y a certainement des hommes qui, dans leur aveuglement, se fient moins à la nature qu'à l'art, tout incertain qu'il est, et qui tombent dans le désespoir si le médecin ne leur prescrit aucun médicament. Il faut alors être assez sage pour donner quelque chose d'indifférent, mais de réellement indifférent. Car l'art n'a rien à faire dans des cas pareils, et s'il ne peut servir, il peut au moins nuire beaucoup. Tout ce que le médecin a à faire, c'est de veiller à ce que les crises ne soient pas troublées, et d'observer la marche du réveil de l'acte vital pour administrer les médicamens convenables si par hasard l'activité devenait trop grande.

§ LXXXVI.

Les opinions émises empêcheront de donner une fausse interprétation au principe *similia similibus curanda*. On doit choisir un médicament, non pas parce qu'il possède la propriété de provoquer des symptômes analogues à ceux de la maladie qu'on a sous les yeux, mais parce qu'il est en état de mettre l'organisme dans un état extrêmement semblable à l'état morbide dont les symptômes ne sont que les signes extérieurs, et l'on doit en distinguer avec soin les symptômes des réactions salutaires, afin de ne pas émousser nous-mêmes les armes dont nous voulons nous servir. Quelles connaissances préparatoires et quelles qualités intellectuelles sont nécessaires pour arriver, dans la pratique de la médecine, à la rationalité et pour obéir à ses exigences, c'est ce qui n'a pas besoin d'autres explications. Cependant c'est un phénomène tout-à-fait particulier que les gens les plus bornés sont ceux qui se sentent les plus heureux parce qu'ils ne permettent pas au doute de troubler leur vie. Les prescriptions de l'école les satisfont en tous points, et pourvu qu'ils s'y conforment exactement, ils s'inquiètent fort peu de ce qui en résultera. Si l'issue est funeste, ils se consolent par la conviction d'avoir agi selon les préceptes de l'école. Les médecins pourvus d'une plus forte dose d'intelligence, ne trouvent, au contraire, que trop souvent l'occasion de se plaindre de l'imperfection de leur art et de se tourmenter par des doutes, surtout en ce qui concerne le diagnostic des maladies. Il ne suffit pas de donner un nom à une maladie et de lui assigner une place dans un système nosologique; cela ne mène à rien dans la pratique. Il faut chercher à connaître les rapports dynamiques de manière pouvoir déduire de cette connaissance rationnelle non seulement les indications thérapeutiques générales, mais même les plus spéciales, afin que notre traitement puisse être approuvé par notre conscience. Malheureusement, même après avoir employé tous les moyens auxiliaires du diagnostic, nous restons souvent plongés dans l'incertitude, parce qu'il n'est pas rare que l'étiologie, de même que la symptomatologie et la séméiologie, ne nous indiquent rien de positif. Dans les maladies chroniques qui ne présentent pas un danger imminent, on peut se laisser porter à faire des essais d'un traitement qui, selon toute vraisemblance, est le meilleur, et si l'on se trompe, l'abandonner pour en adopter un autre. Mais dans les maladies aiguës où la vie est en jeu, et où le salut du malade dépend uniquement de la prompte administration du médicament convenable,

la position du médecin sceptique est des plus tristes. Une pareille
incertitude se présente quand les manifestations de l'activité de
différens systèmes organiques semblent se contredire, quand, par
exemple, dans une forte irritation du système sanguin, on aperçoit
des symptômes si importans de faiblesse nerveuse qu'on ne voit
ni quelle est la cause, ni quel est l'effet, en sorte qu'on
ne sait comment sortir de ce dilemme : faut-il tirer du
sang et affaiblir, ou bien faut-il relever la vie nerveuse par des
excitans? Un médecin célèbre a donné le conseil d'employer
dans des cas pareils la méthode antiphlogistique et même d'une
manière énergique. Qui oserait le faire? On a recommandé des saignées d'essais pour pouvoir juger d'après le résultat du caractère
de la maladie. Mais nous savons qu'une légère saignée en temps
inopportun peut nuire plus que ne sert une saignée en temps utile,
parce qu'en certains cas ce n'est qu'une évacuation sanguine copieuse qui peut procurer les avantages qu'on est en droit d'attendre d'une saignée. On doit donc rejeter de pareilles ressources.
Mais que faire alors dans des circonstances si dangereuses ?

Je conseille, au risque même de favoriser l'irrationalisme,
d'employer un *traitement purement symptomatique* dans tous les
cas urgens où le diagnostic ne fournit pas de données positives, et
de choisir un médicament dont les effets primitifs offrent la plus
grande analogie avec l'ensemble des symptômes morbides existans. Nous sommes autorisés à admettre qu'il peut alors déterminer un état vital extrêmement semblable qu'il peut améliorer
ensuite par son action secondaire. Plus le danger est grand, plus les
symptômes sont distincts, et plus il est facile de trouver le médicament convenable. Si nous arrivons à bien connaître les effets dynamiques des médicamens, nous pourrons déduire du caractère du
médicament choisi conformément à l'analogie des symptômes, le
caractère de la maladie et en profiter pour la suite du traitement.
Et même, lorsqu'il nous reste moins de doutes, lorsque nous savons déjà dans quelle catégorie nous devons chercher le médicament, il est toujours important de choisir celui qui offre la plus
grande analogie de symptômes. L'essence et la forme sont la plupart du temps unies de la manière la plus intime, et la forme nous

indique ordinairement la voie la plus sûre pour arriver à la guérison. L'importance des symptômes nous est encore trop peu connue en général, pour que nous puissions y reconnaître l'affinité
entre les différens organes, et encore moins la réaction sur l'organisme entier des affections qui semblent sympathiques. Voilà
pourquoi nous regardons souvent comme accidentels et accessoires des symptômes de la plus grande importance : chaque
praticien aura pu s'en convaincre. Je crois opportun de citer
quelques exemples tirés de ma propre pratique.

Il n'y pas long-temps que je fus appelé auprès d'une jeune
dame qui souffrait d'un mal de dents. Elle ne savait d'où il provenait, et je ne trouvai qu'un petit nombre de symptômes :
prurit pénible partout le corps, le soir après s'être couchée; puis
mal de dents tiraillant, rongeant dans la mâchoire supérieure du
côté gauche, qui troublait le sommeil ; langue un peu chargée,
blanche; dans la journée, grande lassitude avec mauvaise humeur,
et quelquefois accès d'éternuemens très-violens avec coryza fluent
aqueux. Plusieurs médicamens répondaient à l'ensemble des
symptômes; entre autres la *camomille* et le *soufre*. Mais les violens éternuemens me décidèrent à donner le *cyclamen*. La douleur
ne revint pas.

Une femme robuste de quarante-sept ans, au teint frais, sujette à des congestions pour lesquelles elle s'était fait saigner maintes fois, fut atteinte, en pleine santé, pendant un
effort physique, d'une hémorrhagie du poumon. Elle rendit plus
d'une chopine d'un sang rose, chaud, sans tousser. On me fit
appeler en toute hâte. A l'exception d'un pouls plein, dur, lent,
je ne découvris aucun symptôme morbide. Il n'y avait pas de
douleurs de poitrine ; la respiration était facile et libre. On parla
de saignée, mais je ne voulus pas y consentir. Je donnai l'*aconit*
pour apaiser l'irritation vasculaire. Le lendemain, l'hémorrhagie
se renouvela à la même heure. Je trouvai l'état comme la veille.
Seulement il s'était déclaré en outre une douleur dans le genou
droit, symptôme particulier au *ledum palustre*. Je n'hésitai
pas à administrer ce médicament qui répondait également au vomissement de sang. Il n'y eut pas de nouvel accès.

J'ai traité, il y a quelque temps, un apprenti menuisier, âgé de quinze ans, qui souffrait d'une sciatique. Pendant plusieurs semaines, mes soins restèrent entièrement inutiles. Son père s'étant plaint à moi de la perte de la mémoire de son fils, ce symptôme me fit souvenir de la *staphysaigre* dont une seule dose le guérit en quatre jours. Personne ne pourra dire dans quel rapport est la perte de la mémoire avec la sciatique, et cependant cela était important.

Une dame disposée à l'embonpoint, âgée de quarante huit ans, était sujette, depuis la disparition de ses règles, à de fréquens cauchemars que je crus devoir attribuer à des congestions. Mais tout ce que je pus prescrire pendant deux mois, ne produisit rien. Mécontent de mon peu de succès, je soumis la malade à un nouvel examen, et j'appris qu'elle était souvent tourmentée par un violent prurit entre les épaules, et qu'un exanthème miliaire avait paru sur le dos. A ce symptôme répond le *kali carbon*, qui est recommandé également contre le cauchemar. Deux doses enlevèrent toute la maladie en cinq jours.

Une femme excessivement irritable et d'humeur querelleuse, s'étant imaginé, dans sa quatrième grossesse, qu'elle mourrait en couches, était tombée dans une mélancolie dont on me pria par écrit de la guérir. La description de son état était imparfaite. Cependant l'*or* me parut être le médicament convenable; mais il ne procura aucune amélioration. J'essayai la *jusquiame* sans plus de succès ; mais ayant eu l'occasion de voir et d'examiner la malade, j'appris qu'elle grinçait souvent des dents la nuit. Ce symptôme n'est propre qu'à un petit nombre de remèdes, nommément au *conium* qui répondait parfaitement aussi à l'humeur et aux autres phénomènes morbides. Il procura en très-peu de temps une amélioration notable.

Un vieillard hypocondriaque, qui avait souffert long-temps d'affections gastriques avec diarrhée, s'étant adressé à moi par lettre, je lui envoyai plusieurs médicamens qui ne le soulagèrent en aucune façon. Il vint enfin me trouver de très-mauvaise humeur, et je lui fis faire une description complète de son état. Tout ce que j'appris de nouveau, c'est qu'il avait trois ou quatre fois par jour une horripilation pendant laquelle il lui semblait qu'on lui versait de l'eau froide sur le creux de l'estomac, qui lui coupait la respiration. Parmi les médicamens qui auraient répondu à son état sous d'autres rapports, il n'y avait que l'*acide phosphorique* qui offrît ce symptôme. Je lui en donnai quelques doses. Quinze jours après, il m'annonça son entière guérison.

Je pourrais multiplier les exemples ; mais ceux que j'ai cités suffisent pour montrer de quelle importance sont les recherches phénoménologiques. Personne n'est plus que moi partisan de la rationalité en médecine. Mais personne aussi n'est plus convaincu que moi que nous sommes encore infiniment loin de pouvoir expliquer la liaison des phénomènes et de la cause prochaine des maladies de manière à en retirer de l'utilité dans la pratique. Il est vrai que nos pathologistes expliquent tout. Il ne nous sera pas difficile de montrer qu'un mal de dents accompagné de violens éternuemens est de nature catharrale ; mais il peut l'être aussi, sans éternuemens, et cependant, dans le cas cité plus haut, ce dernier symptôme était d'une importance telle, que sa disparition entraîna la maladie à sa suite.

On prétendra que la douleur du genou dans l'hémorrhagie pulmonaire est un indice d'affection rhumatismale à laquelle répond le *ledum palustre*. J'en conviendrai, quoiqu'il n'y eût aucun autre symptôme qui pût faire soupçonner un rhumatisme. Mais aucun des autres anti-rhumatismaux, sans excepter l'aconit, n'aurait procuré un soulagement aussi prompt que celui qui se distinguait par l'analogie des symptômes.

C'est ainsi que la *staphysaigre* a guéri une sciatique avec perte de la mémoire. Toute explication de la dépendance causale de ces deux phénomènes si différens, satisferait difficilement, fût-elle même la plus ingénieuse possible. On expliquera tout aussi peu comment le *kali* a pu guérir le cauchemar accompagné d'un exanthème miliaire sur le dos ; le *conium*, la mélancolie avec grincement de dents, et l'*acide phosphorique*, l'affection gastrique avec accès d'horripilation. Quels rapports dynamiques y a-t-il entre ces espèces de rhumatalgies où les parties affectées sont froides, et pourquoi le *coculus* en est-il précisément le remède spécifique ? Pourquoi le *renonculus sceleratus* guérit-il précisément les douleurs rhumatismales des muscles intercostaux avec accès de coryza, et ne guérit-il pas les autres espèces de rhumatismes, comme je l'ai observé maintes fois? Pourquoi la *fève de Saint-Ignace* convient-elle de préférence contre les affections gastriques quand le sujet a un tempérament vif, mais doux, tandis que la *noix vomique* est plus efficace chez les personnes d'un tempérament violent, emporté? Je crois pouvoir le dire, mais ma réponse serait trop générale pour servir à expliquer les rapports spéciaux. Et dans ce temps d'ailleurs, où l'on est si porté à considérer les maladies non pas comme des anormalités de la force vitale, mais purement comme des extensions, des expansions, des contractions, des indurations et des ramollissemens, comme des anormalités de la liaison et de la formation surtout, elle trouverait moins d'accueil qu'elle n'en rencontrera sans aucun doute lorsqu'on sera convaincu qu'on ne doit chercher le principe de toutes les maladies que dans une perturbation dynamique et pas ailleurs.

§ LXXXVII.

C'est ici le lieu de mentionner l'isopathie. On a tenté de construire un système de médecine qui fût basé sur le principe qu'on peut guérir, non pas un semblable par un semblable, mais un égal par un égal. On m'a reproché d'avoir parlé avec quelque réserve de ce système dans mes écrits. Mais je crois avoir bien fait de ne pas émettre un jugement positif sur une affaire problématique, attendant que l'expérience nous en eût appris la valeur, d'autant plus que j'ai toujours regardé comme des illusions la plupart des guérisons isopathiques. L'auteur de ce système s'appuie sur les faits suivants :

(1º) La guérison d'un membre gelé s'opère par le froid, les brûlures se guérissent par la chaleur du feu, ce qui, du reste, n'a pas besoin, pour s'expliquer, du principe homéopathique. Les partisans de la théorie de l'irritation ont enseigné depuis longtemps et ont prouvé que des contraires dynamiques très-énergiques, se succédant immédiatement les uns aux autres, agissent d'une manière funeste et tuent la vie, tandis que la force vitale, exposée à des influences nuisibles, se rétablit d'autant mieux que la puissance ennemie s'affaiblit graduellement. Voilà pourquoi on ne prive pas tout-à-coup l'ivrogne de son eau-de-vie, et on couvre l'engelure de neige qui est froide, il est vrai, mais qui l'est moins cependant que le médium raidi par le froid (1).

(2°) Les guérisons de certaines maladies médicamenteuses par les médicamens qui les ont engendrées, administrés à une haute dilution ; mais il est certain qu'on se trompe souvent aussi dans ce cas. *Schmid* (2) remarque avec justesse que l'on regarde fréquemment les progrès véritables de la maladie comme des effets d'un médicament donné à dose un peu forte, qui se montre efficace ensuite employé à dose plus faible. Nous en citerons des exemples. *Kammerer* (3) raconte quelques cas de diarrhée produite par le cuivre, qui cédèrent à l'administration de petites doses de cuivre. Cependant il y avait eu évacuations par le haut et par le bas, et il est beaucoup plus vraisemblable que c'est la sortie de la substance vénéneuse qui a opéré la guérison. Dans tous les cas, il faut des expériences beaucoup plus certaines pour qu'on puisse en tirer par induction une loi médicale.

(5°) La guérison prétendue des morsures de serpent par l'ad-ministration de substances tirées de serpens, guérison dont parlent d'anciens écrivains. Il est difficile dans de pareilles histoires de distinguer le vrai du faux. Du reste, elles ont exercé de tout temps de l'influence sur les croyances populaires et sur le traitement domestique où la superstition a toujours joué un grand rôle. On applique sur la plaie faite par les dents d'un chien enragé un pinceau de ses poils. Mais nous connaissons aussi peu le résultat d'un pareil procédé, que nous ne sommes à même de prouver que ce moyen est un *ison*. Le fiel et la graisse sont tout autre chose que le venin du serpent, et le poil d'un chien n'est pas sa salive.

(1) Isopatik der contagionen von J.-J. W. Lux. Leipzig, 1833.
(2) Bekenntniss über homoopathie ; in der hygea, 4 vol.. p. 336.
(3) Beihilfen zur homoopatischen Behandlung der Krankheiten, in der Hygea, 4 vol., pag. 486.

(4°) L'inoculation de la petite-vérole prévient toute infection. Cela est vrai. Mais on n'est pas encore parvenu à l'expliquer d'une manière satisfaisante, et dans tous les cas, il n'en résulterait pas que le préservatif d'une maladie en fût également le remède. Je renvoie aux judicieuses remarques de *Thorer* (1) sur ce sujet.

(5°) On doit accorder plus d'importance aux expériences qui prouvent que certains produits de maladies contagieuses qui sont les porteurs du contagium, peuvent servir à la guérison des mêmes maladies. Je n'en citerai que quelques-unes. *Batzendorf* (2) et *Agidi* (3) assurent que le vaccin atténué rend non seulement la vaccine plus bénigne, mais abrège même la durée de la maladie. *Weber* (4) a guéri avec l'anthracin un grand nombre d'animaux attaqués de l'anthrax. J'ai observé moi-même, dans une foule de cas, la merveilleuse vertu curative de ce moyen, et je puis affirmer qu'il n'a trompé mes espérances que lorsque d'autres médicamens avaient déjà été employés ou que la maladie se déclarait avec une telle violence, qu'elle tuait en une demi-heure. L'on prétend avoir guéri bien des fois la gale avec le psorin ou le psoricum. *Attomyr* (5) raconte un cas de teigne que ce moyen a promptement guéri. *Weith* (6) recommande l'herpethin contre les dartres. *Kolinski* (7) dit avoir guéri par le blenorrhin onze cas de gonorrhée. On raconte des guérisons pareilles obtenues avec l'ozaenin et d'autres produits morbides.

On s'est perdu en conjectures sur la question de savoir si une pareille substance est un *ison* ou un *simile* ou un *simillimum*. Chacun, en un mot, a appuyé son opinion par des subtilités, mais

(1) Kritische Würdiguug des sogenannten isopatischen systems in der Medicin; in den praktischen Beitragen. 2 vol. Leipzig, 1833, pag. 13 et seqq.

(2) Allgem. Homoopath. Zeisung. 2 vol., n° 19.

(3) *Ibid.*, 4 vol., n° 3.

(4) Der Milzbrand. Leipzig, 1836.

(5) Briefe über homoopathie. 1 cah. Leipzig, 1803, pag. 85.

(6) Brief an Hrn. Dr. Griesslich; in der Hygea, 5 vol., pag. 446.

(7) Briefe über homoop. von Attomyr. 3 cah., pag. 77.

nous ne voulons pas les suivre sur ce terrain. Ce qu'il y a de vrai dans l'affaire ne peut être mis au jour que par des essais nombreux, suivis avec impartialité. Les faits ne peuvent se nier, et trop d'observations ont été faites par des hommes dignes de foi pour qu'il soit permis de les taxer de mensonge.

Il n'y a pas de doute que les virus contagieux renferment un principe excessivement actif et perturbateur de l'activité vitale. On comprend donc aisément que portés dans les premières voies d'assimilation, ils développent leurs effets dans l'organisme, lesquels, comme on sait, sont souvent tout autres que si l'on mettait ces substances en contact avec une plaie. On ignore quels changemens ils subissent dans les organes d'assimilation. Nous ne pouvons donc prétendre non plus que les contagium mis en contact avec une plaie ou avec l'épiderme ou avec les poumons par l'inspiration, engendrent les mêmes maladies que celles dont ils sont les produits, et aient les mêmes effets, même injectés dans l'estomac. Mais quels effets y manifestent-ils? C'est ce que de nombreuses expérimentations sur des personnes bien portantes peuvent seules nous apprendre, et c'est là le seul moyen pour nous d'en tirer quelque utilité d'après le principe homéopathique, pour la guérison des états morbides semblables à ceux qu'ils provoquent. Les expériences faites jusqu'à présent sur des malades ne peuvent nous donner de résultats positifs, parce que l'organisme malade réagit autrement que l'organisme bien portant. Et cependant on a déjà administré avec succès le psoricum et la lachesis dans un grand nombre de maladies qui ne provenaient ni de la gale ni de la morsure d'un serpent.

Du reste, on s'est trop hâté de regarder des observations isolées comme suffisantes pour construire un système thérapeutique reposant sur ce principe, *que les produits des maladies en général possèdent la propriété de guérir des maladies semblables.* L'enthousiasme avec lequel plusieurs médecins ont admis ce principe, a conduit à remplir notre matière médicale des substances les plus dégoûtantes. Puisse-t-on jeter un voile sur cet égarement!

§ LXXXVIII.

On ne s'attend pas à trouver dans un ouvrage destiné au développement des principes généraux de la thérapeutique des données spéciales pour le traitement de certaines formes déterminées de maladies. Cependant il est nécessaire d'effleurer cette question.

Les maladies aiguës que dans les manuels on sépare avec tant de soin des chroniques, ne diffèrent entre elles que par des réactions plus ou moins vives du système vasculaire affecté sympathiquement, et par une marche plus ou moins rapide. Peu nous importe qu'il y ait de la fièvre ou non. Je n'admets pas de règles générales pour le traitement des maladies aiguës. Le principe *tolle causam* doit être suivi avec toute l'exactitude possible, et quand on peut découvrir le siége de la maladie, tous nos efforts doivent tendre à le détruire.

Pour peu qu'on sache bien manier la méthode spécifique, il n'y a plus à craindre de retour à la méthode évacuante ; l'action dynamique pure des médicamens dans les affections du système gastrique, a déjà fourni de trop brillans résultats pour qu'on y renonce. On ne saurait trop recommander de porter son attention sur certaines affections locales qui ne sont sensibles qu'au toucher. Telles sont, par exemple, les aphthes, qui se forment dans le canal intestinal pendant les fièvres nerveuses, et qui n'occasionnent de la douleur que lorsqu'on presse un peu fortement sur le bas-ventre ; les affections inflammatoires de la moëlle épinière qui ne se manifestent, selon *Maillot*(1) et *Kremers* (2) qu'à la pression sur la vertèbre malade ; et enfin, les maladies souvent si obscures du foie et de la rate. *John Marshall* (5) raconte des cas où, avec les symptômes d'une maladie du cœur, le toucher seul d'une place douloureuse à la partie dorsale de la colonne verté-

(1) Traité des fièvres, ou irritations cérébro-spinales intermittentes. Paris, 1836.

(2) Beobachtungen und untersuchungen über das Wechselfieber, Aachen und Leipzig. 1837.

(3) Practical Observations on Disease of the Heart, lungs, stomach, liverete occasionated by spinal irritation. London, 1835.

brale, annonçait l'irritation médullaire et où les médicamens
employés contre ce symptôme guérirent la maladie. Il n'est pas
besoin de dire que dans le traitement par les spécifiques on ne
doit pas accorder moins d'attention à tous les symptômes que
ne le font les médecins qui traitent par la méthode antipathique.
C'est au reste à la thérapeutique spéciale à entrer dans des détails
sur le traitement des maladies fébriles.

§ LXXXIX.

Les *maladies chroniques* nous rappellent la doctrine de la psore
qui a été jugée plus haut. Que ces maladies naissent souvent d'une
perturbation de la force vitale, perturbation qui tire son origine du
système végétatif, et que des dyscrasies cachées soient fréquemment
la cause de leur opiniâtreté, c'est ce que ne niera pas un pathologiste
expérimenté et impartial. Mais ce n'est pas une raison pour entrer
toujours en campagne contre le fantôme de la psore latente, et
quiconque le ferait, ne pourrait pas se défendre du reproche d'a-
voir établi les indications thérapeutiques sur une pure hypo ·
thèse. Le siège des maladies chroniques peut se placer dans tout
système organique et un grand nombre d'expériences ont prouvé
qu'on obtient d'heureux résultats avec des médicamens dont l'influence spécifique sur la secrétion et la formation n'était pas
connue.

Les médicamens antipathiques héroïques sont plus dangereux
dans les maladies chroniques que dans les aiguës, à cause de
leurs effets secondaires. Si ces effets secondaires se manifestent
après la guérison d'une maladie aiguë de courte durée, elles ont
ordinairement peu d'importance. La maladie a parcouru ses pha-
ses et elle ne recommence pas aisément son cours, quoique des rechutes paraissent être souvent la suite d'effets secondaires tar-
difs. Les rechutes sont, en effet, plus rares après un traitement
spécifique. Dans les maladies chroniques de longue durée, les
effets secondaires des médicamens antipathiques sont beaucoup
plus nuisibles parce qu'ils détruisent les effets primaires qui doivent opérer la guérison; ils provoquent, en outre, dans les traitemens prolongés, un nombre d'effets secondaires qui rendent la

maladie plus compliquée et la convalescence moins facile. Il est
donc sage lorsque de semblables malades veulent être traités selon la méthode spécifique, et que rien ne s'y oppose, de les laisser
quelque temps sans médicament, afin que l'organisme ait le
temps de compenser les différentes excitations qu'il a subies et
de devenir plus sensible à l'action des nouveaux médicamens.

Les maladies chroniques dans le traitement desquelles les médicamens les mieux choisis et donnés à doses convenables n'o-
pèrent aucun changement, ont pour cause tantôt un vice organique et tantôt une dyscrasie. Il faut donc examiner avec le plus
grand soin toutes les circonstances, et si cet examen réitéré ne
nous donne aucune certitude, nous devons choisir de préférence,
parmi les médicamens qui se distinguent par l'analogie de leurs
effets, les médicamens *eucratiques.*

On remarque plus rarement des réactions spontanées dans les
maladies chroniques que dans les aiguës, surtout dans celles qui
sont entretenues par des dyscrasies ; aussi ne doit-on pas attendre
dans des cas pareils que l'affection se guérisse d'elle-même. La
totalité des phénomènes extérieurs a donc dans ces maladies une
importance beaucoup plus grande relativement au diagnostic et
au choix du médicament, parce qu'on court beaucoup moins le
danger d'arrêter une réaction salutaire et de troubler une crise.

Quiconque a suivi les progrès de la méthode spécifique depuis sa
premières apparition jusqu'à nos jours, se convaincra de plus en
plus de son importance dans les maladies les plus opiniâtres et
réputées auparavant incurables. La guérison d'un fongus médullaire par l'habile *Mühlenbein* (1) en fournit une preuve remarquable. Il va sans dire qu'un certain parti traitera de mensonges
de pareilles guérisons. Mais on est habitué à de telles injures,
et la vérité finit toujours par l'emporter.

(1) Archiv für die homœopath. Heilkunst. 7 vol., 1 cah.; pag. 5 et seqq.,
et 17 vol., 1 cah., pag. 75 et seqq.

§ XC.

Les *maladies inflammatoires* jouent un rôle trop important dans la médecine et l'on a attaqué trop vivement leur traitement par la méthode spécifique, pour qu'il soit permis de ne pas entrer ici dans quelques détails.

L'inflammation, telle qu'elle se manifeste dans les parties extérieures, n'importe qu'elle soit le reflet d'un mal intérieur plus général, ou la suite d'une affection locale, s'annonce toujours par des douleurs, de la rougeur, de la tuméfaction, et une augmentation de chaleur à la partie attaquée. La fièvre et les autres symptômes ne sont qu'accidentels. Les médecins les plus anciens ne nous ont transmis sur les maladies inflammatoires que de simples nosographies. *Hippocrate* (1) déclare qu'une inflammation est une accumulation de sang dans une partie qui n'en contient pas ordinairement. Selon *Erasistrate* (2), c'est une invasion du sang dans les petites artères avec perturbation de la substance spiritueuse qui y est contenue. *Celse* (3) donne absolument la même définition. Par la suite, on a donné plus d'attention au caractère physiologique et au siège de l'inflammation, c'est-à-dire au sang et à ses vaisseaux. *Galien* (4) attribue l'accumulation du sang dans les petits vaisseaux et son invasion dans le tissu cellulaire, à des congestions et à une obstruction des vaisseaux ; *Boerhave* (5) l'attribue également à une obstruction des vaisseaux, causée par la viscosité du sang, et *Ludwig* (6) à une stagnation du sang dans les veines. D'autres ont regardé l'altération

(1) De capitis vulneribus, t. II. Edit. Van der Linden, pag. 668.

(2) Plutarch. physic. philosoph. decr. , lib. v, c. 29, Galen. method. medend., lib. II.

(3) De Medicina libri octo, lib. I, Præfatio.

(4) Method. medendi, l. XIII.

(5) Gerhard, Van Swieten Commentar. in Herrm. Boerhav. aphor. ,t. I, § 370 seqq.

(6) De Stasi sanguinis in venis, inflammationem mentiente, in ejus adversar. med. pract., vol. I, pag. 178.

de la qualité du sang comme la cause de l'inflammation; et entr'autres *Sydenham* (1) qui admet une propriété inflammatoire du sang, sans s'expliquer davantage; C.-L. *Hoffmann* (2) et *Wedekind* (3) qui croient découvrir dans le sang une disposition à devenir âcre et à se corrompre. On a aussi parlé d'une inflammation du sang, d'une hématite, mais cette opinion ne mérite d'être rapportée que comme curiosité. La plupart des écrivains ont regardé l'augmentation de l'activité comme essence des inflammations. *Prévost* (4) regarde l'inflammation comme une augmentation de l'artérialité du sang et l'agrandissement du diamètre des vaisseaux ; *Hunter* (5) la regarde comme une réaction de la force vitale contre les excitans ; *Cullen* (6), comme une constriction spasmodique des artères; *Bartels* (7) comme une activité surexcitée des vaisseaux capillaires qui, à l'état de santé, ne contiennent que de la lymphe, avec une oxydation plus prompte, oxydation que *Reil* (8) reconnaît aussi; *Meckel* (9) la regarde comme une augmentation locale de l'activité vitale; *Gmelin* (10) comme une surexcitation de la force productive ; *Wendt* (11), comme une augmentation de l'activité du système vasculaire; aussi n'admet-il aucune espèce d'inflammation asthé-

(1) Prax. med. sect. xi, cap. 12.

(2) Vermischte medicin. Schriften, herausgegeben von Chavet. 1 th. Münster, 1790.

(3) Allgemeine Theorie der Entzündungen. Leipzig, 1791.

(4) Mémoires de la Société de physique et d'histoire naturelle de Genève, t. vi, p. 1.

(5) Versuche über das Blut, die Entzündung und Schusswunden, aus dem Engl. Leipzig, 1797.

(6) Anfangsgründe der prakt. Arzneiwissenschaft, 1 part. Leipzig, 1778, § 240, etc.

(7) Patholog. Untersuchungen. Marburg, 1812.

(8) Fieberlehre, 2 vol., § 67.

(9) In Reils archiv für Physiologie xii, 1 cah., p. 44.

(10) Allegem. Pathologie des menschlichen Korpers.

(11) Die alte Lehre von den verborgenen Entzündungen bestatigt. Breslau, 1828.

nique; *Walther* (1) , comme l'invasion d'un feu vital latent jusqu'alors dans certains organes ; *Carus* (2), comme une prédomination locale de la vie vasculaire ou formatrice ; *Brandis* (3) ,
comme un redoublement d'énergie avec augmentation proportionnelle de la végétation ; *Kreysig* (4), comme une excitation
intensive de la vie; *Burserius* (5), *Gorter* (6), *Gautier* (7) et la
plupart des pathologistes s'accordent aussi dans cette dernière opinion. *Stahl* (8) , regarde l'inflammation comme une réaction salutaire et l'appelle un effet pour la conservation de la vie. *Hunter* (9),
partage jusqu'à un certain point son opinion, en affirmant que
l'inflammation est une réaction de la force vitale contre des excitans. *Gruithuisen* (10) est à peu près du même avis ; car, selon lui, l'inflammation n'est qu'une augmentation de l'activité
vitale qui se relève d'un état d'affaiblissement antérieur.

Contrairement à ces opinions, d'autres écrivains attribuent l'inflammation à une diminution de l'activité; et entre autres *Vac-
ca* (11), qui en trouve la source dans une faiblesse des vaisseaux
capillaires ; *Pistelli* (12), dans une diminution de la contraction
et de l'activité des vaisseaux. *Gregory* (13) partage leur opinion ,
parce qu'il a observé que les sujets faibles sont plus facilement

(1) Abhandl. aus dem Gebiete der prakt. Medicin, , 1 part. Landshut,
1810, p. 218.

(2) Lehrbuch der Gynækologie , 1 part. Leipzig, 1820.

(3) Nosologie und Therapie der kachexien , 1 vol. Berlin, 1834.

(4) Handbuch der prakt. Krankheitslehre , 2 part., 1 chap. Leipzig
et Altenburg , 1819, § 144 et suiv.

(5) Institut. med. pract., vol. 1, pars 1, pag. 47 seqq.

(6) Chirurg. repurgat., lib. III, c. 3.

(7) Dissert. de irritabil., etc. Halae, 1793.

(8) Collegium pract. Leipzig, 1732, pag. 330.

(9) Loco citato.

(10) In den Med. chirurg. Zeitung, 1816, no 34.

(11) De Inflammationis morbosæ natura, causis, effectibus et curatione.
Florent., 1765.

(12) Annali universali di Medicina, compil. dal sign. Dott. Anniabl.
Omodei , ann. 1821 , vol. xx. Octobr. Novemb.

(13) In the London medical Repository, vol. xv, n° 40.

attaqués d'inflammation que les autres ; aussi regarde-t-il la faiblesse, l'insensibilité, l'atonie, comme des causes prédispo-
santes. Reil, Gruithuisen et plusieurs autres, reconnaissent aussi
que des influences affaiblissantes disposent aux maladies inflammatoires. Une différence d'opinions aussi grande est d'autant plus
étonnante, qu'aucune autre espèce de maladies ne se présente aussi
fréquemment et qu'aucune, peut-être, n'a été plus observée et dé-
crite. Mais ce qui ne doit pas moins surprendre, c'est qu'on ne soit
pas encore d'accord sur les maladies qu'on doit classer parmi les
inflammations. *Marcus* (1) dit : nous ne connaissons aucune maladie de l'irritabilité qui ne soit inflammatoire, depuis la synoque
jusqu'au typhus. *Filippi* (2) regarde l'inflammation comme la
source de toutes les maladies. Selon *Broussais* (3), toutes les
maladies sont inflammatoires, et *Schönlein* (4) dit également
qu'on pourrait appeler ainsi toutes les maladies. *Lallemand* (5)
va si loin, qu'il attribue les pertes séminales involontaires à une
inflammation des vésicules séminales. Une pareille confusion
d'idées ne peut être favorable à la science. Elle provient de ce
qu'on n'a jamais examiné qu'un côté de la nature de l'inflammation; de ce qu'on ne l'a cherchée que dans les rapports de quantité ou de qualité sans l'avoir trouvée jusqu'à présent.

§ XCI.

Nulle part l'ancienne méthode antipathique et la méthode spécifique ne sont plus directement opposées que dans le traitement
des maladies inflammatoires. La première partant du principe
que toute inflammation a pour cause une augmentation de l'hématose, cherche à guérir par des évacuations sanguines lesquelles
sont rejetées absolument par la majeure partie des partisans de la
méthode spécifique. Au reste, les anciens médecins, entre autres

(1) Ephemeriden der Heilkunde, 3 vol., 3 cah. Bamberg et Würz-
burg. 1812.
(2) Nuovo Saggio analytico sulla inflammatione. Milano. 1821.
(3) Examen des doctrines médicales. Paris. 1822.
(4) Loco cit.
(5) Des Pertes séminales involontaires. Paris. 1836.

Asclépiade (1) et *Érasistrate* (2), se sont déjà élevés contre ce mode de traitement, et *Galien* (3) lui-même, qui recommande la saignée, dit qu'elle n'est pas nécessaire dans toute espèce d'orgasme, et que l'on peut guérir la pléthore par des bains fréquens, par le mouvement et par des frictions. *Celse* (4) et *Forest* (5) blâment avec plus d'amertume l'abus des évacuations sanguines; et plus tard, l'histoire nous montre, dans tous les temps, des médecins qui se sont efforcés d'en combattre l'abus et en ont souvent décrit les funestes suites. Pour ne pas trop m'étendre, je me bornerai à en citer quelques-uns. *Y. Seeds* (6) fait la remarque qu'à la suite de fortes saignées, il s'amasse de l'eau dans le cerveau, et il recommande de ne pas laisser couler le sang jusqu'à ce que la langue devienne blanche et les pupiles immobiles. *Speranza* (7) a publié des observations très-remarquables qui montrent que parmi les malades, attaqués de pneumonie, traités par *Brera,* les cas mortels ont été en raison directe du nombre des saignées. Sur cent malades traités sans saignée, il n'en mourut que quatorze ; sur cent auxquels on en pratiqua deux ou trois, il en mourut dix-neuf; sur cent qui en subirent de trois à neuf, il en mourut vingt-deux; et sur cent qu'on saigna plus de neuf fois, il en mourut soixante-huit. *Nehrmann* (8) dit que la saignée dans la pneumonie rend souvent la respiration si difficile à cause du sang qui s'arrête dans les poumons, que le malade est menacé de suffocation. *Kühlbrand* (9) a observé chez des personnes atteintes de fièvre intermittente avec inflammation de poitrine, qu'une seule tasse

(1) Celsus loc. cit. Lib. iii, cap., 18.

(2) Galen. de venæ sectione adversus Erasistratum.

(3) De arte curativa ad Glaucum. Lib. i., c. 13. Method. medendi, cap. 15.

(4) Loc. cit. Lib. iii, c. 7.

(5) Oservat., med. Lib. i, obs., 12.

(6) Dissert. de sanguine misso. Edinburgh, 1835.

(7) Annal. universal. di Medecina, vol. viii. Agosto et settemb.

(8) Titjkrift for Lakare och Pharmaceuter, Forsta Bd. Stockholm, 1832.

(9) Wochenschrift für die gesammte Heilk., 1835, n. 27.

de sang tiré suffit pour changer rapidement la maladie en fièvre
nerveuse. Pour prévenir de pareils résultats, *Beddoes* (1) a administré de forts excitans immédiatement après des saignées.

Dans des cas où les saignées ne produisaient rien, et où l'on
voulait ménager le sang du malade, à cause de sa faiblesse générale, on a eu recours à des évacuations locales au moyen de ventouses ou de sangsues qui devaient vider les vaisseaux trop pleins.
Mais cela n'est possible que quand les ventouses ou les sangsues
peuvent être appliquées immédiatement sur la partie enflammée, et encore l'évacuation ne dure-t-elle que très-peu de temps,
parce qu'on ne peut empêcher que les vaisseaux vidés ne se rem-
plissent bientôt. L'idée d'une évacuation sanguine locale n'est
donc guère qu'une chimère, et si jamais une semblable évacuation est de quelque utilité, ce n'est qu'autant qu'elle domine la
masse du sang et modère ainsi la congestion. *Berres* (2) l'a prouvé
jusqu'à l'évidence. *Sommé* (3) a parfaitement raison lorsqu'il
dit qu'on ne doit pas croire qu'on puisse, en tirant quelques onces
de sang, délivrer la partie enflammée du sang qui y entretient le
mal. Quand on tirerait à un homme la moitié de son sang, il lui
en resterait encore plus qu'il n'en faut pour donner lieu à une
inflammation très-étendue ; la dernière goutte même servirait à
l'inflammation. J'en suis convaincu comme lui, et chacun peut
s'en convaincre à son tour, en examinant les faits sans prévention. Je me souviens de l'histoire d'une autopsie dont les
journaux ont rendu compte dans le temps, et où l'on affirmait
avoir trouvé des traces évidentes d'inflammation interne qu'on
n'avait pu guérir, parce que la faiblesse du malade avait empêché
de lui tirer une plus grande quantité de sang. On aurait mieux
fait de dire : nous qui ne savions pas appliquer la méthode de
guérir les maladies inflammatoires sans saignées, et qui, par un
attachement aveugle aux prescriptions de l'ancienne école, ne

(1) Giornale di Medicina pratica, compilato da V. D. Brera, vol. iii,
Padua, 1813.

(2) Uber die Blutentziehung durch Aderlass und Blutegel, in dem
med. Jahrb. des k. k. œster. Staates. x vol. i morc.

(3) Etudes sur l'inflammation. Bruxelles, 1830.

voulions pas apprendre à la connaître , nous ne pouvions sauver
ce malade. Ce malheureux dilemme se présente souvent : faut-il
laisser mourir de la faiblesse produite par les saignées ou de l'inflammation qu'on ne sait comment guérir sans ce moyen? J'ai
eu l'occasion de voir bien des jeunes gens, sortant des hôpitaux
comme convalescens, qui, lorsqu'ils avaient eu une maladie inflammatoire et avaient été traités par la méthode ordinaire des
évacuations sanguines, se traînaient comme des ombres et ne
pouvaient recouvrer leurs forces. La supériorité de la méthode
spécifique n'est jamais plus sensible pour moi que quand je
compare à ces convalescens ceux que j'ai traités de pneumonies,
et qui, une fois guéris, retournaient à l'instant à leurs travaux.
Dans le courant de l'année, j'ai traité au moins quarante individus
attaqués de cette maladie, et je n'en ai pas perdu un seul. Celui
qui a fait de semblables expériences, ne peut voir sans gémir comment, pour combattre une affection inflammatoire, on épuise
par des saignées des sujets déjà épuisés. *Robertson* a conseillé de
tirer d'un seul coup de quarante à quarante-huit onces de sang
dans les pneumonies; *Bouillaud* jugule les inflammations par des
saignées coup sur coup. Et ils trouvent des imitateurs! La postérité jugera un pareil vampirisme.

§ XCII.

Toutes les inflammations ont pour cause une faiblesse absolue
ou relative de la force vitale. Cette assertion peut paraître para-
doxale; mais rien n'est plus vrai; car si la force vitale avait assez
d'énergie, elle s'opposerait à toute puissance morbifique, et ne
lui laisserait pas prendre le dessus. Voilà pourquoi les constitutions fortes résistent mieux aux influences nuisibles d'une activité vitale extensive surexcitée ; car dans chaque état morbide
une accélération partielle de l'activité peut avoir lieu : dans les
fièvres adynamiques, par exemple, les battemens du pouls sont
souvent accélérés. Lorsque la cause de l'inflammation réside dans
le trouble de la vitalité des nerfs capillaires, ou dans l'altération
du sang par suite de l'activité anormale des nerfs, la diminution
partielle de l'orgasme dans la partie enflammée n'est pas le

moyen véritable, et tout traitement qui ne tend qu'à ce but n'est que symptomatique, palliatif, et ne détruit pas la cause du mal.

La saignée n'est nécessaire :

1° Que dans les cas très-rares d'une véritable pléthore ;

2° Dans les cas d'une surabondance du sang dans des organes nobles, dans une encéphalite ou dans une pneumonie très-violente, lorsque le malade est menacé dans le premier cas d'apoplexie, et dans le second, de suffocation. Des états dangereux pareils ne peuvent être prévenus que par la diminution prompte et générale de la masse du sang. Ici même la saignée n'est pas un remède radical, elle ne sert qu'à éloigner le produit de la maladie qui réagit d'une manière funeste sur l'organisme. Mais la maladie elle-même ne peut être guérie que par le rétablissement des rapports dynamiques normaux entre le système nerveux et le système sanguin. Si l'on ne satisfait pas à cette indication, on peut tirer le sang jusqu'à la dernière goutte et faire périr le malade d'anémie sans détruire l'inflammation. Toute évacuation sanguine est suivie d'une diminution de l'énergie vitale et doit, par conséquent, être évitée autant que possible, car l'activité vitale intensive doit être relevée pour réagir contre la puissance morbifique. Voilà le but que, par de pareils médicamens, se sont proposé les Brownistes avec leur méthode excitante; mais ils n'ont que trop souvent augmenté le trouble du système vasculaire, trouble qu'ils cherchaient à diminuer par des saignées antérieures. Il n'est pas rare que des médecins de nos jours procèdent d'une manière analogue. On tire du sang, puis on administre de la serpentaire, du camphre ou du musc afin de relever ce qu'on a commencé par détruire.

D'après les préceptes de la méthode spécifique, on administre de petites doses d'un médicament capable de produire un état inflammatoire extrèmement analogue à l'inflammation que l'on combat, et par lesquelles l'énergie vitale est relevée, et l'harmonie rétablie entre les artères et les veines.

Ce n'est pas ici le lieu de donner des règles spéciales de thérapeutique. Cependant je ferai observer qu'il faut avoir acquis par la pratique une certaine connaissance des effets des médicamens, pour trouver le médicament qui convient le mieux à l'organe du malade et au caractère dynamique de la maladie. C'est se tromper que de croire qu'on puisse guérir toutes les inflammations avec l'*aconit* tant vanté. En comparant les indications de l'ancienne école avec celle de la nouvelle, l'aconit se trouve sur la même ligne que le nitre, et il ne convient que dans les inflammations des parties parenchymateuses avec caractère de synoque. La *bryone* est préférable quand l'inflammation menace de devenir adynamique; la *belladone* dans les inflammations du cerveau et surtout dans les cas d'éréthisme prédominant dans toutes les parties du système nerveux; la *pulsatille*, lorsque l'inflammation a un caractère veineux; l'*arsenic*, quand il y a danger de paralysie des nerfs capillaires et par conséquent propension à la décomposition dans la substance organique, etc.

Les avantages de la méthode spécifique ne se montrent nulle part d'une manière plus éclatante que dans les maladies inflammatoires fort aiguës, où il paraîtrait quelquefois impossible de faire cesser le tumulte du sang sans en diminuer la masse, et où cependant quelques doses d'un médicament bien choisi, administrées coup sur coup, enlèvent le mal en peu d'heures, apaisent le pouls et le rendent si tranquille que le médecin antiphlogistique le plus déclaré ne penserait plus à recourir à la lancette ou aux sangsues.

§ XCIII.

Les *maladies mentales* sont encore de celles au sujet desquelles on a reproché à la méthode spécifique son impuissance. Je déclare que ce reproche est sans fondement, et en cela, je m'appuie sur une foule d'expériences faites par moi-même. En ma qualité de membre du comité de santé, j'ai été appelé bien des fois à examiner des aliénés et à les faire transporter dans l'hôpital des fous; mais dans tous les cas où j'avais quelque espoir de guérison, je n'ai pu m'y décider et j'ai préféré les soumettre à un traitement spécifique qui a rarement échoué.

Dans les cas d'aliénations mentales invétérées, augmentant d'année en année, surtout chez les sujets qui, avant leur maladie, étaient déjà d'une humeur méchante, il n'y a que peu

ou point d'espoir de guérison. Il en est de même de la mélancolie,
quand les causes psychiques continuent à agir et ne peuvent être
détruites. Selon Hahnemann, la psore joue aussi dans cette espèce de maladie le rôle principal ; ce qui, du reste, ne peut pas
être admis d'une manière absolue. Il peut arriver parfois que le
cerveau soit affecté à la suite de la disparition ou de la répercussion d'un exanthème, et alors il faut y avoir égard. Le principal
problème de la thérapeutique de ces maladies est toujours d'en
éloigner la cause. Autrefois on cherchait, sans exception, cette
cause dans le sang, et *Celse, Avicenne, Alexandre de Tralles, Paracelse, Rivière, Riedlin, Hamilton, Spurzheim, Rusch,* etc., re-
commandaient les sangsues pour la combattre. Mais *Van Sivieten*
a vu des aliénations mentales devenues incurables par suite de
saignées; d'autres médecins plus modernes, et entre autres
Amelung (1), se sont élevés contre les évacuations sanguines,
ou en ont beaucoup restreint l'usage. Je ne pourrais me décider
à y recourir que dans un cas de pléthore réelle; ce qui ne se présente que très-rarement. Depuis six ans, je n'ai pas fait tirer une
seule goutte de sang, et n'en ai pas moins guéri beaucoup d'aliénés. Nous ne manquons pas de moyens pour apaiser l'orgasme, et
nous arriverons certainement au but si nous en recherchons la
cause qui est dans la perturbation du système nerveux, et si nous
opérons contre elle d'après des règles générales. Les dérangemens
d'esprit sont souvent la suite de maladies du système ganglionnaire, de stases dans le foie et la rate, et l'on obtiendra de plus
heureux résultats avec les moyens spécifiques qu'avec les purgatifs et les lavemens.

La folie des femmes en couches est ordinairement accompagnée de nymphomanie, quelque incroyable que cela paraisse.
Robert Gooch (2) a recommandé les saignées et les purgatifs; mais
ils ne sont nullement nécessaires, parce qu'on guérit beaucoup
plus vite par la *pulsatille*, le *lachesis*, l'*arnica*, les *cantharides*, le
platine, etc.

(1) Blætter für Psychiatrie, 1 cah. Erlangen, 1837.
(2) Medical Transactions, vol. vi, pag. 263 et suiv.

Je ne puis donner ici de règles spéciales, mais j'ajouterai que bien des médecins se montrent cruels envers les malades atteints de dérangement d'esprit, surtout lorsque ceux-ci sont en proie à une idée fixe. On veut la leur arracher; on veut les convaincre de leur folie; mais s'ils pouvaient en avoir conscience, ils ne seraient pas malades. Il faut beaucoup de patience, au reste, et beaucoup de dévoûment pour ne pas se laisser emporter et ne pas perdre, par des manifestations de mauvaise humeur, la confiance du malade, confiance si nécessaire à un heureux résultat.

§ XCIV.

Dans les *maladies compliquées* on doit rechercher avec soin si les maladies sont accidentelles et indépendantes l'une de l'autre, ou si elles sont la continuation d'une première maladie; s'il s'est opéré entre les différentes maladies une telle fusion qu'elle modifie complétement le caractère de l'état morbide dynamique.

Dans le premier cas, il faut d'abord chercher à enlever la maladie la plus importante, et guérir ensuite celle qui est moins dangereuse. Si, par exemple, un homme qui est affecté de dartres ou de gale, est atteint de la grippe, d'une dyssenterie ou d'une pleurésie, lors même qu'on aurait commencé le traitement de l'exanthême, il faudrait le suspendre et chercher avant tout à guérir la maladie aiguë.

Si la maladie subséquente n'est que la suite de la première, elles forment alors un seul tout, et l'on aurait grand tort de vouloir les faire disparaître séparément. Hahnemann, il est vrai, a établi en règle générale (*Organon*, 5e édit., § 167, 168) que dans les cas où le médicament donné ne couvre pas tous les symptômes, mais n'en enlève qu'une partie et provoque même des affections secondaires, on ne doit pas le laisser épuiser son action (c'est-à-dire, en d'autres termes, ne pas perdre son temps à attendre en vain d'heureux résultats), mais qu'on doit choisir un autre médicament qui réponde à l'ensemble des nouveaux symptômes, et faire disparaître ainsi successivement les symptômes jusqu'à complète guérison. Je ne suis pas de son avis; car, de deux choses l'une, ou le médicament donné répond au siège de la maladie où il répond aux affections symptomatiques : dans le premier cas, il doit, si non guérir, au moins procurer un soulagement général; si l'amélioration ne fait pas de progrès, c'est que l'effet du médicament n'est pas assez puissant pour porter l'organisme à une réaction complète, et alors il faut ou le répéter, ou en administrer un autre qui réponde encore mieux à l'état présent, afin d'aider à la guérison. Quelquefois des organes sensibles sont si fortement attaqués uniquement par sympathie, qu'ils restent encore affectés même après que le siége de la maladie primitive est détruit. Dans ce cas, on doit considérer et traiter ce reste de la maladie comme une maladie idiopathique; mais si un médicament ne répond pas du tout au siége de la maladie, ou qu'il réponde seulement à certains symptômes sympathiques, on ne doit rien en attendre, si ce n'est un changement de forme qui annonce l'erreur qu'on a commise dans le choix du médicament, et qui doit nous déterminer à employer avec un redoublement de soins tous les auxiliaires diagnostiques qui sont en notre pouvoir, afin de découvrir la véritable racine de la maladie.

Des complications se confondent d'autant plus facilement que les différentes parties de l'organisme concourent toutes au but commun de l'unité, et que par conséquent des maladies isolées causent un trouble plus ou moins général dans tout l'organisme. Les dyscrasies jouent en outre un grand rôle, ce qui se conçoit aisément, et la guérison des maladies tant aiguës que chroniques en devient extrêmement difficile. Souvent, dans des cas de maladies aiguës, même inflammatoires, chez des personnes qui n'ont eu que quelques petites dartres, il arrive qu'aucune amélioration ne se déclare avant l'administration d'une dose de soufre ou de lycopode comme moyen intercurrent ou avant l'emploi de quelque autre médicament eucratique qui réponde à l'état. Après la prise de ces médicamens, il paraît ordinairement un érythème miliaire à la suite duquel les autres médicamens développent parfaitement leur action. Il en est de même dans le traitement des maladies chroniques. La guérison des fics ne s'opère souvent qu'après avoir administré quelques doses de soufre, et si un enfant scrofuleux est atteint de la gale, il faut néces-

sairement l'en guérir avant de pouvoir arrêter le développement
de l'affection du système glanduleux. Ces expériences montrent
aussi l'imperfection d'un traitement purement symptomatique et
la nécessité d'agir autant que possible contre les causes.

§ XCV.

La syncope, l'asphyxie et les états semblables où l'activité vitale est presque nulle, exigent une prompte excitation, ce qui ne
peut se faire au moyen des petites doses de médicamens spécifiques. On a guéri, il est vrai, des cas d'asphyxie chez des enfans
avec la *camomille* (1), ce qui m'a réussi souvent aussi chez des
enfans affectés d'un asthme thymique, tant qu'il n'y avait
pas perte complète de la connaissance. *Pétroz* (2) vante le *bo-
vista* dans l'asphyxie par la vapeur de charbon, et le *solanum
mammosum* dans l'asphyxie des noyés. *Elwert* (3) et *Heichel-
heim* (4) ont guéri des apoplexies avec l'*opium*, la *belladone* et la
coque du Levant. Malaise (5) a délivré en deux heures un jeune
homme d'une paralysie du côté gauche qui s'était déclarée avec
une apoplexie, au moyen d'une seule dose de *belladone*. Mais
dans tous ces cas il existait encore de la force réactive. Quand
cette force a cessé, quand le pouls et la respiration ont disparu,
il faut recourir aux excitans pour réveiller l'activité vitale. *Hartmann* (6) a donné à ce sujet de fort beaux préceptes. Dans certains
cas une saignée peut être même nécessaire, non pas tant pour
diminuer la masse du sang que pour lui rendre quelque mouvement. Mais si, après avoir réveillé l'activité vitale, il reste encore des suites, telles qu'une paralysie, des convulsions, etc., on
obtiendra tout le succès désirable par des remèdes spécifiques
bien choisis.

(1) Archiv für die Homœopath. Heilkunst. 8 vol., 3 cah., pag. 86.
(2) Bibliothèque homéopatique de Genève, août 1836.
(3) Hygea, 2 vol., pag. 134.
(4) Clinique homéopathique. Bruxelles, 1837, pag. 1.
(5) Therapie acuter Krankheits-formen, 2 vol., § 286, etc.

§ XCVI.

C'est ici le lieu de parler d'autres moyens auxiliaires que le médecin exempt de préjugés ne doit pas négliger pour arriver à la guérison, sans demander si le système auquel il s'est attaché de préférence, en permet l'emploi. *La véritable médecine n'est pas soumise aux ordres d'un dogmatisme ambitieux* et doit embrasser tous les systèmes.

La méthode révulsive a joué un rôle important depuis des milliers d'années, et a été incontestablement la source de beaucoup de bien et de beaucoup de mal. Loin de moi la pensée de vanter l'abus qu'on en a fait et d'accorder des éloges immérités à ses purgatifs, à ses cautères, à ses moxas, à ses sétons, etc.; mais loin de moi aussi la pensée d'approuver la partialité avec laquelle on rejette tout ce qui n'entre pas dans notre système.

Dans la rougeole, la miliaire et les autres exanthèmes aigus, quand l'éruption tarde à paraître, quand il y a oppression de la poitrine, anxiété et agitation, pouls irrégulier, spasmodique, je n'ai jamais hésité à appliquer des sinapismes sur la poitrine, lesquels font ordinairement sortir l'exanthème au bout de quelques heures et changent entièrement la scène. Je ne me fais pas scrupule, si j'ai à traiter des accidens dangereux d'une répercussion subite de la teigne, de laver la tête avec une infusion de moutarde, ou de couvrir d'onguent de tartre stibié ou de cantharides les cicatrices d'anciens ulcères au pied guéris imprudemment, lorsque j'observe des symptômes d'asthme, suite de la suppression des ulcères. Dans les cas de violentes congestions avec vertiges et étourdissemens, j'ordonne des bains de pieds chauds; dans les cas d'une sécrétion de lait trop abondante, je fais mettre les mains dans de l'eau; dans les cas d'une suppression de la sueur des pieds, je recommande de tenir les pieds dans du sable chaud et de porter des chaussons de taffetas ou de toile gommée. Hahnemann a conseillé, puis désapprouvé l'application d'emplâtres de poix de Bourgogne sur le dos. J'ai souvent eu recours à ce moyen, mais je dois avouer que je ne l'ai pas trouvé d'une grande utilité. Par contre, je suis convaincu qu'il est dangereux de fermer tout-à-coup des vésicatoires qu'on porte depuis long-temps ; il faudrait seulement renoncer aux pommades médica-menteuses, quand on prend des médicamens à l'intérieur.

On ne doit pas condamner non plus les *moyens répulsifs*. J'ai traité des centaines de blessures à la tête avec commotion céré-brale plus ou moins violente, et je n'ai rien trouvé de préférable à l'usage continu d'application d'eau froide ou de glace et de neige. Je suis convaincu qu'elles ne troublent nullement l'action des médicamens intérieurs, nommément de l'*arnica*. Dans le trai-tement d'un croup, *Griesselich* (1) a employé, outre les remèdes spécifiques, une petite éponge imbibée d'eau chaude qu'il a fait mettre autour du cou.

§ XCVII.

Il est très-important de *préciser la grandeur des doses*. Les opi-nions à cet égard sont si différentes qu'il est facile de se laisser induire en erreur, si l'on n'est pas guidé par sa propre expérience. Depuis plusieurs années, je donne toute mon attention aux effets des doses plus ou moins grandes, et je crois devoir faire connaître les résultats de mes observations en les comparant avec les expériences d'autres médecins. On a recommandé comme do-ses normales tantôt des doses plus fortes, allant jusqu'à la goutte de la teinture-mère, et tantôt des doses très-faibles de la tren-tième dilution. On a eu tort dans l'un et l'autre cas; car on ne peut établir de dose normale. Il est faux aussi de prétendre que la dose du médicament, quelque petite qu'elle soit, suffise tou-jours pour vaincre la puissance morbifique et guérisse par consé-quent. *Schmid* (2), de Vienne, a donné à son enfant, dangereuse-ment attaqué de la petite vérole, lorsque l'éruption de l'exan-thème s'arrêta, le médicament indiqué, c'est-à-dire la *belladone* à la quatorzième dilution, mais le danger ne fit qu'augmenter. Le père était convaincu que la belladone était le remède convena-

(1) Hygea, vol. 3, pag. 89.

(2) Bekenntnisse über die Homœopathie; in der Hygea, 4 vol., pag. 339.

ble, et il soupçonna que la dose était trop faible. Il administra donc une goutte de la première dilution; il n'y eut pas d'exacerbation; au contraire, la fièvre diminua et l'état ne tarda pas à s'améliorer. J'ai fait un grand nombre d'expériences semblables, et il n'y a que quelques jours encore avec le *safran* dans un cas de métrorrhagie, la sixième dilution ne produisit rien, mais une goutte de la seconde manifesta les plus salutaires effets au bout de dix minutes à peine. Je traitais presque en même temps un vieillard atteint de dyspepsie avec vomissemens. La troisième dilution d'*ipécacuanha* resta sans aucun résultat; mais trois gouttes de la première dans un demi-verre d'eau, une cuillerée toutes les deux heures, améliorèrent l'état avec une rapidité presque miraculeuse. On a déjà eu tant d'exemples pareils qu'un grand nombre de médecins ont reconnu la nécessité d'administrer des doses beaucoup plus fortes qu'on ne le faisait auparavant. Je citerai *Kramer* (1), *Werber* (2), *Griesselich* (5), *Schrœn* (4), *Elwert* (5), *Ægidi* (6), et bien d'autres. Il en est qui donnent la préférence aux petites doses en s'appuyant sur les innombrables maladies qu'elles ont guéries. Mais on doit convenir qu'on a erré long-temps en administrant toujours et partout de très-hautes dilutions, en allant même, d'après la recommandation de Hahnemann, jusqu'à la simple olfaction des médicamens, ce dont on ne pouvait assurément attendre quelque effet que sur des personnes excessivement sensibles. Je n'ai pas négligé de faire des essais pareils, mais, franchement parlant, je n'ai remarqué dans la plupart des cas aucun résultat. Quelquefois chez des personnes

(1) Ein Vortrag über Homœopathie, im Vereine homœopatischer Ærzte in Baden am 1 october 1833. Voy. Hygea, 1 vol., pag. 29.

(2) Archives générales, août 1835.

(3) Beobachtungen und Erfahrungen, gesammelt am Krankenbette; in der Hygea, 6 vol., pag. 316 et suiv.

(4) Offnes Bekenntniss über Heilkunst im Allgemeinen und homœopathie ins besondere; in der Hygea, 3 vol., pag. 318.

(5) Allgem. homœop. Zeitung, 9 vol., pag. 186.

(6) Beitræge zur homœopatischen Heilkunst; Hygea, 2 vol., pag. 200.

hystériques, par exemple, j'ai observé, après l'olfaction d'un médicament, des changemens qui devaient sans aucun doute être regardés comme des effets de ce médicament, mais qui, la plupart du temps, n'étaient que des indices d'une excitation faible, passagère, à des réactions, et il reste même à décider si ce phénomène n'était pas purement accidentel. Ma confiance en l'olfaction, qui n'avait jamais été fort grande, ne le devint pas davantage par suite de mes recherches, et je regarde comme une faute de continuer des expériences dont les résultats sont si douteux, et de tarder à administrer un médicament dont les effets soient plus sûrs. On prétend que les médicamens pris intérieurement continuent à agir pendant qu'un autre médicament tenu sous les narines opère également. Cette assertion rappelle les mixtions médicinales et est en opposition manifeste avec la proscription de tous les mélanges par Hahnemann. Il est vrai du reste que dans les maladies où différens systèmes ou organes sont attaqués, la guérison est hâtée par l'emploi de deux médicamens dont l'un répond à une douleur et l'autre à une autre, et qui doivent être administrés alternativement, comme *Werber*, par exemple, l'a fait dans une complication de pneumonie et de gastrite où il donna alternativement la digitale et la noix vomique. Un grand nombre d'expériences parlent en faveur de l'administration alternative du soufre et de la noix vomique dans les affections chroniques du bas-ventre. Quelques homéopathes ont montré relativement à la grandeur des doses une certaine indifférence qu'on ne saurait louer. On a prétendu que la dose importait moins que le choix du médicament et qu'on guérissait tout aussi bien avec de grandes doses qu'avec de plus petites, pourvu que le médicament répondît à l'état. Cette assertion trahit certainement un mépris coupable de toutes les connaissances physiologiques, puisqu'elle suppose que l'organisme, dans quelque disposition qu'il se trouve, réagit avec une égale énergie contre une excitation plus forte ou plus faible. Ce n'est pas sans raison que les médecins de toutes les écoles ont regardé l'impressionabilité et la puissance de réaction comme la mesure de la grandeur des doses; et il doit en être de même pour nous. J'ai établi ce principe depuis plus de

deux ans (1), et je croyais à peine qu'il fût possible de le contester. *Tournier* (2) l'a essayé cependant, en prétendant que
l'impressionabilité est un point de départ trop incertain. Certes
on ne peut le regarder comme aussi certain qu'un axiôme de ma-
thématiques, mais la médecine entière n'a pas la certitude de la
géométrie. La certitude en médecine dépend de ce que par la
combinaison et la réflexion on donne une plus haute importance
aux vérités trouvées empiriquement et qu'on les applique dans
des cas donnés. En suivant cette voie, nous en sommes arrivés à
pouvoir nous prononcer avec assez de certitude sur la réceptivité
plus ou moins grande de l'organisme, et s'il n'en était pas ainsi,
tous les écrivains qui ont pris cette réceptivité pour mesure de la
grandeur des doses, auraient sacrifié à une chimère. *Beth-
mann* (5), partisan des faibles doses, dit : la réceptivité de l'organisme pour les médicamens est très-variable, et elle seule
fournit une règle pour la grandeur des doses et leur répétition. *Fielitz* (4) recommande d'administrer la dose d'après la
réceptivité de l'organisme. *Backhausen* (5) dit la même chose
en d'autres mots : il faut, selon lui, avoir égard à l'irritabilité du
sujet. *Werber* (6) s'exprime à cet égard d'une manière positive :
toute maladie, dit-il, exige une quantité proportionnelle de médicamens, afin que la nature ne soit excitée ni trop faiblement, ni
trop violemment. *Trinks* (7) aussi montre la nécessité de donner
des doses plus ou moins fortes selon les différentes circonstances,

(1) Sendschreiben an alle Verehrer der rationellen Heilkunst. Giessen
1836, pag. 37.

(2) Archives de la médecine homéop. Janvier 1837.

(3) Allgem. homoop. Zeitung, 10 vol., n. 11.

(4) Uber Principe in der Medecin; in der allg. hom. Zeitung, vol. 11,
pag. 22.

(5) Uber Krankheitsbildung und Rückbildung; in der Hygea. 2 vol.,
1 cah., pag. 103.

(6) Uber die Entzweiung in der Medicin; in der Hygea, 1 vol., 1 cah.
pag. 173.

(7) Betrachtungen; in der Hygea, 3 vol., pag. 173.

et *Rummel* (1) partage son opinion. Je pourrais au besoin accumuler les citations, ; mais il vaut mieux indiquer les circonstances qui doivent fixer principalement l'attention dans le choix de
la grandeur des doses.

§ XCVIII.

*Si la réceptivité est grande, il faut administrer de très-petites
doses.*

Tous les praticiens expérimentés sont d'accord là-dessus. Les
médecins versés dans la physiologie savent aussi que la réceptivité et la puissance de réaction ne sont pas toujours en rapport
direct, et même qu'il n'est pas rare qu'elles soient en rapport inverse. La grandeur des doses ne doit pas se régler d'après la puissance de réaction, mais toujours d'après la réceptivité. Il faut
avoir égard en outre :

1° *A l'âge.* La réceptivité pour toute substance médicamenteuse, étrangère à l'organisme, est plus forte chez les petits enfans
et diminue graduellement avec l'âge. Voilà pourquoi dans nos
manuels de matière médicale, les doses sont ordinairement indiquées d'après l'âge, d'autant plus faibles que le malade est plus
jeune; c'est ce qui est juste en général. Il n'est pas nécessaire de
dire qu'il y a quelquefois des exceptions pour lesquelles on trouvera des indications en ayant égard à toutes les circonstances.
Les jeunes gens sont généralement irritables dans les périodes de
développement, et les organes les plus irritables sont ceux qui se
développent; voilà pourquoi les médicamens qui ont quelque
rapport spécifique particulier avec ces organes, ne doivent être
administrés qu'à très-faible dose pendant ces périodes de formation.

2° *A la constitution.* Les hautes dilutions conviennent aux
personnes sensibles, d'un tempérament sanguin ou colérique.
Des doses plus fortes sont nécessaires aux natures flegmatiques et
torpides, mais surtout aux personnes dont l'usage de l'eau-de-
vie, du vin, du café, du thé et des épices, a émoussé encore da-

(1) Allgem. homœop. Zeitung, 8 vol., pag. 324 et suiv.

vantage l'impressionabilité. Il y a une constitution que Hufeland appelle force torpide; le caractère en est une grande force mus- culeuse et une puissance de réaction énergique, mais qui, pour être excitée, a besoin de fort stimulans, à cause du peu de récep- tivité qui s'y joint. Les individus doués de cette constitution supportent de grandes quantités de liqueurs spiritueuses sans en être enivrés; mais s'ils tombent malades, il leur faut aussi de fortes doses de médicamens, tandis qu'avec les constitutions sen- sibles qui sont facilement et puissamment affectées par les in- fluences extérieures, on atteint son but avec de hautes dilutions.

Le climat et le genre de vie exercent une grande influence sur la constitution. Au dire des médecins de Pétersbourg, il faut y donner aux malades des doses beaucoup plus fortes que dans les contrées méridionales. J'ai fait souvent l'expérience que les Français, les Italiens et les Espagnols sont fortement affectés par des doses qui ne produisent rien sur des Anglais. La sensibi- lité augmente par les occupations intellectuelles, par l'excitation de l'imagination, et par conséquent par la lecture des romans, par une vie sédentaire, par un long sommeil et surtout par une vie efféminée. Les personnes qui se livrent à de longs et rudes travaux au grand air, qui dorment peu, qui se nourrissent d'ali- mens grossiers, sont donc moins sensibles. J'ai remarqué que les hommes qui ont l'habitude de chiquer ou les individus qui travaillent dans une fabrique de tabac, ne possèdent que très-peu de réceptivité pour les médicamens. Il en est de même des épi- ciers, des vinaigriers et des marchands d'eau-de-vie. Les sujets qui ont déjà pris beaucoup de médicamens, métalliques surtout, ont besoin de doses plus fortes pour obtenir leur guérison. Les femmes sont en général plus irritables que les hommes, mais chez ceux-ci la force de réaction est plus énergique. *Mansfeld*(1) a observé que les sourds-muets ont besoin de doses plus fortes, ce qui s'accorde avec les expériences de *Majon* (2) d'après les-

(1) Uber die Taubstummheit, in der Wochenschrift für die gesammte Heilk. 1834. N° 36.

(2) Gazette médicale de Paris. Janvier 1834.

quelles le système nerveux est trop peu actif chez les sourds
pour posséder une grande réceptivité aux influences nuisibles,
tant atmosphériques qu'autres. Un haut degré de chaleur qui
augmentait de soixante les pulsations du pouls, ne les augmenta
que de vingt chez des sourds.

5° *Au caractère de la maladie.* Il ne s'agit pas de la rapidité de
son cours, car elle peut dépendre soit de l'accélération de l'acte
vital, soit de la diminution et de la décomposition de la vitalité,
comme, par exemple, dans la forme la plus maligne du choléra;
dans le premier cas, ce ne sont que les hautes dilutions, et dans
le second les basses que l'on doit administrer. Les hautes dilutions conviennent dans l'éréthisme, les basses dans la torpeur;
si celle-ci est grande, on peut même donner avec succès des
gouttes de la teinture-mère. Voilà pourquoi *Werber* (1) a réussi à
guérir un hydrothorax chez un homme âgé avec des gouttes de
teinture de *digitale*, et *Reubel* (2), le choléra avec des gouttes
de teinture de *phosphore*. Voilà aussi pourquoi j'ai vu souvent
dans la méningite avec convulsion chez des enfans, la *belladone*
à la vingt-cinquième dilution produire les plus heureux résultats.
Dans la fièvre nerveuse versatile, on peut employer avec succès
la vingtième et même la trentième dilution de *bryone*, de *belladone*, de *rhus*, de *phosphore*, etc.; tandis que dans la fièvre
nerveuse, torpide et putride, on doit administrer des doses
beaucoup plus grandes de *jusquiame*, de *coque du Levant*, d'a-
cide *phosphorique*, de *cuivre*, de *mercure*, d'arsenic ou de tel
autre médicament qui convient. Les hautes dilutions conviennent
dans les maladies inflammatoires avec augmentation de l'artérialité; les basses, dans les inflammations veineuses. Il en est de
même dans les hémorrhagies. Ainsi le *safran* qui répond aux
hémorrhagies veineuses, doit toujours être administré à des dilutions plus basses que la *sabine* qui guérit les hémorrhagies
artérielles. Plusieurs savans très-estimables ont prétendu que
dans les maladies aiguës on doit administrer de plus petites do-

(1) Uber die Entzweiung in der Medicin; in der Hygea. x vol., p. 301.
(2) Mitteilungen aus München über die cholera und deren homœopathis-
che Behandlung; in der Hygea. 7 vol., 5 cah., pag. 390 et suiv.

ses, et dans les maladies chroniques de plus grandes ; mais cela ne peut être regardé comme une règle générale ; on se dirigera toujours plus sûrement d'après le degré plus ou moins grand de la sensibilité.

4° *Au siége de la maladie*. Plus l'organe attaqué est sensible, plus la dose doit être faible et réciproquement, supposé toujours que la sensibilité n'y soit pas au plus bas degré. Dans l'érysipèle à la tête avec affection de la méninge et délire, il serait dangereux, quoique l'érysipèle portât le caractère veineux, de donner une goutte de la troisième dilution de *belladone*, comme on le fait pour l'érysipèle au pied ; et dans la cardite je n'ai jamais osé administrer l'*arsenic* au-dessous de la trentième dilution, tandis que dans l'hydrothorax et l'œdème des poumons je le donne à dose beaucoup plus forte. Les maladies de la membrane muqueuse, les inflammations même des organes les moins nobles, qui appartiennent par conséquent à des parties moins sensibles, exigent des doses plus considérables. Je guéris le croup beaucoup plus vite depuis que j'emploie l'*aconit* et *spongia* à la sixième dilution, et le *foie de soufre calcaire* à la première ou à la seconde trituration ; ce qui s'accorde avec les expériences d'*Ægidi* (1). On peut admettre en général que dans les maladies du système végétatif il faut des doses beaucoup plus fortes, que le caractère en soit éréthique ou inflammatoire, par exemple, dans l'inflammation phlegmoneuse de l'estomac, dans l'entérite, dans la cystite, etc., où les hautes dilutions sont parfaitement à leur place.

Dans les maladies locales auxquelles le reste de l'organisme ne prend que peu ou point de part, comme, par exemple, dans les anciens ulcères calleux du pied, la teigne, l'othorrée, les fleurs blanches, l'induration des glandes et les végétations anormales, les fortes doses méritent sans contredit la préférence, et si l'on a obtenu des guérisons avec de petites, il est certain qu'elles auraient été beaucoup plus promptes avec de grandes.

4° *A la force propre des médicamens*. Plus les médicamens sont héroïques, plus il est nécessaire de les administrer à hautes

(1) Beiträge zur homœopatisch. Heilkunst. 2 vol., pag. 214.

dilutions et réciproquement Personne ne mettra en doute, pour
peu qu'il ait fait d'expériences, que la belladone, la *noix vomique*, le *lachésis*, le *phosphore* et l'*arsenic* ne soient encore efficaces à la vingtième et à la trentième dilution. Mais si l'on voulait en conclure qu'il en est de même de tous les médicamens, et
ne donner le *pissenlit*, l'*euphraise*, la *clématite*, l'*ammoniac*,
qu'à la trentième dilution, on n'en obtiendrait assurément rien.

5° *A l'affinité des médicamens pour certains organes*. Plus cette
affinité est grande, plus l'action du médicament est énergique et
plus l'emploi des petites doses est efficace. *Kopp* (1) l'a déjà observé, et *Liedbeck* (2) a remarqué que les ulcères du palais sont
guéris avec la trentième dilution du *mercure*, tandis que ceux
des parties génitales exigent des doses beaucoup plus fortes. J'ai
eu maintes fois l'occasion de m'en convaincre. La *clématite*
doit être donnée contre les éruptions cutanées à doses beaucoup
plus fortes que contre l'orchite chronique; et les paralysies rhumatismales contre lesquelles la *belladone* convient, exigent des
dilutions beaucoup plus basses que celles qui sont nécessaires
pour guérir une méningite ou une angine. On sait que l'*aconit* a
une grande affinité pour la gorge et les organes de la respiration,
mais non pas pour le foie; cependant on se trouve dans le cas de
l'administrer souvent dans les violentes hépatites, à cause de ses
effets antiphlogistiques généraux; mais il faut alors l'employer
à doses beaucoup plus fortes que dans l'angine, la pneumonie et
la pleurésie. La grande affinité de quelques médicamens pour
certains organes doit en même temps mettre en garde contre l'a-
bus dont *Maurice Müller* (3) a parfaitement décrit les funestes résultats. Les médicamens spécifiques que les médecins de l'ancienne école administrent à fortes doses, selon leur habitude,
causent des perturbations souvent irréparables.

6° *Aux idiosyncrasies* qui font que certains médicamens n'a-

(1) Denkwürdigkeiten in der ärztlichen Praxis. Frankfurt am Main.
1832, pag. 51.

(2) Sendschreiben an Dr. Griesselich; in der Hygea. 2 vol., pag. 402.

(3) Bruchstücke über homœopathie; in der Allgem. homœopath. Zeit.
9 vol., pag. 310.

gissent pas sur certaines personnes, tandis qu'ils produisent de violens effets sur d'autres. Il y a quelques années qu'un bourgeois d'une ville voisine, qui souffrait d'une affection du bas-ventre, s'adressa à moi en m'assurant qu'il n'avait jamais pu supporter la *noix vomique*, parce qu'elle lui occasionait des angoisses, des battemens de cœur, avec froid dans les membres et sueur visqueuse. Je crus que c'était un jeu de son imagination, et, regardant la noix vomique comme le médicament convenable, je lui en donnai une dose sans le lui dire; deux heures après, on me fit chercher. Dès qu'il me vit : Vous m'avez donné de la noix vomique, me dit-il, car j'éprouve les mêmes symptômes que j'ai toujours éprouvés après en avoir pris. Il me fallut lui donner du café noir comme antidote. J'ai fait depuis plusieurs expériences pareilles, et je ne saurais trop recommander d'avoir égard à de semblables idiosyncrasies.

7° *A l'inefficacité des médicamens convenables, administrés à petites doses.* Il est sage dans ce cas d'administrer de plus fortes doses dont on apercevra certainement les effets, à moins qu'il n'existe des idiosyncrasies qui aient détruit la réceptivité pour ces médicamens. Il faudrait alors en choisir d'autres qui répondissent autant que possible à l'état. On s'est imaginé souvent que l'essence de la méthode spécifique consistait à administrer de toutes petites doses, et que quand on en donnait de fortes, ce n'était plus un traitement homéopathique. Mais la cure est homéopathique si le remède donné répond dans ses effets au principe : *similia similibus*, que la dose du reste soit grande ou petite. Les médecins qui croient se rapprocher de l'homéopathie, en prescrivant des médicamens faibles et de petites doses, prouvent qu'ils n'y entendent rien et qu'ils sont en outre de mauvais praticiens. Car dans la méthode énanthiopathique, l'emploi de fortes doses est indispensable, et si l'on ose s'en écarter, on prouve qu'on n'est pas sûr de son fait.

§ XCIX.

On a beaucoup discuté sur la *répétition des doses,* et cet objet le méritait par son importance. Hahnemann s'y était d'abord op-

posé en soutenant qu'un grand nombre de médicamens agissent
plusieurs jours, plusieurs semaines, plusieurs mois même, et
qu'on pouvait préciser la durée de leur action à un jour près. Quelques homéopathes très-zélés ont partagé son opinion en l'ampli-
fiant. Ils ont prétendu, par exemple, que certains remèdes provo-
quaient, un mois encore après la prise, une révolution dans l'organisme, révolution qui se manifestait par une réapparition passagère de violens symptômes, etc. Celui qui [examinera les faits
avec une imagination moins vive et sans préoccupation, ne trouvera rien de pareil, et si, par'hasard, il observait une fois des accidens semblables, il ne les attribuerait certainement pas à un médicament pris un mois auparavant. Si le médicament produit une
amélioration qui dure quatre, six, huit semaines et davantage,
et si ensuite une cause quelconque occasione une rechute, pou-
vons-nous dire que le médicament a agi pendant autant de semaines?—Un grand nombre de médicamens agissent immédiatement
dans certains cas, et le malade peut se rétablir et rester bien portant pendant des années. Prétendrons-nous que le médicament a
agi pendant des années? — On a publié des histoires de maladie
dans lesquelles on raconte que certains médicamens ont agi deux
ou trois mois et qu'on n'a eu besoin d'administrer une nouvelle
dose qu'après ce laps de temps. Peu de malades, je suppose,
seraient assez patiens pour se soumettre pendant des années à un
traitement dans lequel on n'administrerait de médicamens que
tous les deux ou trois mois. Au moins devraient-ils être pourvus d'une bonne dose de confiance, et les médecins être doués
d'une imagination bien vive ou d'un talent d'observation extraordinaire. Que, du reste, de fortes doses, plus fortes que n'en administrent les homéopathes, agissent quelquefois très-longtemps,
c'est ce que nous ne voulons pas nier. *Helbig* (1) a observé nommément qu'une once de teinture d'ambre jaune a agi pendant
des mois. Ayant dans le temps enlevé un reste de placenta pourri
d'une odeur infecte, j'ai éprouvé sur ma langue pendant au moins

_____

(1) Vorschlag zur Bearbeitung der Arzneimittellehre ; in der Hygea. 8
vol., 3 cah., pag. 221.

six semaines, tous les matins en m'éveillant, la même sensation de
goût que celle que m'avait causée cette odeur de putréfaction. Mais
si de très-petites doses manifestent leurs effets aussi long-temps, il
faut certainement l'attribuer à des idiosyncrasies qui ne peuvent
fournir aucune règle générale. Il est impossible de dire combien
de temps un médicament agit et doit agir, parce que cela dépend
absolument de l'individualité de l'organisme, de la durée des effets primitifs et de la promptitude des effets secondaires. Les observateurs froids et impartiaux se sont convaincus depuis long-
temps qu'en général il n'y a pas de médicament qui agisse des
mois et qu'il vaut mieux le répéter souvent pour que les effets
ne cessent pas de s'en faire sentir. Hahnemann prétend que le
charbon végétal procure du soulagement pendant plusieurs jours,
mais ne guérit pas d'une manière durable, ce qui veut dire en
d'autres termes qu'il n'agit souvent que pendant peu de temps,
et par conséquent qu'il faudrait, dans ce cas, ne pas tarder à en administrer une nouvelle dose. Je crois devoir faire observer qu'en
1824 déjà, j'ai élevé des doutes sur la longue durée d'action des
médicamens, dans mon ouvrage : *De la valeur du traitement homéopathique*, et j'ai même rapporté des observations touchant
l'utilité de la répétition des doses. Je ne me flatte pas d'avoir été
le premier à attirer l'attention sur cet objet. Ce qu'il y a de certain, c'est que grand nombre de médecins ont reconnu la nécessité
de répéter les doses. Quelques-uns même sont allés si loin qu'ils
ont presque surpassé les anciens praticiens. Il est si facile de
tomber d'un extrême dans l'autre! Mais que faire? — Il n'est
pas aisé dans le fait de donner des règles fixes pour la pratique.
Je vais faire connaître le résultat succinct de mes propres observations jointes à celles des autres.

(1º) La répétition d'un seul et même médicament est utile et
nécessaire, quand la violence de la maladie a évidemment diminué, sans que cette maladie ait essentiellement changé de caractère, et que l'amélioration s'arrête.

(2º) Si, dans de pareils cas, la répétition de la dose ne produit rien, c'est une preuve que l'organisme est devenu insensible
à la dose employée. Il faut donc outre la répétition augmenter la

dose, et répéter plusieurs fois de suite si c'est nécessaire. Les médecins de toutes les écoles ont suivi ce précepte et avec raison ; car c'est une vérité prouvée par l'expérience que l'organisme perd peu à peu de sa réceptivité pour une seule et
même puissance extérieure, et réagit contre elle faiblement d'a-
bord, puis ne réagit plus du tout. Comment expliquer autrement
qu'on puisse s'habituer même aux poisons et que les *opiophages*
de l'Orient sont obligés de recourir à des quantités de plus en plus
considérables d'opium pour en sentir les effets? — Pourquoi ne
profiterions-nous pas dans notre pratique de semblables observations? Je renverrai aux excellentes remarques de *Werber* (1).
Tietze (2) a observé, comme tant d'autres, que la première dose
occasione une exacerbation manifeste des symptômes morbides,
et que les autres ne produisent plus rien. *Schindler* (3) conseille de
répéter le médicament indiqué jusqu'à ce qu'il provoque des réactions évidentes et de laisser ensuite se développer ses effets curatifs. Je suis entièrement de son avis; car la répétition elle-même
doit avoir un but et être renfermée dans de certaines bornes. Seulement il n'est pas possible de prescrire des règles sous ce rapport
à ceux qui manquent du talent d'observation et de la pratique:
elles doivent ressortir en quelque sorte de la nature de chaque cas.

(5º) Dans les maladies aiguës où l'on remarque soit une accélération de l'acte vital, par exemple, dans les violentes inflammations, soit une prostration réelle et rapide de la vitalité,
comme dans les fièvres adynamiques, putrides, la courte durée
d'action des médicamens en rend alors la répétition fréquente
plus nécessaire que dans les maladies chroniques. On sait que
dans le choléra on a répété avec succès les doses tous les quarts
d'heure et même toutes les cinq minutes. Dans des maladies inflammatoires très-violentes, j'administre de même l'*aconit* toutes
les heures, et dans la méningite, la *belladone* toutes les demi-
heures, traitement qui a sauvé, j'en suis convaincu, un grand

(1) In der Hygea. 1 vol., pag. 317.
(2) Praktische Beitrage im Gebiethe der homoopath., herausgegeben von
Thorer. 1 vol. Leipzig, 1834, pag. 30.
(3) *Ibid.*, 2 vol., pag. 6.

nombre de malades. Selon *Ægidi* (1) on peut dans les maladies aiguës, répéter les doses toutes les heures, et dans les chroniques, tous les jours. Cependant je ne l'admettrais pas comme règle générale. Cela dépend beaucoup du système ou de l'organe qui sert de foyer à la maladie. Dans les cas de haute sensibilité et de grande activité, l'effet du médicament est plus passager et la répétition fréquente plus nécessaire. Il faut observer les effets et agir en conséquence. Ils se manifestent aussi plus vite ordinairement dans les maladies aiguës que dans les chroniques. Si dans une fièvre chaude avec éréthisme considérable, le médicament administré ne produit aucun changement en une heure, on peut, d'après mes observations, admettre comme certain ou que la dose en a été trop faible ou que le médicament a été mal choisi, et l'on doit prendre ses mesures en conséquence. Je crois aussi ne pas m'être trompé lorsque j'ai remarqué que même dans les maladies chroniques, on doit attendre peu de chose ou ne rien attendre du tout d'un médicament qui, au bout de vingt-quatre, ou de quarante-huit heures au plus, ne laisse voir aucun effet, ni aucun changement dans l'état. Je ne parle pas de guérison, mais de ces sensations de différentes espèces que j'indiquerai dans le paragraphe suivant.

(4°) Les médicamens ne doivent pas être répétés quand ils agissent avec énergie et provoquent un changement essentiel dans la forme de la maladie. *Hering* (2) fait la remarque qu'en pareil cas la force vitale s'est épuisée jusqu'à un certain point en réactions contre le médicament dont la répétition ne pourrait qu'être nuisible par conséquent. Je ne le crois pas, mais je suis convaincu que, si elle ne nuisait pas, la répétition ne serait au moins d'aucune utilité, comme *Helbig* (3) le prétend aussi. La répétition convient le moins quand la maladie a passé à une autre période qui annonce un changement total du caractère dynamique, par exemple, quand dans le typhus la période catarrhale a fait place à la

(1) In der Hygea. 2 vol., pag. 34.
(2) Etwas über Widerholung der Mittel; im Archiv für die homoop. Heilkunst. 13 vol., 3 cah., pag. 73.
(3) Loco citato.

période nerveuse, quand dans la rougeole la période de suppuration, et dans le catarrhe sec la sécrétion muqueuse ont commencé, etc. Il faut nécessairement choisir alors d'autres médicamens
qui répondent à l'état présent.

(5º) On ne doit pas répéter long-temps un seul et même médicament, même dans les maladies chroniques, parce que l'organisme finit par s'y habituer ; eût-on même soin d'augmenter les
doses, et qu'il ne cesse de réagir contre lui. Il est sage dans ce cas de
faire prendre pendant quelque temps, comme moyen intercurrent,
un autre médicament qui réponde à l'état autant que possible
et de revenir ensuite au premier. On sera d'autant plus sûr qu'il
fera sentir ses effets.

(6º) Plus la dose est petite, moins sa durée d'action est longue.
C'est pour cela que dans les maladies aiguës, accompagnées d'é-
réthisme, où les petites doses méritent la préférence, la fréquente
répétition en est nécessaire. On doit même désirer dans ce cas
que le médicament n'agisse pas long-temps, parce que ces maladies passent rapidement à une autre période avec modification du
caractère dynamique. Il est donc d'autant plus facile d'administrer aussitôt un autre médicament qui réponde à ce changement
sans avoir à craindre qu'il trouble les effets du premier.

En lisant les histoires de guérison, on rencontre souvent cette
phrase : j'ai cru nécessaire de ne pas laisser le médicament épuiser son action et d'en donner un autre. Cela n'est pas bien clair
et signifierait en tout cas : le remède administré n'a pas répondu
à mon attente et a cessé trop tôt d'être utile ou bien n'a rien produit. Il ne peut donc être question d'action épuisée. Mais on est
encore trop attaché à l'idée que nos médicamens doivent agir un
certain espace de temps déterminé, ce qui n'est pas vrai.

§ C.

On a beaucoup parlé d'*exacerbations homéopathiques*, c'est-à-
dire d'exaspérations des symptômes morbides à la suite de la
prise d'un médicament qui répond bien à l'état. C'est précisément
la crainte de ces exacerbations qui a déterminé Hahnemann à

n'administrer pendant quelque temps que les plus petites doses;
mais il est revenu ensuite sur ses pas. On a prétendu quelquefois qu'un certain degré d'exacerbation est nécessaire pour porter
l'organisme à des réactions; d'autres l'ont nié et avec raison, car
l'expérience nous a appris depuis long-temps que la guérison
s'opère fréquemment de la manière la plus douce possible, la
force vitale s'opposant à l'instant à la nouvelle irritation et éta-
blissant une compensation. Depuis dix-sept ans que je connais la
méthode spécifique, j'ai donné la plus grande attention à l'exacerbation des symptômes, et je me suis efforcé de tirer de mes
observations et de celles des autres les conclusions que voici :

(1) Des exacerbations, c'est-à-dire des exaspérations des symptômes existant après la prise d'un médicament homéopathique,
ont lieu souvent, et sont quelquefois très-violentes sans être suivies d'une amélioration. Pour en citer quelques exemples je
renverrai à *Gross* qui en a observé dans les affections de l'estomac après l'administration de la *pulsatille* (1), dans des faibles-
ses des nerfs, après celle du *china* (2) dans la pleurésie, après la
prise de la *bryone* (5), dans des convulsions après l'emploi de la
jusquiame (4), et dans des métrorrhagies après celui du *safran* (5).
Dans des maladies d'yeux *Stapf* a vu la *spigèle* (6) provoquer des
exacerbations, et dans des exanthèmes à la face, le *rhus* (7).
Rückert (8) en a observé après la *bryone* dans des accès de spasmes; *Hartmann* (9) après la *pulsatille* dans des crampes d'estomac. *Wolf* (10) a vu la *coloquinte* augmenter les évacuations
pendant plusieurs heures dans le traitement de la dyssenterie.

(1) Im Archiv für die homœopathisch. Heilkunst. 1 vol., 1 cah., p. 90.
(2) *Ibid.*, pag. 101.
(3) *Ibid.*, pag. 49, 2 cah.
(4) *Ibid.*, pag. 53.
(5) *Ibid.*, 2 vol., 1 cah., pag. 89.
(6) *Ibid.*, 1 vol., 3 cah., pag. 179.
(7) *Ibid.*, 2 vol., 1 cah., pag. 113.
(8) *Ibid.*, 2 vol., 2 cah., pag. 117.
(9) *Ibid.*, 2 vol., 3 cah., pag. 137.
(10) Loco citato.

Dupré-Déloire (1) a vu après le *soufre* donné dans un cas de coliques hémorrhoïdales, une forte exacerbation des douleurs pendant une heure, suivie d'une guérison complète; il dit même avoir observé une exaspération provoquée par l'olfaction de la bryone dans un cas d'odontalgie, et *Rummel* (2) a fait des observations pareilles. *Schindler* (3) a vu la *belladone* exaspérer des douleurs de tête et de face. Un grand nombre d'autres médecins ont observé de semblables phénomènes; moi-même j'ai vu souvent des exacerbations, surtout dans les névralgies et dans plusieurs autres maladies. On en a observé maintes fois après de très-petites doses, et l'on en a conclu que l'effet en était trop faible pour porter l'organisme à des réactions promptes, salutaires, qui se seraient manifestées plus tôt avec des doses plus fortes. Cela peut en effet être quelquefois le cas; cependant des hommes dignes de foi ont vu les exacerbations les plus dangereuses avoir lieu après l'administration de doses trop fortes. *Kopp* (4) raconte qu'une dose de teinture d'*aconit* donnée chaque jour à un homme irritable atteint d'hémoptysie, exacerba le mal au plus haut degré, tandis que la dix-huitième dilution du même médicament se montra fort efficace. J'ai déjà raconté ailleurs un cas où une goutte de la troisième dilution d'aconit exacerba une hémoptysie. Une exacerbation força également *Kopp* à donner la sixième dilution d'*étain* au lieu de la troisième, et il en obtint tout ce qu'il désirait. *Schrœn* (5) a vu dans une phthisie de la trachée-artère, une dilution trop basse d'*éponge* exacerber le mal au point de lui faire craindre pour la vie du malade. De pareilles expériences m'ont engagé depuis long-temps à apporter le plus grand soin dans le choix de la dose et dans toutes les maladies avec éréthisme des organes nobles très-sensibles, par exemple, dans les inflammations du cerveau, du cœur, des poumons et de

(1) Bibliothèque homéopathique de Genève. Janvier 1836.

(2) Allgem. homœop. Zeitung, 9 vol., n° 3, pag. 52.

(3) Praktische Beiträge im Gebiete der Homœop., herausgegeb. von Thorer. Leipzig, 2 vol., pag. 6.

(4) Loco cit.

l'estomac, dans les hémorrhagies artérielles actives, etc., où une exacerbation même passagère peut être dangereuse, à donner la préférence aux hautes dilutions, puisqu'il vaut mieux les répéter souvent que d'administrer une dose trop forte.

(2) Il arrive beaucoup plus fréquemment encore que des médicamens, avant d'opérer une amélioration, produisent un changement de l'état formel de la maladie, et donnent lieu par conséquent à des symptômes tout nouveaux qui sont souvent regardés comme une exacerbation homéopathique, sans en être une. C'est ainsi que *Hirsch* (1) a vu une hémoptysie se déclarer après le phosphore donné contre une phthisie, et *Griesselich* (2) des pressions d'estomac, un ballonnement gazeux, des malaises, un embarras de la tête et des vertiges suivre la prise de la noix vomique prescrite contre un mal de dents, et d'autres symptômes se manifester après celle de l'arsenic et du soufre (3). *Hering* (4) a observé des vomissemens bilieux après la prise de l'arsenic dans un cas de pustules galeuses bleuâtres; *Werber* (5) et *Elwért* (6) ont remarqué également de nouveaux accidens après l'administration de médicamens homéopathiques. Je pourrais citer des centaines d'exemples pareils, la plupart tirés de ma propre pratique; mais je préfère renvoyer aux ouvrages qui en parlent.

L'apparition de nouveaux symptômes est le signe d'une action sur l'organisme, auquel on doit accorder la plus grande attention. J'ose prétendre, comme je l'ai déjà dit dans le paragraphe précédent, qu'il n'y a pas d'action pareille quand il ne s'en manifeste pas sur-le-champ des symptômes qui du reste sont de nature très-différente. Quelquefois on remarque seulement de la lassitude et de la somnolence, et quelques heures de sommeil sont souvent la crise la plus salutaire que suit le retour à la santé. Dans d'autres cas, le changement consiste en une augmentation

(1) Allg. hom. Zeitung. 7 vol., n° 8.
(2) Hygea, 4 vol., pag. 132.
(3) *Ibid.*, pag. 28.
(4) Archiv für die hom. Heilk. 15 vol., 1 cah., pag. 53.
(5) Hygea, 7 vol., pag. 164.
(6) Allgem. hom. Zeitung. 9 vol., n° 12, pag. 186 et suiv.

de la transpiration ou de la sécrétion de l'urine, accidens auxquels on ne donne pas toujours assez d'attention. On se contente
souvent de l'assurance du malade et de ses parens qu'on n'a pas
remarqué d'effets du remède ; mais si on les interroge avec soin, on
finit par découvrir le contraire. Très-souvent les malades éprou-
vent un tiraillement et un fourmillement par tout le corps, surtout
dans les parties souffrantes ; très-souvent aussi de l'embarras et une
douleur dans la tête, des vertiges, du prurit à la peau, une grande
lassitude, une brisure. Il n'est pas rare non plus qu'il se manifeste des affections plus ou moins violentes des organes qui sont
en rapport sympathique avec ceux qui sont attaqués, et ces phénomènes ressemblent à des perturbations critiques et en sont quelquefois réellement. On doit toujours les désirer dans les maladies
prétendues incomplètes, car si elles ne sont pas suivies d'une amélioration, elles nous fournissent au moins un indice dans un état
douteux et rendent le traitement plus facile. Le médecin expérimenté est seul en état de juger s'il est prudent en pareil cas de
rester quelque temps spectateur inactif, et d'observer si la nature est assez puissante pour compenser ces désaccords dynamiques, ou s'il est nécessaire soit de répéter le médicament, soit
d'en administrer un autre.

§ CI.

Il n'est pas indifférent d'administrer un médicament à telle ou
telle heure. Hahnemann regarde comme très-important que certains médicamens agissent surtout le matin, et d'autres plutôt le
soir ou la nuit. A ces premiers appartiennent la *noix vomique,* la
calcarea, le *tartre stibié,* le *chanvre,* etc.; à ces derniers, la *belladone,* la *bryone,* la *fève de Saint-Ignace,* l'*arsenic,* la *camomille,* la
pulsatille, la *coque du Levant,* le *cina,* le *soufre,* etc. Il recommande donc de ne pas donner un médicament à l'époque où il
manifeste ordinairement ses effets primitifs. Que la belladone, la
pulsatille et la camomille, prises le soir, troublent fréquemment
le sommeil, c'est ce que j'ai observé maintes fois. J'ai remarqué
aussi que la noix vomique est plus efficace lorsqu'on la prend
un instant avant de se coucher. Ainsi, quand rien ne presse, on

peut prendre ceci en considération. Mais dans les cas urgens, on ne peut en tenir compte pour administrer le médicament convenable.

On a regardé, en général, le matin comme étant le moment le plus favorable pour la prise des médicamens. Il est vrai qu'alors la réceptivité est plus grande, Mais différens motifs m'ont déterminé depuis nombre d'années à faire prendre, autant que possible, les remèdes un peu avant que le malade se couche. La nuit est un temps de solitude et de repos, pendant lequel on ne mange ni ne boit; on n'est pas exposé à des émotions ou à des changemens de température, on n'est pas soumis à des contentions d'esprit ou à des efforts physiques, et comme la vie végétative est seule en activité, l'assimilation et l'effet du médicament ne peuvent être troublés par rien. Dans la journée, il y a une foule d'influences étrangères et funestes qu'on ne peut éviter.

On a demandé si dans les maladies rémittentes le médicament doit être administré avant, après ou pendant l'accès. — Je suis convaincu qu'en cas de nécessité, on peut et on doit le faire prendre à quelque moment que ce soit, mais c'est pendant les accès, où l'activité est la plus grande, qu'il existe ordinairement le plus de réceptivité. On n'hésite pas à administrer le médicament convenable pendant la plus violente attaque de choléra, pendant une forte hémorrhagie, pendant un paroxysme de convulsions. *Griesselich* (1) conseille de faire prendre le médicament après chaque évacuation dans la dyssenterie, et après chaque quinte de toux dans la coqueluche (2). Je l'ai fait et souvent avec succès, nommément aussi dans la fièvre intermittente où j'engage à donner une dose du médicament prescrit, plusieurs heures avant le paroxysme et un autre deux heures après, en ayant soin que cette dernière dose soit un peu plus forte parce qu'en ce moment l'organisme est plus épuisé. On guérira facilement les coliques menstruelles en administrant plusieurs doses du médicament convenable pendant les prodromes de la menstruation,

(1) Einige Bemerkungen über die Ruhr; in der Hygea, 6 vol., p. 149.
(2) Hygea, 7 vol., p. 96.

sans en cesser l'emploi lorsque la menstruation a paru. Qu'il ne
faille rien donner pendant l'écoulement menstruel, c'est un ancien préjugé régnant dans la médecine énanthiopathique. Cependant je dois faire observer que les femmes, pendant leur période,
sont plus sensibles et qu'ordinairement il leur suffit de petites doses pour en être affectées. Dans les maladies chroniques du système végétatif où de fortes doses sont indiquées, il est donc convenable de cesser l'emploi du médicament pendant la menstruation.

§ CII.

Il me semble utile de dire ici quelques mots touchant la *palliation*.

C'est un ancien précepte que de chercher d'abord, dans les cures causales, à diminuer les accidens les plus pénibles ou les
plus inquiétans; et dans le cas où il n'y aurait pas de guérison à
attendre, de n'avoir en vue que le soulagement. Ce serait trahir de
l'insensibilité que de condamner ce précepte. Car je ne connais
rien de plus cruel que de voir un malade, qui ne peut être sauvé,
tourner un regard suppliant vers son médecin pour lui demander, sinon la guérison, au moins l'adoucissement de ses souffrances. Anciennement on se contentait de rejeter du monde les
syphilitiques qu'on ne savait pas guérir, et d'ouvrir les veines aux
individus mordus par des chiens enragés et attaqués d'hydrophobie. On raconte que le héros de notre siècle, obligé de battre en
retraite, ordonna d'empoisonner les malades de l'hôpital de Jaffa
pour les soustraire aux tortures que leur préparait un ennemi
cruel. Mais il ne peut être question de moyens extrêmes de cette
espèce pour le médecin doué de sensibilité. Tout le monde conviendra que même dans les cas incurables, on doit au moins
chercher à soulager le malade. Seulement nous devons nous en
tenir au précepte de ne pas adopter, d'après un seul symptôme,
un traitement qui ne réponde pas à l'état général et de n'administrer aucun médicament qui puisse nuire sous un autre rapport. Ceux qui négligent ce principe, sont entraînés aux plus
grandes fautes; par exemple, ils suppriment souvent une diar-

rhée salutaire, ils font disparaître une sueur habituelle des pieds
par des moyens locaux, astringens, ils font cesser un écoulement hémorrhoïdal nécessaire au bien-être relatif, ils font sécher
d'anciens ulcères aux pieds par des préparations de plomb, ils font
répercuter des dartres par des moyens analogues. Dernièrement
j'ai vu une dame , chez qui on avait fait disparaître des
dartres avec des médicamens locaux, vraisemblablement avec
du mercure, perdre bientôt après toutes ses dents. Rien ne peut
justifier de vouloir dans un état de faiblesse extrême où se forme
une inflammation veineuse, topique, enlever les douleurs con-
comitantes par l'application de sangsues; cela peut soulager
pour un instant, mais en minant davantage la santé. On est moins
excusable encore de chercher à apaiser les douleurs au moyen
de l'opium qui ne convient pas à l'état général et dont les effets
sont nuisibles sous d'autres rapports. Et cependant ce médicament est celui dont on abuse le plus! On emploie l'opium seulement comme palliatif contre l'insomnie ou de violentes douleurs,
et il guérit la maladie entière quand, par hasard, il y répond.
Dans d'autres cas, la première dose procure un doux repos. Le
malade restauré par un sommeil dont il était privé depuis
long-temps, remercie son médecin du laudanum qu'il lui a fait
prendre la veille, et celui-ci s'imagine avoir trouvé un médicament qui le portera au pinacle de la renommée. Mais sa joie est
de courte durée. Dès la nuit suivante, l'état empire et l'on est
forcé d'augmenter la dose d'opium. Bientôt ce n'est plus assez de
l'avoir doublée. Le malade est tourmenté d'imaginations qui ne
lui laissent pas de repos. Il s'agite plein d'inquiétudes, il sent le
besoin de dormir, et ne peut trouver le sommeil; dès qu'il s'as-
soupit, il s'éveille en sursaut, et finit par tomber dans un état
soporeux dont il ne sort pas même le jour, et qui est accompagné
d'une sensation de lassitude et d'abattement indéfinissable. Alors
se manifestent d'autres effets funestes de l'opium, nommément
la constipation contre laquelle on est obligé d'administrer un
médicament tout-à-fait opposé et l'on est conduit ainsi à prescrire les médicamens les plus contraires à la maladie. Le malade
a-t-il assez de force vitale pour résister à un pareil traitement et

guérit-il enfin, il est long-temps à se remettre des suites funestes
des effets des médicamens.

En suivant la méthode spécifique, on ne combat pas un seul
symptôme, mais on en combat l'ensemble, et il est certain qu'on
ne nuit pas positivement. Mais que quelquefois, par ignorance,
on soumette le malade à un traitement palliatif, c'est un fait
que je ne veux pas nier. Après l'invention de la doctrine de
la psore, on a prétendu souvent qu'on n'avait pu auparavant
guérir radicalement un grand nombre de maladies, qu'on ne les
avait que palliées, ce qu'on a voulu prouver par les rechutes
plus ou moins promptes des personnes qu'on avait cru guéries,
rechutes causées par la psore latente, bien entendu. Sans vouloir
démontrer que jusqu'à présent on n'a pas encore trouvé la pierre
philosophale qui nous apprendra le secret de guérir les hommes
de manière à ce qu'ils ne retombent jamais malades, j'accorde-
rai volontiers que du moment où l'on a reconnu la nécessité de
combattre des états dyscrasiques par des moyens particuliers, on
a mieux guéri beaucoup de maladies, et que dans les cas de complications on parvient souvent à éloigner une de ces complications sans pouvoir en même temps éloigner la maladie dans sa totalité. Un épileptique, un herpétique, un galeux peuvent être guéris d'une grippe ou d'une pneumonie qui s'est jointe à leur ancien
mal, sans être délivrés de celui-ci. Mais qui pourrait appeler cela
palliation? — Il y a palliation cependant quand on met des bornes, de quelque manière que ce soit, au développement de la
maladie dans certaine direction. C'est très-facile, surtout relativement aux organes attaqués sympathiquement, si l'on donne
un médicament qui soit en affinité avec eux, mais qui n'attaque
pas le mal dans son foyer. On apaisera des vomissemens et des
diarrhées symptomatiques avec des remèdes spécifiques aussi
bien qu'avec des médicamens énanthiopathiques. Mais cela ne
mène à rien. Car il est certain que d'autres organes, peut-être
même de plus nobles, sont attaqués consensuellement, ce qui ne
servira qu'à aggraver le mal. La véritable palliation consiste à
donner le médicament qui répond non-seulement aux symptômes
les plus pénibles, mais à l'état général. Il faudra même, dans le

cas où la guérison ne serait pas possible, le répéter fréquemment, ne fût-ce que pour adoucir les souffrances du malade. Le docteur *Glasor de Grünberg*, cet ami qui m'a été enlevé trop tôt, avait eu le malheur de perdre un fils plein d'espérances, à la suite d'une hydrocéphalite qui se manifesta par de violentes convulsions. Tout espoir de le sauver avait disparu; mais il s'agissait d'apaiser au moins les convulsions ; il lui fit prendre de petites doses de *belladone* et il réussit à lui procurer la mort la plus paisible. Dans un cas pareil, j'ai donné la *belladone* toutes les demi-heures, et j'ai empêché ainsi le retour des convulsions. Il y a plusieurs années que je fus appelé dans une ville éloignée, auprès d'une dame qui avait un cancer à la matrice, et qui était traitée homéopathiquement. Le mal avait fait de tels progrès, qu'il était impossible d'espérer une guérison. Cependant la *pulsatille*, le *seigle ergoté* et le *laurier-cerise*, à petites doses répétées, lui procurèrent beaucoup plus de soulagement que n'aurait pu faire l'*opium*, et nous n'eûmes à en combattre aucun effet secondaire désagréable. Notre littérature est remplie d'exemples pareils qui prouvent l'avantage de cette méthode.

Nous possédons encore beaucoup d'autres médicamens qui, quoiqu'ils ne soient pas homéopathiques, ne doivent pas être négligés, puisqu'ils ne troublent pas pour la plupart l'effet des médicamens spécifiques employés en même temps. Tels sont l'aspiration de vapeur d'eau chaude dans la toux sèche, fatigante, des personnes atteintes de phthisie tuberculeuse ; les cataplasmes chauds sur la poitrine dans les spasmes des organes de la respiration. Je dois mentionner aussi les fomentations de la tête avec de l'eau froide, de la neige ou de la glace, dans l'encéphalite, fomentations dont l'expérience a tellement prouvé l'utilité qu'on ne peut plus en contester les avantages. Il en est de même des frictions avec de la flanelle sèche sur les membres affectés de rhumatismes ; des frictions d'huile chaude dans les rhumatismes aigus et l'anasarque ; des lavemens d'eau ou de lait et d'eau avec un peu d'huile dans les constipations opiniâtres ; des bains chauds dans beaucoup de maladies ; des bains de mains ou de pieds dans les congestions vers les parties supérieures ; des

sinapismes même et des cataplasmes de raifort sur les mollets et
la plante des pieds dans de violens accès de délire; de l'incision
de la gencive dans une dentition pénible, qui peut causer des
convulsions; des bains de vapeur de lait chaud dans l'oreille
dans de violentes otites; des gargarismes chauds ou d'autres in-
jections pareilles dans l'inflammation de la luette et des amyg-
dales avec amas de mucosités dans les parties postérieures de la
cavité buccale; des cataplasmes émolliens, chauds, sur les abcès
durs, très-douloureux, trop lents à se former ou à s'amollir;
des cataplasmes de bouillie de carottes sur les ulcères cancéreux
douloureux; des emplâtres de cire et de suif sur les abcès ouverts;
des applications d'eau avec un peu d'eau-de-vie sur les plaies
menacées de la gangrène, ou d'huile et de jaune d'œuf dans les
cas de violentes douleurs inflammatoires. Un médecin a fait couvrir la plaie formée par une morsure de vipère de feuilles de
chou fraîches, tout en donnant intérieurement le *lachesis* (1).
Tout ce que l'on peut avancer contre l'usage de certains moyens
auxiliaires qui n'agissent pas absolument d'après les lois de l'homéopathie, n'empêchera pas les médecins sans préjugé de s'en
servir; ils ne sacrifieront pas la vie d'un homme à la satisfaction
de pouvoir dire qu'ils ne se sont pas écartés des règles de l'école.

§ CIII.

Le régime diététique des malades doit venir en aide au traite-
ment médical.

Les adversaires les plus décidés de la méthode spécifique lui
reconnaissent le mérite d'avoir ramené l'attention sur le genre
de vie du malade, auquel on avait trop peu d'égard auparavant,
mais ils vont jusqu'à prétendre que tout le bien qu'elle opère doit
être attribué à la diète. Ce reproche est fondé certainement dans
beaucoup de cas. Car lorsque quelqu'un a perdu la santé par suite
d'excès, il suffira, pour le guérir, si toutefois la nature n'est pas
trop épuisée, de le faire renoncer à ces excès. Mais on a tort de
regarder le régime comme la cause de toutes nos guérisons.

Les premières prescriptions diététiques de Hahnemann étaient

(1) Prakt. Beitrage, herausgegeben von Thorer. 3 vol., pag. 200.

extrêmement sévères. Il est parti du principe qu'un individu soumis à un traitement doit se rapprocher autant que possible dans sa manière de vivre, de l'état de nature, afin de gagner une réceptivité convenable pour l'effet des médicamens. Aussi ne lui permit-il que les alimens les plus simples et proscrivit toutes les substances qui contiennent autre chose que des parties nutritives ou qui possèdent une propriété médicamenteuse quelconque, telles que l'asperge, le céleri et le persil qui agissent sur les organes sécrétoires de l'urine, l'ognon qui provoque la transpiration, le cerfeuil qui est un peu narcotique, etc. Le café, le thé de toute espèce, le vin, l'eau-de-vie, toutes les épices, les acides, le porc, les oiseaux aquatiques, la chair de tous les jeunes animaux même furent mis au rang des alimens défendus, et ce n'était pas un léger sacrifice pour le malade que de renoncer à tous ces mets.

Il est très-vrai qu'un genre de vie aussi réglé, aussi simple, porte à un haut degré la réceptivité pour les effets des médicamens. Mais d'un autre côté, elle a des désavantages incontestables. D'abord la réceptivité est trop excitée, en sorte qu'elle est trop fortement affectée aussi par des influences extérieures auxquelles il est impossible de se soustraire. L'odorat surtout devient si pénétrant que quelquefois les malades en sont réellement malheureux, l'odeur d'une fleur, la fumée d'un cigarre, la vapeur d'une soupe, l'odeur même de la poussière d'un vieux livre leur étant insupportables. Je l'ai souvent observé chez moi-même et plus souvent encore chez d'autres personnes. En second lieu, la privation d'alimens auxquels on est habitué depuis des années, peut être plus funeste encore. Un vieillard ne peut se priver de son verre de vin, sans se sentir affaibli. On ne défend pas de fumer et de priser, parce que, dit-on, les personnes qui y sont habituées, peuvent le faire sans en être incommodées, la réceptivité pour cette irritation ayant été émoussée par l'habitude. Mais une gorgée d'eau-de-vie ou un verre de vin seraient-ils plus nuisibles que le tabac qui agit sur l'organisme d'une manière spécifique, si précise, si énergique que ceux qui commencent à fumer sont obligés de se faire violence pour s'y habituer?

Après avoir été long-temps très-sévère dans mes prescriptions diététiques, je fus appelé à traiter, il y a huit ans, un homme âgé qui avait déjà pris sans succès un grand nombre de remèdes contre une affection opiniâtre des organes digestifs avec cardialgie et crampes d'estomac, et qui voulait essayer, à la fin, de l'homéopathie. Je doutais d'autant moins qu'il suivît mes prescriptions que depuis huit jours son état allait en s'améliorant, lorsqu'étant allé le voir un soir plus tard que de coutume, je le trouvai mangeant des beurrées avec un cervelas et buvant une chopine de vin. Je me récriai; mais il me répondit : depuis trente ans, voilà mon souper; j'y suis habitué et je n'y renoncerai pas. Vous voyez d'ailleurs que vos remèdes agissent : car je me sens mieux de jour en jour. Il avait raison. Il fut bientôt guéri, et j'appris par là qu'il n'est nullement nécessaire de tourmenter les malades en les privant d'alimens et de boissons auxquels ils sont habitués. Je m'en doutais depuis long-temps du reste, parce que de nombreuses expériences prouvent que souvent des malades qui ont pris de fortes doses de médicamens peu de temps avant l'administration des moyens spécifiques, n'en guérissent pas moins de la manière la plus prompte. *Widenmann* (1) dit avec beaucoup de raison qu'on n'a pas assez de confiance aux médicamens quand on en regarde l'effet comme dépendant d'une diète excessivement sévère. *Werber* (2), *Ksaemann* (3) et *Molin* (4) ont écrit de fort bonnes choses sur ce sujet. Mais qu'on se garde bien de tomber dans l'extrême contraire, et de commettre la faute de ces autres médecins qui ne s'occupent nullement de régler le régime des malades, croyant faire assez en leur prescrivant quelques médicamens.

(1) Miscellanen; in der Hygea. 5 vol., pag. 4.

(2) Uber die Entzweiung der Medicin, in der Hygea. 1 vol. pag. 192 et suiv.

(3) Verschiedenes aus dem Gebiete der homœopathie; in der Hygea. 3 vol., pag. 355 et suiv.

(4) Bibliothèque homéopathique de Genève. Octobre 1835.

§ CIV.

Dans les maladies aiguës, on doit observer un régime sévère, et même d'autant plus sévère que le cours en est plus rapide et le danger plus grand. On peut alors être certain que ses prescriptions seront suivies, parce que les malades ainsi que leurs familles sont convaincus de cette nécessité et que leur désir d'alimens est ordinairement moins vif. On doit défendre le café, le thé, le vin, les épices et toutes les substances médicamenteuses, sudorifiques et diurétiques, par exemple. On peut permettre l'usage de la viande selon le caractère de la maladie; mais on le pourra rarement si cette maladie est très-aiguë. Le gruau d'orge et d'avoine recommandé par *Hippocrate* (1) et généralement trop vanté, ne convient pas dans tous les cas, surtout dans les affections gastriques où toute substance mucilagineuse et nutritive cause des dégoûts et charge l'estomac. Ce qu'il y a de mieux, c'est de suivre l'ancien précepte : *sequere naturam*. S'il y a du dégoût pour les alimens, qu'on laisse jeûner le malade jusqu'à ce qu'il demande à manger. Il en est de même pour les boissons. Rien de plus cruel que de laisser un malade souffrir de la soif. *Asclépiade* allait si loin que pendant les trois premiers jours, il ne permettait pas même aux personnes attaquées d'une fièvre de se rincer la bouche. En général, les anciens ne laissaient boire que quand les tempes devenaient humides et le corps moite (2). Plus tard, lorsqu'on eut admis le précepte : *aut bibere aut mori;*—on a tourmenté les malades d'une autre manière en les forçant à boire beaucoup, afin de dissoudre les humeurs et de faciliter les évacuations critiques. Ni l'un ni l'autre ne valent rien. Et cependant on n'en persiste pas moins, par crainte surtout des prétendus effets nuisibles de l'eau fraîche. Autant il est certain que les apologistes du temps présent exagèrent lorsqu'ils prétendent guérir avec l'eau froide le choléra, la peste et toutes les maladies, autant il l'est que l'eau fraîche est la boisson la plus ra-

(1) De Diæta in acutis.
(2) Celsus, l c., l. III, c. 6.

fraîchissante et la moins nuisible; et l'on doit la préférer de beaucoup à l'hydromel d'Hippocrate, à l'oxymel et à toutes les tisa-
nes en usage. Elle ne peut être funeste que dans les inflammations d'organes intérieurs, par exemple, de la gorge, du poumon, de l'estomac et du canal intestinal, où sa froideur nuit à
cause d'une contraction trop rapide. Cependant on peut en permettre l'usage même dans ces formes de maladie à des personnes
adultes et raisonnables, pourvu qu'elles n'en prennent qu'une
cuillerée à la fois et qu'elles la gardent dans la bouche jusqu'à
ce qu'elle ne soit plus trop froide. Il n'y a pas de meilleur ra-
fraîchissement. On peut y joindre aussi du sirop de framboises,
de cerises ou de mûres pour la rendre plus agréable. Rarement
dans les maladies aiguës, on permettra de l'aciduler avec
du citron ou du vinaigre, parce que ce dernier trouble l'effet d'un
grand nombre de médicamens employés dans cette sorte d'affection. Dans les fièvres chaudes où la langue et les lèvres
sont arides et fendillées, les dents noires, et où le malade désire
ardemment de se refraîchir, on a donné souvent une cuillerée
d'une mixtion d'huile d'amandes et de jus de cerises, de mûres
ou d'oranges douces, excellent rafraîchissant qui ne trouble pas
l'effet des médicamens. Dans les maladies chroniques, le malade
pouvant se dégoûter facilement d'une boisson, il est prudent
d'en changer souvent; aussi le médecin doit-il en avoir plusieurs
à choisir selon les circonstances. Je citerai une boisson très-agréa-
ble composée de petites pommes coupées et bouillies, la limonade d'oranges douces ou de jus de raisin mûr nouvellement
pressuré, une décoction de cerises et de prunes sèches, l'eau pa-
née simple, le lait d'amandes, le lait de beurre, l'eau et le lait, etc.
On rencontre souvent, surtout dans les basses classes, le préjugé
qu'il ne faut pas laver le corps d'un malade, et cependant la propreté est indispensable. Seulement les circonstances doivent déterminer à employer de l'eau chaude ou froide. Un air pur est
tout aussi nécessaire, et il faut le renouveler soit en ouvrant souvent les fenêtres soit au moyen de ventilateurs. Toute espèce de
fumigations doit être défendue.

§ CV.

Un régime diététique sévère est moins nécessaire dans les maladies chroniques; mais les prescriptions doivent être précises et conformes à l'état. Il est impossible de déterminer d'avance le régime à observer dans chaque cas; cependant on peut établir quelques règles générales.

(1º) On changera aussi peu que possible le genre de vie du malade, surtout par rapport aux alimens dont une habitude de plusieurs années lui a fait un besoin. On peut regarder comme certain dans la plupart des cas que ces alimens ont cessé d'exercer sur lui une influence nuisible. Il est surtout difficile pour bien des gens de se priver de café, et on n'a pas encore réussi à le remplacer d'une manière convenable, surtout pour les personnes sujettes à la constipation. Le café les soulage évidemment, et si elles y renoncent, la constipation devient très-pénible. Beaucoup d'individus ne peuvent supporter le lait seul; le chocolat sans épices qu'on y substitue ordinairement, cause facilement des ballonnemens gazeux, un sentiment de plénitude et de la constipation; d'ailleurs on s'en dégoûte bien vite. Le café d'orge grillé n'a pas assez de goût pour des palais blasés; un mélange de ce café et d'un peu de chocolat sans épices est assez agréable. Cependant dans le cas où l'on permettra au malade de continuer à prendre son café, il est bon de le faire un peu plus faible qu'à l'ordinaire; il en est de même de l'eau-de-vie et du vin : l'eau-de-vie doit être parfaitement pure, sans mélange de cumin ou d'autres aromates; les vins soufrés doivent être proscrits. Un peu de bière pure, pas trop forte, peut être permise à ceux qui y sont habitués; le thé de la Chine a des effets médicamenteux beaucoup plus énergiques que le café, et par conséquent on ne peut en permettre l'usage. Il est vrai que les chimistes ont découvert que les parties constitutives du café et du thé, le caféin et le théin, ne sont qu'une seule et même substance; cependant la composition du thé en fait une chose tout autre que le café. *Mulder* (1) a fait voir que le thé noir et le

(1) Chemische Untersuchung des chinesischen und javanischen Thees;

vert proviennent d'une même plante, et que la couleur plus foncée dépend uniquement de la manière de le faire sécher; c'est à
quoi doivent songer les médecins en permettant à leurs malades
le thé vert qui cependant ne diffère pas essentiellement du noir.
Quant aux épices, on peut s'en passer facilement, et si quelques
cas prouvent qu'elles n'ont pas détruit les effets des médicamens,
cela ne veut pas dire qu'elles ne les troublent pas le plus souvent.
Il faut presque toujours s'imposer quelques privations, afin
d'augmenter la réceptivité pour les effets des médicamens.

Un traitement par les médicamens spécifiques ne doit pas être
un traitement par la faim; aussi ne faut-il pas refuser au malade
un peu de viande quand cet aliment convient à son état; la
chair du porc et celle de l'oie ne sont pas absolument nuisibles;
celle des jeunes animaux est moins nourrissante et dans le fait
plus indigeste, comme celle d'animaux trop vieux bouillie ou
rôtie. Le bouillon de veau cause souvent des diarrhées; la viande
de mouton, de la constipation; c'est ce qu'il faut savoir pour se
diriger en conséquence.

La modération doit toujours être recommandée; il vaut mieux
manger un peu trois fois par jour que de ne faire qu'un seul re-
pas où l'on mange ordinairement trop. Il faut éviter de se noyer
l'estomac, mais il faut éviter avec un soin égal de boire trop peu,
comme le font surtout les femmes. On peut conseiller à chacun de
boire par jour quelques verres d'eau.

L'usage des parfums et des opiats dentifrices doit être proscrit.
On peut permettre de fumer modérément, mais non pas aussitôt
après ou avant la prise d'un médicament; le cigarre est plus nuisible que la pipe à long tuyau. Le tabac doit être léger et pur. Le
tabac à priser convient moins que celui à fumer, parce qu'il est
ordinairement mêlé avec des substances aromatiques.

Si l'on a à traiter un enfant à la mamelle, la mère ou la nourrice doit observer un régime plus sévère que si elle était malade
elle-même, parce que, comme on sait, toutes les influences

in den Annalen der Physik und Chimie, herausgegeben von Poggendorf.
33 vol., 1 morceau. Leipzig. 1818, pag. 161 et suiv.

étrangères agissent avec une rapidité étonnante sur le lait. Mais le régime ne doit pas seulement porter sur le boire et le manger; on doit aussi se tenir propre, dormir à des heures réglées, éviter les efforts physiques, la contension d'esprit, ne pas rester assis trop long-temps, se promener au grand air, éviter le grand chaud et le grand froid, se vêtir d'une manière convenable, et observer en un mot toutes les règles de l'hygiène.

(2o) On ne doit pas être trop indulgent dans ses prescriptions. On ne doit donc permettre au malade que ce qui est devenu un besoin pour lui, et alors il faut le lui permettre tous les jours. On ne doit pas consentir à ce qu'il prenne une fois, par exception, du café, du thé, du vin, du punch, etc., parce que les alimens auxquels il n'est pas habitué, sont précisément les plus nuisibles pour lui.

(3o) On doit éloigner spécialement tout ce qui a de l'influence sur le développement et la durée de la maladie, parce qu'autrement on n'obtiendrait aucun résultat. La femme devenue hystérique par suite de l'abus du thé, de la lecture des romans, d'une vie sédentaire, d'un sommeil trop prolongé. ne guérira qu'autant qu'on lui défendra tout cela, et celui qui s'est gâté l'estomac par des alimens trop gras, doit s'abstenir de semblables alimens, de même que ceux qui sont soumis à un traitement pour une éruption cutanée chronique, ne doivent manger ni mets trop salés, ni chair de porc et d'oie.

(4o) On doit défendre avant tout les substances qui peuvent troubler les effets du médicament administré ou qui les rendent trop énergiques : par exemple, les acides neutralisent les effets de l'*aconit*, du *kali*, du *natrum* et de l'*ammonium*; les effets de la *belladone* sont augmentés par le vinaigre; ceux de la *sépia*, par le lait, selon *Dufresne* (2); ceux de l'alumine, par la pomme de terre. Dans tous les cas où les médicamens sont destinés à agir sur un organe déterminé. on peut regarder comme nuisibles les alimens qui ont une influence particulière sur l'activité de cet organe. C'est pour cela que l'asperge, le persil et le céleri doivent

(1) Bibliothèque homéopathique de Genève. Octobre 1835.

être défendus dans un traitement où l'on emploie des médicamens diurétiques.

Au reste, la pratique a beaucoup gagné à ce qu'il ne faille plus prescrire un régime aussi sévère qu'au temps où l'expérience ne nous avait pas encore appris que l'administration de doses plus fortes et fréquemment répétées permet de régler moins strictement le régime. La crainte d'une diète aussi rigoureuse empêchait bien des malades de se soumettre au traitement homéopathique, et le reproche mille fois répété, que le régime fait tout, et le médicament rien, cessera peu à peu de se faire entendre.

FIN.

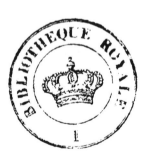

Imprimé en France
FROC031328230120
23251FR00015B/231/P